Externe und interne Fixateursysteme

Springer
*Berlin
Heidelberg
New York
Barcelona
Budapest
Hong Kong
London
Mailand
Paris
Tokyo*

D. Wolter · M. Hansis · D. Havemann (Hrsg.)

Externe und interne Fixateursysteme

Mit 151 Abbildungen in 288 Einzeldarstellungen
und 18 Tabellen

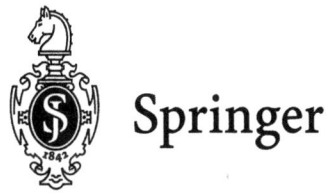

Springer

Professor Dr. med. Dietmar Wolter
Unfall- und Wiederherstellungschirurgie
Berufsgenossenschaftliches Unfallkrankenhaus
Bergedorfer Straße 10, D-21033 Hamburg

Professor Dr. med. Martin Hansis
Klinik für Unfallchirurgie
Rheinische Friedrich-Wilhelms-Universität
Sigmund-Freud-Straße 25, D-53105 Bonn

Professor Dr. med. Dieter Havemann
Klinik für Unfallchirurgie
Christian-Albrechts-Universität
Arnold-Heller-Straße 7, D-24104 Kiel

ISBN-13:978-3-540-59003-3

ie deutsche Bibliothek – CIP-Einheitsaufnahme
Externe und interne Fixateursysteme: mit 18 Tabellen/D. Wolter... (Hrsg.). – Berlin; Heidelberg; New York; Barcelona; Budapest; Hong Kong; London; Mailand; Paris; Tokyo: Springer, 1995
ISBN-13:978-3-540-59003-3   e-ISBN-13:978-3-642-79598-5
DOI: 10.1007/978-3-642-79598-5

NE: Wolter, Dietmar [Hrsg.]

Dieses Werk ist urheberrechtlich geschützt. Die dadurch begründeten Rechte, insbesondere die der Übersetzung, des Nachdrucks, des Vortrags, der Entnahme von Abbildungen und Tabellen, der Funksendung, der Mikroverfilmung oder der Vervielfältigung auf anderen Wegen und der Speicherung in Datenverarbeitungsanlagen, bleiben, auch bei nur auszugsweiser Verwertung, vorbehalten. Eine Vervielfältigung dieses Werkes oder von Teilen dieses Werkes ist auch im Einzelfall nur in den Grenzen der gesetzlichen Bestimmungen des Urheberrechtsgesetzes der Bundesrepublik Deutschland vom 9. September 1965 in der jeweils geltenden Fassung zulässig. Sie ist grundsätzlich vergütungspflichtig. Zuwiderhandlungen unterliegen den Strafbestimmungen des Urheberrechtsgesetzes.

© Springer-Verlag Berlin Heidelberg 1995

Die Wiedergabe von Gebrauchsnamen, Handelsnamen, Warenbezeichnungen usw. in diesem Werk berechtigt auch ohne besondere Kennzeichnung nicht zu der Annahme, daß solche Namen im Sinne der Warenzeichen- und Markenschutz-Gesetzgebung als frei zu betrachten wären und daher von jedermann benutzt werden dürften.

Produkthaftung: Für Angaben über Dosierungsanweisungen und Applikationsformen kann vom Verlag keine Gewähr übernommen werden. Derartige Angaben müssen vom jeweiligen Anwender im Einzelfall anhand anderer Literaturstellen auf ihre Richtigkeit überprüft werden.

Satz: K+V Fotosatz GmbH, Beerfelden

Umschlaggestaltung: Springer-Verlag, Design & Production

SPIN: 10469028   24/3135-5 4 3 2 1 0 – Gedruckt auf säurefreiem Papier

C. W. Wutzer und B. v. Langenbeck gewidmet,
den Erfindern des Fixateur externe vor 150 Jahren.
―――――――――――――――――――――――

Vorwort

In der Knochenchirurgie hat es in der Vergangenheit immer wieder fortschrittliche Ideen und Entwicklungen gegeben, die neue Maßstäbe in der Behandlung von Knochenbrüchen gesetzt haben. Nicht selten werden diese Pioniere und ihre Leistungen, gerade wenn sie ihrer Zeit weit voraus waren, vergessen. Zu diesen gehörte nicht nur C. Hansmann, sondern sicherlich auch C. Wutzer, der nach unserem heutigen Wissensstand als erster einen Fixateur externe eingesetzt hat. Die Originalveröffentlichung von Hansmann war Anlaß, nach dem ersten Fixateursystem zu suchen, da hier von ihm der Hinweis gegeben wurde, daß schon vor vielen Jahren von Langenbeck ein derartiges System erfolgreich verwendet wurde. Der engagierten Suche von K.-H. Nieländer ist es zu verdanken, daß nicht nur das Fixateursystem von Langenbeck und die Publikationen darüber, sondern daß auch der erste Chirurg, der diesen bahnbrechenden Gedanken hatte, gefunden wurde. Wutzer in Bonn war in seiner Zeit ein bekannter und anerkannter Chirurg. Er konstruierte das erste winkelstabile System. Der intraoperative Mißerfolg ist weniger auf das Prinzip des ersten Fixateur externe zurückzuführen, als vielmehr auf den ungeeigneten Fall und den „unterdimensionierten Schraubenapparat".
Wutzer und von Langenbeck haben sich mit größter Wahrscheinlichkeit persönlich gekannt. So wird von Langenbeck auch von dem Gedanken Wutzers Kenntnis gehabt haben. Es liegt der Schluß nahe, daß die Kriegserfahrungen von Langenbecks dazu beigetragen haben, den Gedanken C. Wutzers aufzugreifen und ein System zu konstruieren, welches deutlich stabiler ausgelegt und klinisch erfolgreicher einzusetzen war. Als Vorläufer des winkelstabilen Fixateursystems ist die Klammer von Malgaigne für die Patellafrakturen anzusehen. Die Winkelstabilität ist jedoch in der Malgaigneschen Lösung noch nicht gegeben. Somit können Wutzer und von Langenbeck mit einigem Recht nach dem heutigen Kenntnisstand als erste mit dem Fixateur-externe-System in Verbindung gebracht werden.
Die Wirkungsorte von Wutzer und von Langenbeck sowie die Tatsache, daß C. Hansmann aus Hamburg der Anlaß für die Suche gewesen ist, haben zur Zusammensetzung der Vorsitzenden dieses Kongresses geführt.
Ein besonderes Anliegen war es dabei auch, einen großen Chirurgen unserer Zeit, der wie kein anderer die Knochenchirurgie in den letzten Jahren beeinflußt hat, G. A. Ilisarow, zu ehren.
Vor fünf Jahren waren es insbesondere die Beiträge von Ilisarow an gleicher Stelle, die den Kongreß in Hamburg geprägt haben und den Durchbruch der Ilisarow-Methode in Deutschland herbeiführten. Den vielen namhaften Referenten aus dem In- und Ausland möchten wir herzlich dafür danken, daß sie den Kongreß durch ihre Beiträge mitgestaltet haben.

D. Wolter   M. Hansis   D. Havemann

Inhaltsverzeichnis

Teil I. Historie, Biomechanik, Klinik und neue Erkenntnisse 1

C. W. Wutzer und B. v. Langenbeck: Die Pioniere des Fixateur externe
K.-H. Nieländer und D. Wolter 3

Standortbestimmung des Fixateur externe
D. Havemann 7

Der Fixateur externe im Dienst der Infektionsprophylaxe
M. Hansis 9

Analyse und Funktion von Fixateur-externe-Systemen
E. Schneider 12

Die Bedeutung der Erkenntnisse von Ilisarow für die Knochen-
und Gelenkchirurgie
W. I. Schwetzow und W. D. Makuschin 18

Anatomical Aspects of the Transfixion of Limbs:
Safe Zones of the Thigh and the Leg
P. Merloz, C. Faure and J. E. Robb 22

Einfluß der Dimensionierung und Gewindegeometrie
der Schanz-Schrauben auf die kortikale Belastung
R. Skiera, O. Mahrenholtz und D. Wolter 25

Umbauvorgänge, Lockerung und Infektion an Schanz-Schrauben
T. Rack, K. M. Stürmer und X. Guo 34

Die Lastverteilung im Ringfixateur bei segmentalem Knochendefekt
H. G. K. Schmidt, D. Wolter, S. Sasse, E. Schneider, U. Schümann
und C. Jürgens 37

Teil II. Knochen- und Weichteildefekt, Gewebedistraktion 45

Observations on the Stiffness of Neogenetic Bone,
Produced by Distraction or Segment Transport,
and It's Relationship to Bone Density
H. Stein, J. Cordey, R. Mosheiff, and S. M. Perren 47

Experimentelle und klinische Ergebnisse der Kallusdistraktion
R. Brutscher 50

Der Ilisarow-Ringfixateur in der Behandlung frischer Frakturen
G. Suger, W. Fleischmann, L. Kinzl und C. Jürgens 53

Reposition, Distraktion und Fixation mit dem Ringfixateur
nach Ilisarow in der Wiederherstellungschirurgie
J. H. Schultz, C. Jürgens, H. G. K. Schmidt und D. Wolter 57

Möglichkeiten und Grenzen der Ilisarow-Methode
mit dem Ringfixateur bei Verlängerung und Fehlbildungen
J. Correll und A. Kochs 66

Unilaterale Verlängerungstechniken und Achskorrektur
J. Pfeil 73

Zentrale Zugsysteme zur Behandlung knöcherner Defekte
R. Baumgart, A. Betz und L. Schweiberer 82

Teil III. Besondere Indikation und Anwendung 87

Endoprothetik bei hoher Hüftluxation:
Zweizeitige Operationstechnik unter Verwendung des Fixateur externe
W. Thomas 89

Weichteilrekonstruktion der Fußsohle durch Gewebedehnung
F. Neudeck und W. Klaes 94

Kallusdistraktion an Hand- und Fußskelett
P. Preißer und B.-D. Partecke 99

In-vivo-Messung der Knochenheilung
bei Fixateur-externe-Osteosynthesen
A. Wentzensen 107

Können Zeitpunkt und Indikation zur sekundären Knochentransplantation bei verzögerter Knochenbruchheilung unter Fixateur-
externe-Behandlung durch Fraktometermessung bestimmt werden?
B. Kisse und C. Eggers 112

Externe Stabilisierung von kindlichen Schaftfrakturen
an der unteren Extremität als minimal-invasives Therapieverfahren
C. Feld, T. Koppelberg und L. Gotzen 115

Teil IV. Fixateur externe, Methodenwechsel 119

Sind Fixateur-externe-Systeme erste Wahl
bei der Versorgung des Polytraumas?
V. Bühren 121

Verfahrenswechsel vom Fixateur externe
zur intramedullären Stabilisierung
D. Höntzsch 127

Der Zangenfixateur externe (Pinless)
R. Frigg 136

Umsteigen von Fixateursystemen auf innere Osteosyntheseverfahren:
Ein zu großes Risiko?
M. Börner 140

Sekundäre Marknagelung nach Fixateur-externe-Stabilisierung
von Femurschaftfrakturen
D. Seligson, P. A. Howard und R. Givens 143

Die Beckenzwinge als Fixateur beim komplexen Beckentrauma
U. Bosch, T. Pohlemann, A. Gänsslen und H. Tscherne 146

Der Fixateur externe zur definitiven Versorgung
instabiler Beckenringfrakturen
F. Draijer, H.-J. Egbers, D. Havemann und W. Zenker 151

Indikation und Komplikationen bei der Kallusdistraktion
C. Josten 156

Fixateur externe und Arthrodese
U. Heitemeyer und G. Hierholzer 159

Teil V. Fixateur interne 163

Die dorsale Druckplattenfixateurstabilisierung
am thorakolumbalen Übergang
H.-R. Kortmann, D. Wolter und C. Jürgens 165

Die operative Stabilisierung von Verletzungen der Brust- und
Lendenwirbelsäule: Indikation zur ventralseitigen Instrumentation
L. Kinzl und M. Arand 171

Die Anwendung des Druckplattenfixateur interne im Bereich
der ventralen Halswirbelsäule, der Brust- und Lendenwirbelsäule
sowie des Oberschenkels
D. Wolter, H. R. Kortmann, J. H. Schultz und K. Seide 173

Sachverzeichnis 183

Beitragsautoren

Arand, M., Dr.
Abteilung für Unfallchirurgie, Hand-, Plastische und
Wiederherstellungschirurgie, Universität Ulm
Steinhövelstraße 9, 89070 Ulm

Baumgart, R., Dr.
Chirurgische Klinik und Poliklinik, Klinikum Innenstadt
Ludwig-Maximilians-Universität München
Nußbaumstraße 20, 80336 München

Betz, A., Priv.-Doz. Dr.
Chirurgische Klinik und Poliklinik, Klinikum Innenstadt
Ludwig-Maximilians-Universität München
Nußbaumstraße 20, 80336 München

Börner, M., Priv.-Doz. Dr. med.
Berufsgenossenschaftliche Unfallklinik
Friedberger Landstraße 430, 60389 Frankfurt/Main

Bosch, U., Priv.-Doz. Dr.
Unfallchirurgische Klinik, Medizinische Hochschule Hannover
Konstanty-Gutschow-Straße 8, 30625 Hannover

Brutscher, R., Priv.-Doz. Dr. med.
Chirurgische Klinik II, Städtische Kliniken
Johann-Wolfgang-Goethe-Universität
Grafenstraße 9, 64283 Darmstadt

Bühren, V., Prof. Dr.
Berufsgenossenschaftliche Unfallklinik
Prof. Küntscher-Straße 8, 82418 Murnau

Cordey, J., Dr.
AO-Forschungsinstitut,
Clavadelerstraße, 7270 Davos, Schweiz

Correll, J., Dr. med.
Orthopädische Kinderklinik Aschau
Bernauer Straße 18, 83225 Aschau i. Chiemgau

Draijer, F., Dr.
Klinik für Unfallchirurgie, Christian-Albert-Universität Kiel
Arnold-Heller-Straße 7, 24105 Kiel

Egbers, H.-J., Priv.-Doz. Dr.
Klinik für Unfallchirurgie, Christian-Albert-Universität Kiel
Arnold-Heller-Straße 7, 24105 Kiel

Eggers, C., Priv.-Doz. Dr.
Abteilung für Unfall-, Wiederherstellungs- und Handchirurgie
Allgemeines Krankenhaus St. Georg
Lohmühlenstraße 5, 20099 Hamburg

Faure, C., Prof. Dr.
Service d'Orthopedic-Traumatologie, Hôpital Nord
Centre Hospitalier Regional et Universitaire
38043 Grenoble Cedex, France

Feld, C., Dr.
Klinik für Unfallchirurgie, Philipps-Universität Marburg
Baldingerstraße, 35033 Marburg

Fleischmann, W., Priv.-Doz. Dr.
Abteilung für Unfallchirurgie, Hand-, Plastische und
Wiederherstellungschirurgie, Universität Ulm
Steinhövelstraße 9, 89070 Ulm

Frigg, R., Dr.
AO-Entwicklungsinstitut, Clavadelerstraße, 7270 Davos, Schweiz

Gänsslen, A., Dr.
Unfallchirurgische Klinik, Medizinische Hochschule Hannover
Konstanty-Gutschow-Straße 8, 30623 Hannover

Givens, R., Dr.
Department of Orthopaedic Surgery, University of Louisville
Louisville, KY 40292, USA

Gotzen, L., Prof. Dr.
Klinik für Unfallchirurgie, Philipps-Universität Marburg
Baldingerstraße, 35033 Marburg

Guo, X., Dr.
Abteilung für Unfallchirurgie, Universitätsklinikum Essen
Hufelandstraße 55,. 45122 Göttingen

Hansis, M., Prof. Dr.
Klinik und Poliklinik für Unfallchirurgie
Rheinische Friedrich-Wilhelms-Universität Bonn
Sigmund-Freud-Straße 25, 53127 Bonn-Venusberg

Havemann, D., Prof. Dr.
Klinik für Unfallchirurgie, Christian-Albrecht-Universität Kiel
Arnold-Heller-Straße 7, 24105 Kiel

Heitemeyer, U., Priv.-Doz. Dr.
Abteilung für Unfall- und Wiederherstellungschirurgie
Allgemeines Krankenhaus Hamburg-Harburg
Eißendorfer Pferdeweg 52, 21075 Hamburg

Hierholzer, G., Prof. Dr.
Berufsgenossenschaftliche Unfallklinik Duisburg-Buchholz
Großenbaumer Allee 250, 47249 Duisburg

Höntzsch, D., Priv.-Doz. Dr. med.
Berufsgenossenschaftliche Unfallklinik
Schnarrenbergstraße 95, 72076 Tübingen

Howard, P. A., Dr.
Department of Orthopaedic Surgery, University of Louisville
Louisville, KY 40292, USA

Josten, C., Priv.-Doz. Dr.
Berufsgenossenschaftliche Kliniken Bergmannsheil, Universitätsklinik
Bürkle-de-la-Camp-Platz 1, 44789 Bochum

Jürgens, C., Dr.
Abteilung für Unfall- und Wiederherstellungschirurgie
Berufsgenossenschaftliches Unfallkrankenhaus
Bergedorfer Straße 10, 21033 Hamburg

Kinzl, L., Prof. Dr.
Abteilung für Unfallchirurgie, Hand-, Plastische und
Wiederherstellungschirurgie, Universität Ulm
Steinhövelstraße 9, 89070 Ulm

Kisse, B., Dr.
Abteilung für Unfall-, Wiederherstellungs- und Handchirurgie
Allgemeines Krankenhaus St. Georg
Lohmühlenstraße 5, 20099 Hamburg

Klaes, W., Dr.
Abteilung für Unfallchirurgie, Universitätsklinikum Essen
Hufelandstraße 55, 45122 Essen

Kochs, A., Dr.
Orthopädische Kinderklinik Aschau
Bernauer Straße 18, 83229 Aschau i. Chiemgau

Koppelberg, T., Dr.
Klinik für Unfallchirurgie, Phillipps-Universität Marburg
Baldingerstraße, 35033 Marburg

Kortmann, H.-R., Priv.-Doz. Dr.
Abteilung für Unfall- und Wiederherstellungschirurgie
Berufsgenossenschaftliches Unfallkrankenhaus
Bergedorfer Straße 10, 21033 Hamburg

Mahrenholtz, O., Prof. Dr.-Ing.
Forschungsschwerpunkt Bautechnik und Meerestechnik
Arbeitsbereich Meerestechnik II
Technische Universität Hamburg-Harburg
Eißendorfer Straße 42, 21071 Hamburg

Makuschin, W. D., Dr.
USSR Academie of Sciences, VK NZ VTO
64005 Kurgan, GUS

Merloz, P., Prof. Dr.
Service d'Orthopédie-Traumatologie, Hôpital A. Michallon
Centre Hospitalier Universitaire de Grenoble
B.P. 217, 38043 Grenoble Cedex 9, France

Mosheiff, R., Dr.
Department of Orthopaedic Surgery, Hadassah Medical Centre
Jerusalem, Israel

Neudeck, F., Dr.
Abteilung für Unfallchirurgie, Universitätsklinikum Essen
Hufelandstraße 55, 45122 Essen

Nieländer K.-H., Dr.
Zentrum Anatomie, Universität Köln
Joseph-Stelzmann-Straße 9, 50931 Köln

Partecke, B.-D., Priv.-Doz. Dr.
Abteilung für Handchirurgie, Plastische und Mikrochirurgie
Berufsgenossenschaftliches Unfallkrankenhaus
Bergedorfer Straße 10, 21033 Hamburg

Perren, S. M., Prof. Dr.
AO-Forschungsinstitut, Clavadelerstraße, 7270 Davos, Schweiz

Pfeil, J., Prof. Dr. med.
Orthopädische Klinik, Universität Heidelberg
Schlierbacher Landstraße 200a, 69118 Heidelberg

Pohlemann, T., Dr.
Unfallchirurgische Klinik, Medizinische Hochschule Hannover
Konstanty-Gutschow-Straße 8, 30623 Hannover

Preißer, P., Dr.
Abteilung für Handchirurgie, Plastische und Mikrochirurgie
Berufsgenossenschaftliches Unfallkrankenhaus
Bergedorfer Straße 10, 21033 Hamburg

Rack, T., Dr.
Abteilung für Unfallchirurgie, Klinikum, Universität Göttingen
Robert-Koch-Straße 40, 37070 Göttingen

Robb, J. E., Dr.
CHU A. Michallon, BP 217, 38047 Grenoble Cedex 9, France

Schwetzow, W. I., Prof. Dr.
USSR Academie of Sciences, VK NZ VTO
64005 Kurgan, GUS

Schmidt, H. G. K., Dr. med.
Abteilung für Unfall- und Wiederherstellungschirurgie
Berufsgenossenschaftliches Unfallkrankenhaus
Bergedorfer Straße 10, 21033 Hamburg

Schneider, E., Prof. Dr.
Arbeitsbereich Biomechanik, Technische Universität Hamburg-Harburg
Denickestraße 15, 21073 Hamburg

Schultz, J.-H., Dr. med.
Abteilung für Unfall- und Wiederherstellungschirurgie
Berufsgenossenschaftliches Krankenhaus
Bergedorfer Straße 10, 21033 Hamburg

Schweiberer, L., Prof. Dr.
Chirurgische Klinik und Poliklinik, Klinikum Innenstadt
Ludwig-Maximilians-Universität München
Nußbaumstraße 20, 80336 München

Seligson, D., Dr.
Department of Orthopaedic Surgery, University of Louisville
Louisville, KY 40292, USA

Skiera, R., Dipl. Ing.
Forschungsschwerpunkt Bautechnik und Meerestechnik
Arbeitsbereich Meerestechnik II
Technische Universität Hamburg-Harburg
Eißendorfer Straße 42, 21071 Hamburg

Stein, H., Prof. Dr.
Department of Orthopaedic Surgery A, Rambam Medical Center
Haifa, Israel

Stürmer, K. M., Prof. Dr.
Abteilung für Unfall-, Plastische und Wiederherstellungschirurgie
Universität Göttingen
Robert-Koch-Straße 40, 37070 Göttingen

Suger, G., Dr.
Abteilung für Chirurgie III, Klinikum, Universität Ulm
Steinhövelstraße 9, 89070 Ulm

Thomas, W., Prof. Dr. med.
Department of Orthpaedic Surgery, European Hospital
Via Portuense 694–696, 00149 Roma, Italy

Tscherne, H., Prof. Dr.
Unfallchirurgische Klinik, Medizinische Hochschule Hannover
Konstanty-Gutschow-Straße 8, 30623 Hannover

Wentzensen, A., Prof. Dr.
Berufsgenossenschaftliche Unfallklinik Ludwigshafen
Ludwig-Guttmann-Straße 13, 67071 Ludwigshafen

Wolter, D., Prof. Dr.
Abteilung für Unfall- und Wiederherstellungschirurgie
Berufsgenossenschaftliches Unfallkrankenhaus
Bergedorfer Straße 10, 21033 Hamburg

Zenker, W., Priv.-Doz. Dr.
Klinik für Unfallchirurgie, Christian-Albert-Universität
Arnold-Heller-Straße 7, 24105 Kiel

*Teil I. Historie, Biomechanik,
   Klinik und neue Erkenntnisse*

C. W. Wutzer und B. v. Langenbeck:
Die Pioniere des Fixateur externe

K.-H. Nieländer und D. Wolter

In der Veröffentlichung über die ersten Plattenosteosynthesen von C. Hansmann [7, 13] weist der Autor auf ein Fixationssystem von v. Langenbeck hin. Hansmann schreibt 1886:

Herr v. Langenbeck hat vor vielen Jahren einen Apparat angegeben, um bei komplizierten Frakturen und Pseudarthrosen die Knochenenden genau fixiert zu erhalten; dieser Apparat besteht aus 2 Schrauben und einem verbindenden Querstab; die Schrauben werden durch einen Schraubenführer wie ein Korkzieher in die Knochensubstanz eingeführt, nach Entfernung des Schraubenführers steckt man durch die beiden viereckigen Öffnungen am Ende der Schraube den verbindenden Querstab und zieht die Schrauben so zusammen, daß die Knochenwundflächen genau aufeinander liegen. – In dieser Stellung werden die Knochenschrauben durch kleine Schräubchen an den Querstab befestigt und durch ihn festgehalten.

Die ersten Nachforschungen zu diesem von Hansmann beschriebenen externen Fixationssystem waren nicht erfolgreich. Auf dem Kongreß des Landesverbands der Berufsgenossenschaften in Hamburg am 28./29. Februar 1992 wurde daher ein Wissenschaftspreis ausgelobt, für denjenigen, dem es gelingt, Licht in die Entwicklung der ersten Fixateursysteme zu bringen.
In der von H. Braun (1862–1934) zusammen mit Bier u. Kümmell verfaßten *Chirurgischen Operationslehre* [2] äußerte sich Braun 1914 sowohl zum Hansmann-Verfahren als auch zum Langenbeck-Apparat, indem er schrieb:

Die Idee, in die Bruchenden je zwei Metallstäbe, ähnlich den Hansmann'schen, einzuschrauben, sie aber an der Körperoberfläche durch eine Schienenvorrichtung gegeneinander und damit auch die Bruchstücke zu fixieren, stammt von v. Langenbeck.

Damit wies H. Braun, wie schon Hansmann 1886, auf die Urheberschaft v. Langenbecks hin.

Ein weiterer Hinweis findet sich bei P. v. Bruns (1846–1916) [3]. Er vergleicht die Elfenbeinbolzung durch Dieffenbach mit dem Langenbeck-Verfahren und schreibt:

v. Langenbeck hat dies Verfahren in zweckmäßiger Weise dahin verändert, daß er statt der Elfenbeinstifte versilberte Stahlschrauben in die Bruchenden einbohrt. Diese Schrauben können dann in einem geeigneten Schienapparate durch Schraubenmuttern befestigt werden, wodurch zugleich für die Immobilisierung der Bruchenden gesorgt ist.

Gleiche Hinweise und Beschreibungen lassen sich auch bei R. v. Volkmann (1830–1889) im *Handbuch der allgemeinen und speziellen Chirurgie* [11] finden. Auch Billroth (1829–1894) weist in seinen berühmt gewordenen Vorlesungen [1] auf die v. Langenbeck-Methode hin.
E. J. Gurlt (1825–1899), ein langjähriger Schüler von v. Langenbeck, merkte im Anschluß an Hansmanns Vortrag [7] in Berlin 1886 an:

Ich möchte nur ein Mißverständnis aufklären. Diese Stahlschrauben sind von Herrn v. Langenbeck nicht für die komplizierten Frakturen angegeben, sondern zur Heilung von Pseudarthrosen, an Stelle der Dieffenbach'schen Elfenbeinstifte.

Ausführlich beschreibt Gurlt [6] in seiner Monographie (1862) die technischen Einzelheiten. Hier ist auch nachzulesen, daß v. Langenbeck 1851 einen derartigen Schraubenapparat zur Heilung von Pseudarthrosen des Humerus einsetzte. Im Jahre 1852 erzielte er damit „Besserung" bei der Anwendung seines Verfahrens zur Behandlung einer annähernd einjährigen Humeruspseudarthrose. Ein Jahr später gelingt ihm auch die „Heilung".
Der letzte Schüler von v. Langenbeck, T. Gluck (1853–1942), gab 1888 die Vorlesungen seines Lehrmeisters v. Langenbeck heraus [9]. Unter dem Kapitel „Elementaroperationen" führte v. Langenbeck folgendes aus:

Ich halte es für eine interessante und für die Heilung der Pseudarthrosen wichtige Tatsache, daß

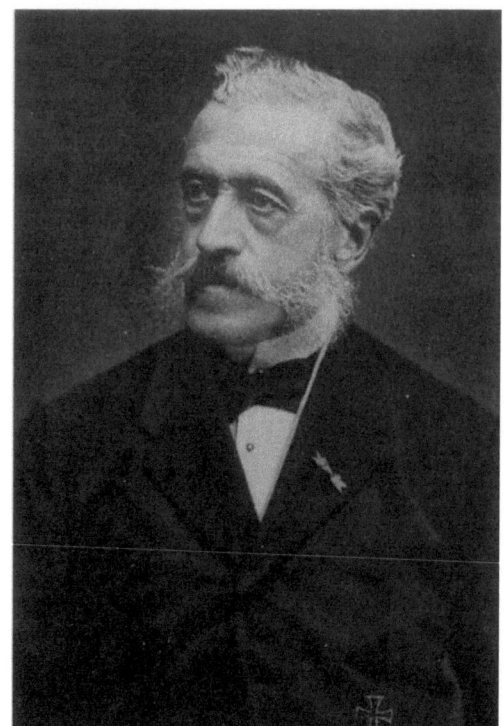

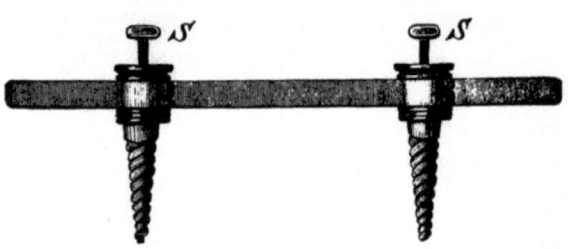

Abb. 1. v. Langenbeck (*oben*) und sein Knochenschraubenapparat (*unten*)

man Schrauben von sehr starkem Kaliber selbst durch die ganze Dicke des Knochens führen und sie darin längere Zeit ohne Schmerz und entzündliche Reaktion liegen lassen kann.
Die in den Knochen eingebohrten Stahlschrauben werden durch einen Klammerapparat fixiert. Nach Heilung der Pseudarthrosen werden die Schrauben samt dem Apparate entfernt. Auf diesem Wege gelang es mir, hartnäckige Pseudarthrosen zur Heilung zu bringen.

Eine Abbildung des v. Langenbeck-Schraubenapparats fand sich bei C. Hueter (1838–1882). In seinem 1880 herausgebrachten Lehrbuch *Grundriß der Chirurgie* [8] findet sich nicht nur der Hinweis, daß v. Langenbeck Urheber des Verfahrens ist, sondern auch eine Darstellung der Konstruktion und der Anwendung des Apparats (Abb. 1).

Bei den weiteren Nachforschungen zur äußeren Fixation bei der Knochenbruchbehandlung weist Busch auch auf den Chirurgen Wutzer hin. C. W. Busch (1826–1881) war Assistent Wutzers, später wurde er sein Nachfolger auf dem Lehrstuhl für Chirurgie der Universität Bonn. Im *Lehrbuch der Chirurgie* [4] aus dem Jahre 1857 schreibt Busch:

Für die schwierigsten Fälle ist eine Vereinigung der Dieffenbach'schen Operation mit der Resektion auf gleiche Weise von Langenbeck und Wutzer angegeben. Nach geschehener Resektion werden in die Fragmente in einiger Entfernung von den Bruchflächen metallene Schrauben eingelegt, welche man durch einen festen Bügel, der an sie angeschraubt wird, unbeweglich aneinander fixieren kann.
Nach dieser Methode wird der Knochen sowohl durch Resektion als durch das Einlegen von fremden Körpern zu Gewebsneubildung gereizt und gleichzeitig geschieht eine Fixation der Fragmente durch die Feststellung der Schrauben.

Carl Wilhelm Wutzer (1789–1863) war Professor für Chirurgie und zunächst Direktor der Chirurgischen Klinik Halle, danach Direktor der Chirurgischen Klinik Bonn. Darüber hinaus war er Mitherausgeber der *Rheinischen Monatsschrift für praktische Ärzte* [10]. In der Ausgabe von 1848 ist die Kurzfassung der Dissertation von F.C.J.H. Geller, einem Schüler Wutzers abgedruckt. Geller promovierte am 15. Dezember 1847 und weist in seiner Arbeit auf den erstmaligen Einsatz des Wutzer-Schraubenapparats hin. In der Promotion [5] ist zu lesen, daß es sich um den Patienten J. Roemer handelte, der als Dachdecker abstürzte. Er zog sich eine Femurfraktur zu, die in einer Pseudarthrose endete. Die Operation wurde nach 1½ Jahren am 23. Februar 1843 durchgeführt. Wutzer setzte den von ihm konstruierten Schraubenapparat ein. Der Versuch mißlang jedoch, „da die Schraubenstangen keine genügende Befestigung in der dünnen Corticalis fanden"; „sie wankten hin und her und mußten wieder herausgenommen werden".

Ein weiterer Assistent Wutzers, C. O. Weber (1827–1867), später Professor für Chirurgie und Pathologische Anatomie und Direktor der Chirurgischen Klinik Heidelberg, brachte 1859 ein *Lehrbuch für Chirurgie* [12] heraus. Weber war auch als ein hervorragender Zeichner bekannt. In seinem Lehrbuch beschreibt er die Kasuistik und nimmt Stellung zur Operation des Patienten Roemer. Insbesondere teilt er ausführliche technische Anga-

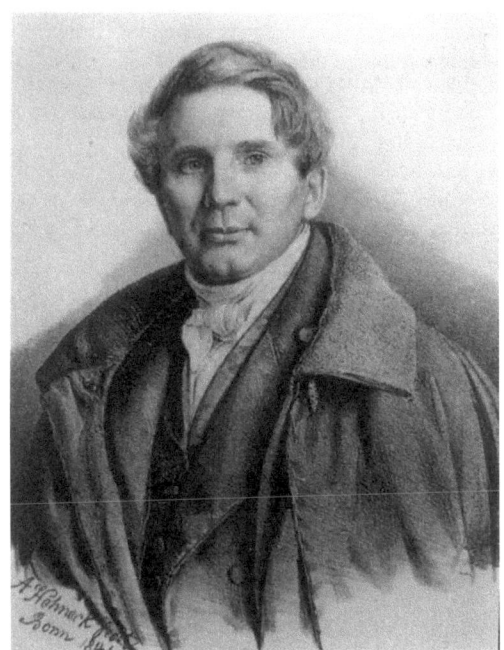

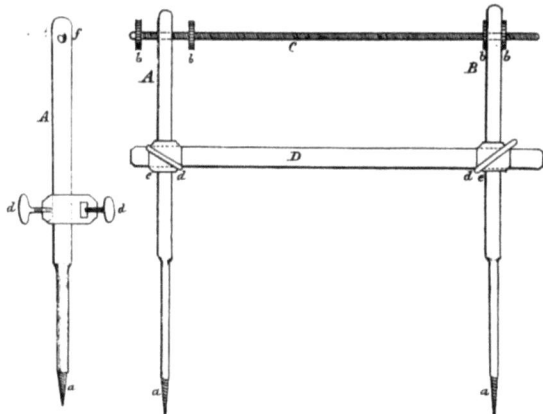

Abb. 2. Wutzer (*oben*) und sein Schraubenapparat (*unten*)

ben zur Konstruktion und Handhabung des Wutzer-Schraubenapparats mit. Eine Abbildung des von ihm zuvor auf Stein gezeichneten Apparats fügte er in die kasuistische Darstellung ein (Abb. 2).

J. F. Malgaigne (1806–1865) hatte einige Jahre zuvor für die Behandlung der Patellaquerfrakturen eine Klammer angegeben, die als äußere Fixation angewandt, die Fragmente zusammenzieht und unter Kompression setzt.

Dieser Apparat, der eine Klammer- und Kompressionsfunktion hat, kann als Vorläufer des Fixateur externe angesehen werden.

Entscheidend für die Beurteilung, wer den ersten Fixateur externe konstruierte und einsetzte, erscheint jedoch das Kriterium der Winkelstabilität und der damit ermöglichten sicheren Fixation von größeren knöchernen Fragmenten zu sein.

Als Ergebnis der Literaturrecherche kann somit festgestellt werden:

- Die ersten winkelstabilen Schraubenapparate für die äußere Fixation der Fragmente zur Knochenbruchbehandlung wurden, nach unserem jetzigen Wissensstand vor über 150 Jahren, Mitte des vergangenen Jahrhunderts konstruiert.
- C. W. Wutzer erfand den ersten winkelstabilen Schraubenapparat. Der Versuch, den Apparat intraoperativ einzusetzen, mißlang jedoch, da der wahrscheinlich durch lange Immobilisation entkalkte und geschwächte Knochen nicht genügend Halt für die Schrauben bot.
- B. v. Langenbeck setzte seit 1851 seine Konstruktion eines winkelstabilen Schraubenapparats zur Behandlung von Pseudarthrosen des Humerus ein. Es gelang ihm 1853 als erstem, Pseudarthrosen nicht nur zu bessern, sondern sie zur Ausheilung zu bringen.

C. W. Wutzer und B. v. Langenbeck können damit, nach dem heutigen Stand der Forschung, als die Väter der ersten winkelstabilen Fixateur-externe-Systeme für die Knochenbruchbehandlung angesehen werden.

Literatur

1. Billroth T (1863) Die allgemeine chirurgische Pathologie und Therapie in fünfzig Vorlesungen. Reimer, Berlin, S 224
2. Braun H (1914) Allgemeine Operationslehre, Knochenoperationen, Vereinigung getrennter Knochen. In: Bier A, Braun H, Kümmell H (Hrsg) Chirurgische Operationslehre, Bd. I, Barth, Leipzig, S 136
3. Bruns P v (1886) Die Lehre von den Knochenbrüchen. In: Billroth T, Luecke A (Hrsg) Deutsche Chirurgie, Lieferung 27. Enke, Stuttgart, S 343
4. Busch W (1857) Lehrbuch der Chirurgie, Allgemeine Chirurgie, Bd 1. Hirschwald, Berlin, S 246
5. Geller FCJH (1847) De resectione pseudarthroseos e femoris fractura ortae. Inaugural Dissertation, Bonn
6. Gurlt EJ (1862) Handbuch der Lehre von den Knochenbrüchen, Erster oder allgemeiner Teil. Hirsch, Berlin, S 659
7. Hansmann C (1886) Eine neue Methode der Fixierung der Fragmente bei komplizierten Frakturen. Verh Dtsch Ges Chir 15:134
8. Hueter C (1880) Grundriß der Chirurgie, I. Hälfte, allgemeiner Teil. Vogel, Leipzig, S 385

9. Langenbeck B v (1888) Vorlesungen über Akiurgie, allgemeiner Teil. Mit Benutzung hinterlassener Manuskripte. Gluck T (Hrsg) II. Vorlesung. Hirschwald, Berlin, S 23
10. Nasse, Wutzer, Kilian, Ungar, Claessen (Hrsg) (1848) Rheinische Monatsschrift für praktische Ärzte, Zweiter Jahrgang. Du Mont-Schauberg, Köln, S 187
11. Volkmann R v (1882) Verletzungen und Krankheiten der Bewegungsorgane. In: Pitha F v, Billroth T (Hrsg) Handbuch der allgemeinen und speziellen Chirurgie, Bd. 2, 2. Abtlg, 1. Hälfte. Enke, Stuttgart, S 412
12. Weber CO (1859) Chirurgische Erfahrungen und Untersuchungen nebst zahlreichen Beobachtungen aus der chirurgischen Klinik und dem evangelischen Krankenhause zu Bonn. Mit neun Tafeln. Reimer, Berlin, S 143, Tafel II
13. Wolter D, Bürgel P (1991) Wer war C. Hansmann? In: Wolter D, Zimmer W (Hrsg) Die Plattenosteosynthese und ihre Konkurrenzverfahren. Springer, Berlin Heidelberg New York Tokyo, S 4

Standortbestimmung des Fixateur externe

D. Havemann

Die 150 Jahre alte Geschichte des Fixateur externe ist von dem Streben der Erfinder nach Erzielung größtmöglicher Stabilität mit geringster Invasivität gekennzeichnet. Eine Bruchbehandlungsmethode, die die Retention des Knochens in der Repositionsstellung ohne wesentliche Beeinträchtigung der Vaskularität und des Weichteilmantels insgesamt ermöglicht und zugleich frühe Beweglichkeit des verletzten Abschnitts gestattet, wäre mit Recht als Idealfall einer biologischen Osteosynthese zu betrachten.

Es zeigt sich jedoch, daß im Normalfall die Frakturheilung nach Fixateur-externe-Osteosynthese an der Diaphyse von Röhrenknochen in etwa der Hälfte der Fälle von verzögerter Kallusbildung und Heilung bis zur Pseudarthrosenbildung begleitet ist. Auch das Vorkommen von Weichteilmantelinfekten an den Schanz-Schrauben und der Diskomfort der Montagen mit negativen Einflüssen auf die Lebensqualität des Unfallverletzten ist eine systemimmanente Hypothek. Hier v. a. sind die Gründe für den oft unvermeidlichen Methodenwechsel der mit herkömmlichen Montagen versorgten Brüche nach Erholung der Weichteilmantelsituation zu suchen.

Inzwischen jedoch hat sich das als Variante des externen Fixationsprinzips aufzufassende Distraktions-Kompressions-System von Ilisarow, Kalnberz oder Volkov-Oganesian seinen Platz insbesondere in der Behandlung der komplikativ heilenden Frakturen erobert und darüber hinaus zur klinischen Umsetzung des seit August Bier bekannten Phänomens der Kallusinduktion durch Distraktion geführt. Aus dem ursprünglichen reinen Fixationssystem ist damit ein dynamisch-biologisch aktives, generatives System geschaffen worden, das sich inzwischen als essentiell bei der Behandlung von Defekten langer Röhrenknochen erwies.

Die Entwicklung der externen Fixation ist in den letzten 50 Jahren durch intensive experimentelle und klinische Forschung maßgeblich beeinflußt worden. Man kann unter Berücksichtigung der medizinhistorischen Gegebenheiten von einer internationalen „konzertierten" Aktion sprechen, die bis heute nicht abgeschlossen ist und ihren Ausdruck in Modifikationen der Montageformen findet, die einerseits den anatomischen, biomechanischen und traumaabhängigen Bedingungen, andererseits den Gesetzen der Osteoinduktion und Osteoneogenese dienen.

Die außerordentlich hohe Leistungsfähigkeit des Prinzips und die Variabilität der raffiniert wirkenden Fixationselemente ließ zu, daß beispielsweise für den Beckenring durch intensive experimentelle und klinische Untersuchungen Montageformen gefunden wurden, die in Abhängigkeit von der Verletzungskonfiguration bis zur knöchernen Konsolidation bei gegebener Mobilität belassen werden können.

Der höchste und bei weitem am häufigsten in der unfallchirurgischen Praxis ausgenutzte Nutzeffekt muß dem Prinzip der äußeren Fixation bei der Anwendung zur Behandlung offener Frakturen zugemessen werden. Erst die Stabilisierung und regionale Ruhigstellung verletzter Knochen und Weichteile unter weitestgehender Schonung der Vaskularität und Befreiung der Wunde von Gewebetrümmern vermag den Verlauf entscheidend günstig zu beeinflussen. Dennoch sind der äußeren Festhaltung bei der definitiven Knochenbruchbehandlung Grenzen gesetzt, die durch die biologische Abhängigkeit der Heilungsvorgänge von der Funktion erklärt werden müssen.

Der Versuch einer Standortbestimmung im Rahmen einer dem Prinzip gewidmeten Übersicht zu einem Tagungsprogramm, das alle möglichen Variationen eines Themas enthält, ist nur dann als vollständig gelungen zu bezeichnen, wenn auch den intern wirkenden Systemen die entsprechende Aufmerksamkeit gewidmet wird. Auf dem Gebiet der internen Fixation, die wesentliche Nachteile der äußeren Fixation zu vermeiden in der Lage ist, wird noch ein weiterer Entwicklungsfortschritt zu erwarten sein.

Soll nun eine Bestimmung von Wert und Nutzen, d. h. gewissermaßen eine Meinung über das Prestige der Fixationssysteme insgesamt abgegeben werden, so kann festgestellt werden, daß bei hoher Adaptionsfähigkeit der Systeme ihre vielseitige Anwendbarkeit bereits den Charakter des durch keine andere Methode Ersetzbaren angenommen hat. Dennoch ist bis heute auch die externe Fixation der Röhrenknochenbrüche ein Verfahren, dem bekanntermaßen Grenzen bei der definitiven Behandlung des Knochenbruchs gesetzt sind. Hoffnungsvoll erscheinen Ergebnisse experimenteller und klinischer Forschung mit dynamisierten externen Fixationssystemen, die den bisher erforderlichen Methodenwechsel bei primärer Anwendung vielleicht unnötig machen und damit dem Ziel einer minimalinvasiven operativen Knochenbruchbehandlung und dem zeitgemäßen Trend in der Chirurgie entgegenkommt.

Die Entwicklung ist noch rasch im Fluß. Sie wird immer wieder befördert durch die experimentelle biomechanische Forschung, durch die Verwendung von organ- und patientenfreundlichen Materialien und das Streben nach Erlangung möglichst perfekter physiologischer Grundbedingungen der Wund- und Knochenbruchheilung.

Der Fixateur externe im Dienst der Infektionsprophylaxe

M. Hansis

In der Behandlung von Frakturen und Frakturfolgen wird dem Fixateur externe ein wesentlicher Beitrag zur Infektionsprophylaxe zugeschrieben. Im Folgenden soll kurz analysiert werden, worauf sich diese infektionsprophylaktische Eigenschaft des Fixateur externe gründet:

Der Fixateur externe trägt zur Schonung der Weichteile bei; er respektiert die örtliche Zirkulation und minimiert das örtliche operationsbedingte Trauma

Bei allen Formen von Frakturen (offene oder geschlossene Frakturen, langstreckige oder einfache Frakturen) droht den den Knochen umgebenden Weichteilen ein doppeltes Trauma: Der unfallbedingte Weichteilschaden (beispielsweise klassifiziert nach der Hannover fracture scale, 9) determiniert sich nach dem Unfallhergang und der Frakturlokalisation. Jede Form der Behandlung fügt dem jedoch ein *eigenständiges Trauma* hinzu – sei es die innere Kontusion der Weichteile bei einem oder mehreren Repositionsmanövern im Rahmen der konservativen Behandlung, sei es die Kontusion und zusätzliche Ödem- und Hämatombildung im Rahmen einer geschlossenen Marknagelung und deren Reposition, sei es die örtliche Freilegung und Devastierung im Rahmen einer Plattenosteosynthese. Hier leistet der Fixateur externe insofern Besonderes, als es zwar zur inneren Kontusionierung im Rahmen einer geschlossenen Reposition kommt, jedoch zusätzliche Traumatisierungen im Sinne einer Weichteilablösung, einer Exposition der Fragmente entfallen oder auf der anderen Seite eine fortgesetzte Mikrotraumatisierung nicht stattfindet, wie sie beispielsweise im Rahmen einer Extensionsbehandlung oder einer Gipsimmobilisierung obligat zu erwarten ist [5, 10, 11].

Zum Tragen kommt dieses Prinzip der Minimalisierung des *örtlichen Wirtsschadens* beispielsweise bei langstreckigen Trümmerfrakturen – wo gerade durch einen Verzicht einer offenen Reposition zahlreicher kleinerer Fragmente die Weichteilbedeckung und somit die Vitalität noch am ehesten erhalten werden kann. Die Beobachtung dieses Vorzugs des Fixateur externe hat letztlich auch den gedanklichen Weg geebnet, von der anfangs detailgetreuen anatomischen Rekonstruktion mittels Plattenosteosynthese hin zu den Formen der biologischen Osteosynthese mittels Nagel oder Platte, wie wir sie heute zunehmend für selbstverständlich halten.

Wirksam wird der Effekt der Respektierung der Weichteile und der Zirkulation allerdings nur dann, wenn die Fixateur-externe-Anlage konsequent als geschlossener Eingriff bei einem Minimum an Repositionstrauma vorgenommen wird:

– Die (partielle) Freilegung des Knochens und der Fraktur zum Zwecke der Reposition und/oder zum Zwecke der Einbringung eines zusätzlichen inneren Implantats (z.B. Zugschraube) erzeugt nicht nur unerwünschte Stabilitätsverhältnisse (s. unten) und eine zusätzliche Kontamination (s. unten), sie kann auch dazu führen, daß der Knochen schließlich wie zu einer inneren Osteosynthese freigelegt wird (u. U. mehr als für eine gekonnte Plattenosteosynthese) und daß damit letztlich nur die *Nachteile* beider Verfahren kombiniert werden.
– Zahlreiche frustrane geschlossene Repositionsversuche während einer langen Operationsdauer zum Zwecke der Montage eines Fixateur externe können eine ganz massive innere Traumatisierung der Weichteile verursachen, die so schwer sein kann, daß es schließlich besser gewesen wäre, unmittelbar auf dem Extensionstisch eine Nagelung oder auch gezielt eine Plattenosteosynthese vorzunehmen. Unzweifelhaft kann es schwierig sein, beispielsweise bei einem sehr muskelkräftigen Patienten eine lange Schrägfraktur des proximalen Oberschenkelschafts halbwegs befriedigend im Fixateur externe innerhalb einer vernünftigen Zeit und mit einem vernünftigen Manipulationsaufwand geschlos-

sen zu reponieren und zu stellen. Die Dreirohrmodulartechnik kann hier eine wertvolle Manipulierhilfe bieten. Darüber hinaus ist gerade bei Frakturen, bei denen derartige Schwierigkeiten erfahrungsgemäß erwartet werden können, *im vorhinein* sehr kritisch zu überprüfen, ob hier der Fixateur externe wirklich letztlich summa summarum einen biologischen Vorteil darstellt; ggf. muß sich der Operateur ex ante mit einem eher bescheidenen Repositionsergebnis zufrieden geben. Zu warnen ist inbesondere davor, bei Segmentfrakturen der Reposition des Mittelfragments durch einen eigenständigen Pin allzu große Aufmerksamkeit zu widmen; dies kann leicht zur Komplettierung der subfaszialen Aushülsung dieses Fragments führen.

Der Fixateur externe gibt sichere Stabilität

Die Geschichte des Fixateur externe ist gleichsam geschrieben durch die Bemühungen um die stetige Weiterverbesserung seiner Stabilität. Der Fixateur externe von C.W. Wutzer scheiterte deshalb, weil offenbar die Verankerung der Pins im Knochen nicht ausreichend stabil war und weil wahrscheinlich andererseits deren Dimensionierung in keinem günstigen Verhältnis zur Stabilität der Längsträger stand. Wegweisend für die Montage des Fixateur externe der 80er Jahre waren die Untersuchungen von Kleining [3], der beispielsweise die ideale Position der 3. Dimension herausarbeitete und zahlreiche Montagevorschläge für zeltförmige Fixateurs machte. Stürmer [8] hat sich sehr intensiv mit der Kombination des Fixateur externe mit isolierten Zugschrauben befaßt und gefunden, daß diese Mischung aus innerer und äußerer Osteosynthese wohl eine weitere Optimierung der Rigidität, nicht jedoch eine Verbesserung der Voraussetzungen zur Knochenheilung machte. Diese und ähnliche Beobachtungen mögen den Anstoß gegeben haben zur Entwicklung unserer heutigen Konstruktionen – des Klammerfixators oder des V-förmigen Fixateurs. Wir wünschen uns heute beim Fixateur externe nicht mehr so sehr die absolute Steifigkeit [4], als vielmehr eine gewisse kontrollierte Instabilität; wir wollen beim Fixateur externe nämlich nicht mehr eine primäre, sondern eine sekundäre Knochenbruchheilung erzielen.

Es ist durchaus möglich, daß diese Entwicklung vom instabilen Fixateur über den extrem rigiden Fixateur zum Fixateur mit begrenzter Instabilität auch einen Einfluß auf die Infektvermeidung hatte.

Zwar ist es ein unwidersprochenes Diktum, daß die Ruhigstellung im Fixateur externe einen wesentlichen Beitrag zur Infektvermeidung leistet [1, 6, 10, 11], ob jedoch in der Tat der Schutz vor Infektionen proportional mit der Stabilität des Fixateur ansteigt, kann dahingestellt bleiben.

Die Immobilisierung einer infektgefährdeten Fraktur in der Extension, im Gipsverband oder auch im instabilen Fixateur externe muß schon deswegen der Manifestation eines Infekts Vorschub leisten, weil stetige Mikrobewegungen zu einer fortgesetzten örtlichen Traumatisierung, einer fortgesetzten örtlichen Zirkulationsstörung und zu einer fortgesetzten örtlichen Mediatormobilisierung führen. Ob jedoch andererseits nicht u.U. das Minimum an Instabilität, welches wir mit unseren heutigen Fixateur-externe-Montagen anstreben (und welches optimal sein soll für den raschen knöchernen Durchbau) ebenfalls ein Optimum darstellt hinsichtlich einer Stimulierung einer örtlichen bindegewebigen mesenchymalen Reaktion und damit auch hinsichtlich der Stimulierung der unspezifischen örtlichen Infektabwehr und ob eine solche begrenzte örtliche Instabilität nicht u.U. auch bezüglich der Immunstimulation günstiger ist als absolute Ruhe am Frakturspalt, muß zunächst offen bleiben; zumindest erscheint diese Überlegung eine interessante, gedankliche Alternative zum bisherigen Junktim zwischen Stabilität und Infektionsvermeidung zu sein.

Der Fixateur vermeidet eine zusätzliche Keimeinschleppung

Die Versorgung einer Fraktur im Fixateur externe verzichtet auf eine großflächige Exposition der Weichteile und reduziert damit die Wahrscheinlichkeit einer intraoperativen akzidentellen Keiminokulation. Dieser maß man v. a. in den Anfängen der Osteosynthese einen überragenden Kausalanteil bei der Entstehung postoperativer Infektionen bei. Andererseits hat gerade der Fixateur externe hier wesentlich zum Umdenken beigetragen:

Obwohl geschlossene Frakturen durch die Pins in offene Frakturen umgewandelt werden, erwarten wir dennoch auch beim Verfahrenswechsel nach Fixateur externe am Ober- bzw. Unterschenkel eine Infektionsrate, die sich graduell nicht von derjenigen nach Osteosynthesen bei geschlossenen Frakturen unterscheidet [2], und das, obwohl zumindest theoretisch eine Inokulation erwartet werden müßte, zudem eine Inokulation mit krankenhausspezifischen Keimen. Der zitierte Umstand belegt eindrucksvoll wie vergleichsweise nachranging eine Inokulation auch mit krankenhausadaptierten pathogenen Keimen für die Infektentstehung ist, wenn eine innere Osteosynthese bei hervorragenden örtlichen biologischen Verhältnissen und unter hervorragenden Verhältnissen der systemischen Abwehr durchgeführt wird (wie dies beim sekundären Verfahrenwechsel mit Recht erwartet werden kann).

Auf der anderen Seite ist bekannt, daß eine *manifeste Pininfektion* mit hoher Wahrscheinlichkeit beim sekundären Verfahrenswechsel eine postoperative Infektion erwarten läßt. Mithin belegen die Erfahrungen mit dem Fixateur externe hinsichtlich der Keimeinschleppung ein zweites – nämlich den grundlegenden Unterschied zwischen einer Inokulation und einer manifesten Infektion. Hier wird jedoch klar, wie wenig letztlich über die *relative Bedeutung* des Keimeintrags für die Infektentstehung bekannt ist und wie wenig sicher (v. a. in der prognostischen Beurteilung und in der Gewichtung im weiteren Therapieverfahren) die eher manu sinistra vorgenommene Differenzierung zwischen kontaminierten und infizierten Wunden auch heute noch ist.

Der Fixateur externe minimiert das systemische Trauma

Dieser Umstand kommt besonders dem Polytraumatisierten zugute:

Hier kann bekanntermaßen die Addition bzw. die Interaktion zahlreicher per se jeweils harmloser Einzelverletzungen über das sekundäre Organversagen zu einem lebensbedrohlichen Zustand führen. Dieser sekundären Lebensbedrohung, welche vornehmlich durch eine Mobilisierung gewebseigener Mediatoren getriggert wird, läßt sich v. a. durch eine Minimierung des sog. chronifizierten Traumas und durch eine Minimierung des operationsbedingten Traumas vorbeugen; beidem dient der Fixateur externe gleichermaßen. Gerade diese Vermeidung des chronifizierten Traumas trägt jedoch nicht nur zur Verringerung der Lebensbedrohung bei sondern auch zur Vermeidung lokaler Infekte, da es bei verringerter systemischer summativer Mediatormobilisierung auch zu weniger ausgeprägter negativer Beeinflussung der Infektabwehr kommt [7].

Zusammenfassung

Infektauslösende Faktoren sind bekanntermaßen eine Keiminokulation, ein örtlicher Wirtsschaden mit örtlicher Abwehrschwäche und eine systemische Abwehrschädigung. Die genannten Eigenschaften des Fixateur externe – seine Respektierung der Biologie und Vaskularität, seine modifizierbar hohe Stabilität, die Verringerung bzw. Begrenzung einer zusätzlichen Keiminokulation und die Begrenzung des systemischen Wirtsschadens – tragen zusammen den 3 genannten Verursachungsfaktoren in idealer Weise Rechnung. Infektvermeidend ist damit nicht der Fixateur externe per se als Konstruktion, sondern infektvermeidend ist er erst dann, wenn die genannten Eigenschaften zueinander in einem ausgewogenen, abgestimmten und die Biologie respektierenden Verhältnis stehen.

Literatur

1. Hierholzer G, Hax P-M (1987) Behandlung der posttraumatischen Infektion. Chirug 58:694–698
2. Höntzsch D, Weller S, Engels C, Kaiserauer S (1993) Der Verfahrenswechsel vom Fixateur externe zur Marknagelosteosynthese an Femur und Tibia. Aktuel Traumatol 23:21–35
3. Kleining R (1981) Der Fixateur externe an der Tibia. Hefte Unfallheilkd 151
4. Krettek C, Haas N, Blauth M (1990) Stabilisierung der offenen Unterschenkelfraktur mit Fixateur externe – Vorteile durch zusätzliche Schraubenosteosynthese? Hefte Unfallheilkd 211:64–69
5. Lanz U (1987) Die Anwendung des Fixateur externe in der Handchirurgie. Chirurg 58:712–717
6. Müller KH, Rahn BA (1983) Die Knochenheilung nach stabiler externer Osteosynthese. Unfallheilkd 86:341–348
7. Sistermann R, Mollenhof G, Walz M, Josten C, Muhr G (1992) Eine zellular quantitative Immundefizienz bei der chronisch posttraumatischen Osteomyelitis. Unfallchirurg 95:254–258
8. Stürmer KM (1988) Histologie und Biomechanik der Frakturheilung unter den Bedingungen des Fixateur externe. Hefte Unfallheilkd 200:233–243
9. Tscherne H (1987) Fractures with soft tissue injuries. Sicot 87 Abstr. Nr. 1. Demeter, Gräfelfing
10. Weise K, Weller S (1987) Fixateur externe. In: Schmit-Neuerburg KP, Stürmer KM (Hrsg) Die Tibiaschaftfraktur beim Erwachsenen. Springer, Berlin Heidelberg New York
11. Weller S (1982) Der Fixateur externe im Dienst der Prophylaxe und Therapie von Infektionen. Aktuel Traumatol 12:43–47

Analyse und Funktion von Fixateur-externe-Systemen

E. Schneider

Einleitung

Die Aufgabe eines Fixateur-externe-Systems besteht aus biomechanischer Sicht darin, die zur Erreichung des Behandlungsziels und zur Aufrechterhaltung der übrigen Funktionen des Bewegungsapparates notwendigen mechanischen Bedingungen bereitzustellen [12, 23]. Bei der Frakturbehandlung muß die Kontinuität der Extremitäten so weit wiederhergestellt werden, daß Kräfte, wie sie bei postoperativem, funktionellem Gebrauch benachbarter Gelenke oder durch die Rehabilitation während der Heilungszeit entstehen, zumindest in beschränktem Umfang wieder übertragen werden können. Dies ist eine Frage der *Festigkeit* des Fixateurs.

Zur Gewährleistung oder gar zur Förderung der Heilung ist die Stabilisierung der den Frakturspalt begrenzenden Fragmente von Bedeutung [23]. Die Restbewegung dieser Fragmente bestimmt im wesentlichen die Art und Schnelligkeit der biologischen Reaktion [35]. Von Bedeutung sind sowohl die direkt über Schanz-Schrauben oder Drähte gehaltenen Hauptfragmente als auch die nur noch über umgebende Weichteile verbundenen und durch die traumatischen Vorgänge zum Teil aus ihrer anatomischen Ursprungslage verschobenen Knochenteile [3]. Der mechanische Zustand der Fragmente wird durch den Zusammenhang zwischen der Bewegung an den Frakturspalten und den angreifenden Kräften beschrieben. Dies ist eine Frage der *Steifigkeit* des Fixateurs.

Fixateur-externe-Systeme unterscheiden sich von anderen Methoden der Frakturbehandlung mit Implantaten wie Platten oder Marknägel durch ihre Möglichkeit, während der Behandlung von außen Korrekturen an der Montageform des Rahmens vorzunehmen und dadurch z.B. innere Kräfte als Kompression auf die Frakturzone zu erzeugen, oder die Steifigkeit in einzelnen oder allen Richtungen während der Behandlung zu verändern. Der Einsatz des Fixateur externe als Instrument zur Extremitätenverlängerung oder zur Korrektur von Fehlstellungen erfordert ebenfalls eine Veränderung der inneren Mechanik des Systems. Dies ist eine Frage der *Konfiguration* des Fixateurs und ihrer Veränderbarkeit.

Das mechanische Verhalten eines Fixateur-externe-Systems hinsichtlich Steifigkeit oder Festigkeit ergibt sich aus dem Verhalten aller einzelnen Bestandteile. Besondere Bedeutung kommt der Übertragung der wirkenden Kräfte vom Knochen zum Fixateur zu, die meist mit einem hohen Steifigkeitsgradienten verbunden ist. Die lokalen mechanischen Eigenschaften bestimmen in hohem Maße das biologische Verhalten in dieser Grenzschicht. Dies ist eine Frage der *Verankerung* des Fixateurs.

Festigkeit und Steifigkeit sind räumliche Größen. Deshalb bestimmt man diese Größen in der Biomechanik aus einzelnen, voneinander unabhängigen Einheitslastfällen in unterschiedlichen Richtungen (Axiallast, Biegung in 2 Ebenen, Torsion). Eine Gesamtaussage kann dann für den Einzelfall durch skalierte Überlagerung der Lastfälle gewonnen werden. Bei den heute klinisch eingesetzten Fixateur-externe-Systemen muß man allerdings zwischen den auf Schanz-Schrauben basierten Klammer- bzw. Rahmenfixateuren und den Ringfixateuren mit ihren dünnen, vorgespannten Drähten unterscheiden. Im Gegensatz zu den Klammer- und Rahmensystemen bewirkt die Vorspannung der Drähte bei den Ringfixateuren einen nicht-linearen Zusammenhang zwischen angreifender Belastung und resultierender Deformation. Eine Überlagerung kann dort nicht mehr generell, sondern nur noch für einzelne Lastniveaus oder iterativ erfolgen [15, 16].

Das Ziel dieser Arbeit ist es, das Verhalten und die Veränderbarkeit von Fixateur-externe-Systemen bezüglich Festigkeit und Steifigkeit zusammenzufassen und auf spezielle Probleme der Implantate und ihrer Bestandteile, u.a. im Zusammenhang mit deren Langzeitfunktion, hinzuweisen.

Festigkeit

Die Festigkeit eines Fixateur-externe-Systems hängt sowohl von der Festigkeit der einzelnen Bestandteile als auch von deren Verbindungen ab. Die Gewährleistung der Festigkeit fällt in den Aufgabenbereich des Herstellers und wird klinisch üblicherweise nur bei falscher Handhabung, Einsatz unangebrachter Komponenten oder beim Auftreten übermäßiger Belastungen relevant. Über die Festigkeit von gesamten Systemen bestehen kaum Untersuchungen, obwohl im Gebrauch durchaus Belastungen auftreten können, die zu einer plastischen Deformation zumindest von Teilen des Rahmens führen können. Im Zusammenhang mit der Wiederverwendung von einzelnen Teilen oder dem gesamten System aufgrund ökologischer oder finanzieller Überlegungen werden aber gezielte mechanische Untersuchungen möglicher lokaler Schwachstellen oder sogar des gesamten Systems unumgänglich sein. Einzig im Zusammenhang mit der Versorgung von Beckenfrakturen wurden ausgesuchte Konfigurationen hinsichtlich ihrer Festigkeit (und Steifigkeit) rechnerisch und experimentell untersucht [19, 32, 46].

Wenn bei verzögerter Heilung oder bei einer Extremitätenverlängerung über weite Strecken eine relativ lange Liegezeit des Implantates erforderlich ist, kommt der Ermüdung besondere Bedeutung zu. Ermüdung bedeutet, daß das System bereits bei submaximalen Kräften versagen kann. Die Deformation, die Lockerung oder der Bruch einer Schraube oder anderer Befestigungselemente kann die Festigkeit des Gesamtsystems beeinträchtigen [43].

In der Studie von Shiba et al. [43] wurde das Ermüdungsverhalten der Klemmen eines Rahmenfixateurs untersucht und Brüche zwischen Klemme und Befestigungsstab nach mehr als 2,5 Mio Belastungszyklen festgestellt. Eine solche Zahl von Lastspielen kann nur bei mehrmaligem Gebrauch des Fixateurs erreicht werden. Allerdings muß die in solchen Untersuchungen aufzubringende Lastamplitude weiter diskutiert werden, da bisher keine Messungen über das insgesamt am Fixateur auftretende Lastspektrum durchgeführt wurden. Die Studie von Shiba zeigte weiter, daß das Haltemoment der Befestigungsschrauben der Klemmen nach zyklischer Belastung abgenommen hatte. Die Abhängigkeit des Rutschens solcher Klemmen von der Last des Fixateurs wurde von Drijber et al. [17] untersucht und es wurde auf die sich daraus ergebenden klinischen Komplikationen hingewiesen.

In einer eigenen, experimentellen Untersuchung bestimmten wir die Haltefestigkeit von Drahtklemmen bei Ringfixateuren unter axialem, statischem Zug des Drahtes. Der Vergleich von 2 Werkstoffen (Stahl, Titan) und 2 Schraubenarten (Schlitz, Loch) ergab bei einem Anzugsmoment von 20 Nm eine bessere Haltefestigkeit bei Verwendung von Titanschrauben und bei Anwendung der Schraubenart, die den Draht in einem Loch festklemmt. Der bedeutende Verlust an Vorspannung unter dynamischen Belastungen wurde von Delprete u. Gola [16] untersucht und auf plastische Deformation dieser Drähte zurückgeführt. In einer anderen Untersuchung [29] wurde die Ermüdung von Schanz-Schrauben unter Biegebelastung experimentell untersucht. Als Einflußgrößen ergaben sich die Schraubengeometrie, das Schraubenmaterial und das zur Herstellung des Gewindes eingesetzte Fertigungsverfahren.

Steifigkeit

Die Steifigkeit von Fixateur-externe-Systeme beruht auf einer relativ einfachen mechanischen Definition, die sich als Quotient aus angreifender Belastung und resultierender Verschiebung berechnet und immer aus 2 Komponenten besteht, einer Materialgröße und einer Geometriegröße [41]. Diese Steifigkeit wurde in vielen Studien [2, 22, 24, 30] für die unabhängigen Lastfälle Axialkraft, Biegung und Torsion experimentell und/oder rechnerisch untersucht. In parametrischen Studien wurde der Einfluß verschiedener Konfigurationsgrößen auf diese Steifigkeiten bei einem einzigen Sysen bestimmt, in vergleichenden Studien wurden bestehende (z.B. [22]) oder neue Systeme (z.B. [47]), Fixateure für die Hand [21, 44], Fixateure für den Einsatz unter speziellen Bedingungen [7] oder Fixateure für eine andere Spezies untersucht [8]. Dieses Wissen ist entscheidend für den klinisch richtigen Einsatz von Fixateur-externe-Systemen.

Beim Fixateur mit Schanz-Schrauben sind die Anzahl, der Durchmesser und die Lage der für jedes Hauptfragment verwendeten Schanz-Schrauben, der Abstand der Schrauben von der Fraktur, der Abstand des Längsträgers vom Knochen, sowie die Anzahl und die räumliche Anordnung der Längsträger die wesentlichen Konfigurationsgrößen. Hier gilt unter axialer Belastung, daß ein größerer Durchmesser der Schanz-Schrauben, eine größere Zahl der Schrauben pro Fragment, sowie ein kleinerer Abstand zwischen Rahmen und Knochen die (axiale) Steifigkeit vergrößern. Eine größere Zahl von Schrauben pro Fragment, ein größerer Abstand zwischen diesen Schrauben [33], mehr als ein Längsträger und entsprechende räumliche Anordnungen des Rahmens vergrößern die Biegesteifigkeit [9]. Die Torsionssteifigkeit wird v.a. durch mehr und dickere Schanz-Schrauben, einen geringeren Abstand zwischen Längsträger und Knochen [8], sowie durch Querverbindungen zwischen den Längsträgern erhöht.

Als Klammerfixateure können auch Plattensysteme betrachtet werden, bei denen eine feste Verbindung zwischen Platte und Fixationselement besteht, wie z.B. beim „Point Contact Fixator" [40] und beim Zespol-System [39]. Die Elemente zur Veränderung der Steifigkeit sind die Eigensteifigkeiten der Platte, der Abstand der Platte zum Knochen, die Anzahl, die Lage und der Durchmesser der Schrauben und die Gestaltung der Verbindung zwischen Platte und Schraube. Ähnliche Systeme werden zur Behandlung von Wirbelsäulenfrakturen eingesetzt. Hier wurden vergleichende Untersuchungen verschiedener Systeme z.B. von Chen et al. [13] durchgeführt.

Beim Ringfixateur sind die Drahtspannung, der Drahtdurchmesser, die Drahtlage (Winkel der Drähte zueinander), die Anzahl der Drähte pro Ring, der Ringdurchmesser, der innere und der äußere Ringabstand, die Anzahl der Ringe, die Anzahl der Längsstäbe, der Gebrauch von sog. Oliven und die Knochenlage (zentral oder exzentrisch zum Mittelpunkt der Ringe) die wesentlichen Konfigurationsgrößen. Hier ergibt sich eine zunehmende Axialsteifigkeit bei zunehmender Drahtspannung, bei zunehmendem Drahtdurchmesser, bei mehr Drähten pro Ring, bei kleinerem Ringdurchmesser, bei einer größeren Zahl von Ringen pro Seite, bei mehr Längsträgern sowie bei einer exzentrischen Knochenlage (z.B. [10]). Die Biegesteifigkeit erhöht sich nur als Folge eines kleineren Ringdurchmessers, eines größeren Ringabstandes oder eines Einsatzes von Oliven, die eine Verschiebung auf dem Draht verhindern (z.B. [41]). Die Torsionssteifigkeit nimmt zu bei höherer Drahtspannung, bei größerem Drahtdurchmesser, bei mehr Drähten pro Ring, bei kleinerem Ringdurchmesser und bei kleinerem Abstand zwischen den inneren Ringen (z.B. [22]).

Hybride Systeme, also eine Kombination aus Ringfixateur und Klammerfixateur, wurden v.a. eingesetzt, um die im Vergleich mit anderen Systemen geringe Axialsteifigkeit von Drahtfixateuren zu erhöhen. Hier gelten die Überlegungen der „reinen" Systeme sinngemäß [10]. Allerdings wird die Vorhersage des mechanischen Verhaltens eines Fixateurs mit komplexerer Konfiguration in den verschiedenen Kraftrichtungen schwieriger.

Zusätzlich zu den geometrisch bestimmbaren Konfigurationsgrößen, wie z.B. der Länge einer Schraube, können auch Materialeigenschaften und Fertigungsgrößen einzelner Komponenten die Steifigkeit des Gesamtsystems beeinflussen. Eine Finite-Element-Studie von Drijber et al. [17] zeigt, daß bei Annahme von idealem (z.B. unendlich steifem) bzw. realem (experimentell ermitteltem) Verhalten der Befestigungselemente ein bis zu 75%iger Unterschied in der Rahmensteifigkeit entstehen kann.

Die bisherigen Überlegungen zur Steifigkeit gelten in besonderem Maße für Situationen, bei denen ein verhältnismäßig großer Anteil der Last durch den Fixateur fließt, z.B. bei Knochendefekten und Extremitätenverlängerungen. Berechnungen und Experimente [28, 37] haben gezeigt, daß bei heilenden Frakturen bereits bei niedriger Elastizität des Kallus (1% von kortikalem Knochen) bis zu 85% der Belastungen über den Kallus übertragen werden. Eine knöcherne Abstützung ist also besonders wichtig zum Erreichen einer hohen Steifigkeit [11]. Dies wurde indirekt auch durch Messung der Zugkräfte bei Extremitätenverlängerungen bestätigt [5, 48]. Allerdings steigt gleichzeitig mit der Kallusmaturation auch das durch den Patienten aufgebrachte Belastungsniveau, so daß das Fixateur-externe-System weiterhin bedeutende Lasten erfährt. Selbstverständlich wird das Heilungsverhalten auch durch die externe Belastung beeinflußt [34]. Gleichzeitig kann die Veränderung der Steifigkeit durch Kallusmaturation als Indikator für den Fortschritt der Knochenheilung herangezogen werden [14].

Neben dem Kallus wirken auch alle anderen Weichteile als lastübertragende Strukturen. Dieser Tatsache muß bei der Behandlung, z.B. durch Berücksichtigung der Ligamentotaxis in der Hand [1], Rechnung getragen werden.

Bei der gezielten Veränderung der Rahmensteifigkeit, z.B. in axialer Richtung (Dynamisation), kann es vorkommen, daß die erhoffte Reduktion der Steifigkeit im Rahmen nicht eintritt. Ralston et al. [38] fanden, daß beim untersuchten Fixateurmodell eine unerwünschte Haftung als Folge von Torsionsbelastungen in der Größenordnung von 3–4 Nm auftraten. In ihrer klinischen Untersuchung an 22 Frakturen erfolgte nur bei 68% eine vollständige Dynamisation.

Die plastische Deformation einzelner Teile, die Lockerung von Schraubverbindungen oder die Erschlaffung vorgespannter Drähte, also ein partieller oder kompletter Verlust der Festigkeit bei einzelnen Komponenten, kann die Steifigkeit ebenfalls entscheidend reduzieren.

Verankerung des Fixateurs im Knochen

Die Vorgänge am Übergang zwischen Implantat und Knochen spielen für die häufigsten Komplikationen des Fixateur externe, die Infektion und die Lockerung, eine Schlüsselrolle. Sie sind das Ergebnis einer Kombination von mechanischen, klinischen und biologischen Faktoren. Mittels der Methode der Finiten Elemente wurden die im Knochen aufgrund der Biegebelastung der Schanz-Schrauben im Knochen auftretenden Spannungen bestimmt (z.B. [26]. Die unmittelbar am Implantat ihren Maximalwert erreichenden Spannungen im Knochen überschritten die Festigkeit von Knochenmaterial deutlich, v.a. bei fehlender Abstützung des Knochens über die Frakturzone. Die Größe dieser Spannungen hängt von der Steifigkeit der Schanz-Schrauben und der wirkenden Belastung ab. Die Spannungen können z.B. durch einen größeren Durchmesser der Schrauben entscheidend reduziert werden. Resorption und unerwünschter Umbau an der Eingangskortikalis als Reaktionen des Knochens auf diese hohen Spannungen konnten auch in Tierversuchen bei instabilen Frakturen nachgewiesen werden [4].

Die Stabilisierung des Fixateur-externe-Systems, z.B. durch Verbiegung der Schanz-Schrauben [31] oder bei Erzeugung einer Kompression über den Frakturspalt, führt zu einer weiteren Erhöhung der Maximalspannungen. Eine prinzipiell bessere Methode zur Stabilisierung des Rahmens ist der Einsatz einer radialen Vorspannung, also einer in alle Richtungen um die Schanz-Schraube wirkenden Kompression des Knochens. Eine mathematische Untersuchung von Smit u. Schneider [45] ergab, daß bei einer Schraube von z.B. 4,5 mm Durchmesser die Aufweitung unterhalb 50 µm bleiben muß. Diese Genauigkeit kann mit den üblichen chirurgischen Instrumenten nicht erreicht werden. Eine entsprechende Verankerung wurde durch 2 spezielle, prinzipiell unterschiedliche Systeme von Schanz-Schrauben realisiert, eine konische Schraube im Orthofix-System und eine selbstaufweitende Schraube im AO-System. Eine elektronenmikroskopische Studie der Vorgänge während der Schraubeninsertion ergab allerdings, daß in beiden Fällen das Gewinde zu Mikrofrakturen im Knochen führt [45]. Dies ist nicht erstaunlich, da die Lastüberleitung über eine kleine Fläche erfolgt. Die Größe der Risse wiederum ist abhängig von der spezifischen Geometrie dieser Gewinde und unterschiedlich bei beiden Schrauben. Ein weiteres Ergebnis der Studie war, daß Reibvorgänge zwischen Knochen und Implantat während der Insertion zu Verwerfungen im lamellären Knochen führen. Diese Verwerfungen wurden auch von Biliouris et al. [6] festgestellt. Sie treten immer auf, wenn die durch die Reibung induzierten Scherspannungen die Knochenfestigkeit überschreiten. In Verankerungssystemen, die radiale Vorlast unter Reibung erzeugen, müssen sie speziell bedacht werden, da sie einen entsprechenden Umbau, verringerte Haltefestigkeit und Lockerung nach sich ziehen können [36]. Auch die Vorgänge während des Bohrens haben für die klinischen Ergebnisse bedeutenden Einfluß [42]. Bei optimalem Einsatz scheint die radiale Vorlast in der Tat zu besseren Ergebnissen zu führen als die Biegevorlast [27].

Die Verankerung von Fixateur-externe-Schrauben in spongiösem, metaphysärem Knochen wurde ebenfalls untersucht [25], allerdings müßten die von vielen Autoren durchgeführten Auszugsversuche durch spezifischere Methoden ergänzt werden [20].

Zusammenfassend kann gesagt werden, daß das mechanische Verhalten eines Fixateur-externe-Systems durch eine Vielzahl von Größen beeinflußt wird. Nur die genaue Kenntnis dieser Zusammenhänge und eine konservative Abschätzung der beim Patienten möglicherweise auftretenden dreidimensionalen Belastungen wird dem behandelnden Arzt eine Frakturbehandlung mit hoher Erfolgsquote erlauben.

Literatur

1. Agee JM (1993) External fixation. Technical advances based upon multiplanar ligamentotaxis. Orthop Clin North Am 24(2):265
2. Allard RN, Birch JG, Samchukov ML (1992) A multiple variable analysis of the parameters affecting the rigidity of the Ilisarow fixator. An ORS 38/17:586
3. Aro HT, Chao EY (1993) Bone-healing patterns affected by loading, fracture fragment stability, fracture type, and fracture site compression. Clin Orthop 293:8

4. Aro HT, Markel MD, Chao EY (1993) Cortical bone reactions at the interface of external fixation half-pins under different loading conditions. J Trauma 35(5):776
5. Aronson J, Harp JH (1994) Mechanical forces as predictors of healing during tibial lengthening by distraction osteogenesis. Clin Orthop 301:73
6. Biliouris TL, Schneider E, Rahn B, Gasser B, Perren SM (1989) The effect of radial preload on the implant-bone interface: a cadaveric study. J Orthop Res 3:323
7. Bosse MJ, Holmes C, Vossoughi J, Alter D (1994) Comparison of the Howmedica and Synthes military external fixation frames. J Orthop Trauma 8(2):119
8. Bouvy BM, Markel MD, Chelikani S, Egger EL, Piermattei DL, Vanderby R Jr (1993) Vet Surg 22(3):194
9. Briggs BT, Chao EYS (1982) The mechanical performance of the standard Hoffmann-Vidal external fixation apparatus. J Bone Joint Surg [Am] 64:566
10. Calhoun JH, Li F, Bauford WL, Lehmann T, Ledbetter BR, Lowery R (1992) Rigidity of half-pins for the Ilizarov external fixator. Bull Hosp Joint Dis 52(1):21
11. Calhoun JH, Li F, Ledbetter BR, Gill CA (1992) Biomechanics of the Ilizarov fixator for fracture fixation. Clin Orthop 280:15
12. Chao EY-S (1987) Biomechanics of external fixation. In: Lane JM (ed) Fracture healing. Churchill Livingstone, New York, pp 105–122
13. Chen PQ, Wu CM, Jao WT, Shih CM, Cheng CK (1991) Biomechanical studies of the anterior spinal fixators after corpectomy in pigs. J Formos Med Assoc 90(1):72
14. Claes L (1991) Die Messung der Knochenheilung bei Fixateur-externe-Osteosynthesen mit dem Fraktometer FM 100. Chirurg 62(4):354
15. Delprete C, Gola MM (1993) Mechanical performance of external fixators with wires for the treatment of bone fractures – Part I: Load – displacement behavior. J Biomech Eng 115(1):29
16. Delprete C, Gola MM (1993) Mechanical performance of external fixators with wires for the treatment of bone fractures – Part II: Wire tension and slippage. J Biomech Eng 115(1):37
17. Drijber FL, Finlay JB, Dempsey AJ (1992) Evaluation of linear finite-element analysis models' assumptions for external fixation devices. J Biomech 25(8):849
18. Drijber FL, Finlay JB (1993) Universal joint slippage as a cause of Hoffmann half-frame external fixator failure. J Biomed Eng 14(6):509
19. Egbers HJ, Draijer F, Havemann D, Zenker W (1992) Stabilisierung des Beckenrings mit Fixateur externe. Biomechanische Untersuchungen und klinische Erfahrung. Orthopäde 21(6):363
20. Evans M, Spencer M, Wang Q, White SH, Cunningham JL (1990) Design and testing of external fixator bone screws. J Biomed Eng 12(6):457
21. Frykman GK, Peckham RH, Willard K, Saha S (1993) External fixators for treatment of unstable wrist fractures. A biomechanical, design feature, and cost comparison. Hand Clin 9(4):555
22. Gasser B, Boman B, Wyder D, Schneider E (1990) Stiffness characteristics of the circular Ilisarov external fixator as opposed to conventional external fixators. J Biomech Eng 112:15
23. Goodship AE, Watkins PE, Rigby HS, Kenwright J (1993) The role of fixator frame stiffness in the control of fracture healing. An experimental study. J Biomech 26(9):1027
24. Guglielmino E, La Rosa G, Leonardi W, Longo GF (1993) Comparative study of the mechanical behaviour of Castaman external fixator in different mounting configurations. Biomed Mater Eng 3(2):57
25. Halsey D, Fleming B, Pope MH, Krag M, Kristiansen T (1992) External fixator pin design. Clin Orthop 278:305
26. Huiskes R, Chao EYS, Crippen TE (1985) Parametric analyses of pin-bone stresses in external fixation devices. J Orthop Res 3:341
27. Hyldahl C, Pearson S, Tepic S, Perren SM (1991) Induction and prevention of pin loosening in external fixation: an in vivo study on sheep tibiae. J Orthop Trauma 5(4):485
28. Juan JA, Prat J, Vera P et al (1992) Biomechanical consequences of callus development in Hoffmann, Wagner, Orthofix and Ilisarow external fixators. J Biomech 25(9):995
29. Kasman RA, Chao EY (1984) Fatigue performance of external fixator pins. J Orthop Res 2:377
30. McCoy MT, Kasman RA, Chao EY (1983) Comparison of mechanical performance in four types of external fixators. Clin Orthop 180:23
31. Müller ME, Allgöwer M, Schneider R, Willenegger H (1991) Manual of Internal Fixation. Techniques recommended by the AO-ASIF Group, 3rd edn. Springer, Berlin Heidelberg New York Tokyo
32. Nordeen MH, Taylor BA, Briggs TW, Lavy CB (1993) Pin placement in pelvic external fixation. Injury 24(9):581
33. Oni OO, Capper M, Soutis C (1993) A finite element analysis of the effect of pin distribution on the rigidity of a unilateral external fixation system. Injury 24(8):525
34. O'Sullivan ME, Bronk JT, Chao EY, Kelly PJ (1994) Experimental study of the effect of weight bearing on fracture healing in the canine tibia. Clin Orthop 302:273
35. Perren SM, Cordey J, Gautier E (1987) Rigid internal fixation using plates: terminology, principles, and early problems. In: Lane JM (ed) Fracture healing. Churchill Livingstone, New York, pp 139–151
36. Pettine KA, Chao EY, Kelly PJ (1993) Analysis of the external fixator pin-bone interface. Clin Orthop 293:18

37. Prat J, Juan JA, Vera P et al (1994) Load transmission through the callus site with external fixation systems: theoretical and experimental analysis. J Biomech 27(4):469
38. Ralston JL, Brown TD, Nepola JV, Williams DR, Marsh JL (1990) Mechanical analysis of the factors affecting dynamization of the Orthofix Dynamic Axial Fixator. J Orthop Trauma 4(4):449
39. Ramotowski W, Granowski R (1991) Zespol. An original method of stable osteosynthesis. Clin Orthop 171:67
40. Remiger AR, Predieri M, Frankle M, Tepic S, Perren SM (1994) Long-term results of fracture treatment with the point contact fixator – an in vivo study on sheep. An ORS 19:532
41. Schneider E, Sasse S, Schmidt HG, Schümann U (1992) Zur Biomechanik des Ringfixateurs – Beiträge einzelner Strukturelemente. Unfallchirurg 95:580
42. Seitz WH Jr, Froimson AI, Brooks DB, Postak P, Polando G, Greenwald AS (1991) External fixator pin insertion techniques: biomechanical analysis and clinical relevance. J Hand Surg [Am] 16(3):560
43. Shiba R, Chao EYS, Kasman R (1984) Fatigue properties of the Hoffman-Vidal external fixation apparatus. Orthopaedics 7(3):443
44. Simpson NS, Wilkinson R, Barbenel JC, Kinninmonth AW (1994) External fixation of the distal radius. A biomechanical study. J Hand Surg [Br] 19(2):188
45. Smit TS, Schneider E (1992) The limits of radial preload in a Schanz-type screw fixation. Internal Report Technical University, Hamburg-Harburg
46. Williams RP, Friis EA, Cooke FW, McQueen DA, Toohey JS (1992) External fixation of unstable Malgaigne fractures: the comparative mechanical performance of a new configuration. Orthop Rev 21(12):1423
47. Williams RL, Aggarwal NK, Klenerman L (1994) Biomechanical analysis of a new external fixation system and its clinical significance. J Trauma 37(1):66
48. Younger AS, Mackenzie WG, Morrison JB (1994) Femoral forces during limb lengthening in children. Clin Orthop 301:55

Die Bedeutung der Erkenntnisse von Ilisarow für die Knochen- und Gelenkchirurgie*, **

W. I. Schwetzow und W. D. Makuschin

Beim Studium des Problems der Knochengeweberegeneration bei der Behandlung verschiedener Verletzungen und Erkrankungen des Bewegungssystems kam Ilisarow schon damals zu einer festen Überzeugung, daß die Behandlungsdauer unnatürlich lang ist, was nicht nur durch die Art der Erkrankung oder Verletzung verursacht war, sondern auch durch die Anwendung der damals üblichen Behandlungsverfahren. Er dachte viel darüber nach, und als Ergebnis schlug er 1951 ein prinzipiell neues Verfahren der Knochenbehandlung mittels des von ihm entwickelten Apparats vor. Er bekam damals den Urheberschein für diese Erfindung. Seine erste Mitteilung über den Apparat machte G.A. Ilisarow in der Sitzung der Kurganer chirurgischen Gesellschaft im Dezember 1951. Die praktischen Chirurgen haben die Bedeutung der stabilen externen Fixation mit Hilfe von Ringen und Drähten bei der Behandlung der Knochenbrüche- und Erkrankungen positiv eingeschätzt.

Eine breite Einbürgerung des Apparats in der Klinik forderte eine weitere technische Entwicklung. So erschienen in den 80er Jahren zahlreiche Modifikationen des Apparats und eine ganze Generation der automatischen Distraktionsvorrichtungen, die bedeutend den Vorgang der Verlängerung und Korrektur der Knochendeformationen veränderten. Ebenso wurde der Ilisarow-Minifixateur konstruiert.

Die Analyse der von ihm entdeckten neuen Möglichkeiten der Methode der Kompressions- und Distraktionsosteosynthese ließ G.A. Ilisarow 1968 zu der Schlußfolgerung kommen, daß die Belastung die Knochenneubildung nur unter den Bedingungen der entsprechenden Blutversorgung fördert. Später unterstrich er auch die besondere Wichtigkeit der Spannung, die bei der Dehnung des Gewebes entsteht, seiner Meinung nach sei das ein Faktor der Förderung der Regeneration und des Wachstums. Diese Konzeption wurde 1985 als Entdeckung anerkannt und „Ilisarow-Effekt" genannt. Heute kennt die wissenschaftliche medizinische Welt seine scharfsinnigen klassischen 7 Serien der Experimente, bei denen wieder neue Aufgaben gelöst wurden. In den ersten 3 Serien wird überzeugend die Rolle und Bedeutung des Grades der Knochenfragmentfixation bei der reparativen Osteogenese bewiesen.

In der 4. und 5. Serie der Experimente ist die Einwirkung des Schädigungsgrades der osteogenen Elemente auf die Knochenregeneratneubildung bewiesen.

In der 6. und 7. Serie stand die Aufgabe, die Wichtigkeit des Knochenmarks für die Bildung des Knochengewebes und die Möglichkeiten der Knochenbildung bei der Veränderung der Traktionskräfte zu zeigen, z.B. bei der Distraktion in der Querrichtung. Kurz gefaßte 7 Serien der Experimente waren sehr wichtig für die Erforschung der Osteogenese in Röhrenknochen, abhängig von den Ausgangsangaben.

Die größte Leistung in der Entwicklung der Osteosyntheseverfahren bei der Behandlung der offenen und geschlossenen Knochenfrakturen ist die experimentelle Forschung über den Konsolidierungsvorgang bei Knochenfrakturen, abhängig vom Verschiebungsgrad der Knochenfragmente und folglich vom Schädigungsgrad des Knochenmarks. Von diesem Standpunkt aus zeichnete Ilisarow 5 Gruppen der Verletzungen mit entsprechenden Verschiebungen der Knochenfragmente und Dauer der Fixation aus.

Der andere wichtige Faktor war die Bedeutung des Schädigungsgrades der A. nutricia, der stark die Frakturbehandlung beeinflußte.

Das Ergebnis des Experiments war ein überzeugender Beweis der Tatsache, daß die Schädigung der A. nutricia zur Entwicklung der Nekrobiose des Knochenmarks und als Folge zur Verlängerung der Konsolidierungsdauer führte.

---

* Wissenschaftlicher Beitrag von Prof. G.A. Ilisarow und seiner Schule zur Erarbeitung des Problems der transossären Osteosynthese in der Orthopädie und Traumatologie.

** Aus dem Russischen übersetzt von Tatjana Chudjakowa.

Die erstaunliche Findigkeit des Autors dieser Methode ermöglichte die Erarbeitung des Verfahrens, bei dem ein Segment der Extremität verkürzt wurde, um Bedingungen für die Wiederherstellung des Gefäß- und Nervenbündels zu schaffen und später die Beinlänge auszugleichen. Dieses Verfahren wurde zum ersten Mal in der Welt in Kurgan entwickelt und verwendet.

Als erster lehnte er die vor 30 Jahren verbreitete Theorie über die Anregung der Knochenregeneration bei der posttraumtischen unvollwertigen Knochenkonsolidierung ab. Er hat die Möglichkeit der Konsolidierung einer Pseudarthrose ohne Fragmentendenresektion bewiesen. Das erfolgte ohne Verwendung der Auto, Allo- oder Xenoplastik. Man kann den positiven Effekt ohne Pseudarthrosenöffnung d.h. geschlossen und unblutig erreichen, indem man bei der Osteosynthese mittels dieses Apparats notwendige mechanische und biologische Bedingungen schafft. Das war eine ganz neue Behandlungsmethode, die nicht in den gewohnten Rahmen paßte, so bekam sie anfänglich von den Fachleuten viel Kritik.

Einen Gegensatz bildete auf dem Hintergrund der damals üblichen Methoden der Defektbehandlung auch das von Ilisarow erarbeitete Verfahren der Knochendefektüberbrückung. Er lehnte alle Arten der Knochentransplantate ab; dafür entwickelte er seine originellen Verfahren der Wiederherstellung der Knochenintegrität, die heute überall bekannt sind.

Noch eine sehr wichtige Entwicklung von Ilisarow war die Methode der Diastase-Defekt-Überbrückung durch die Verlängerung eines der Fragmente. Weitere Verbesserungen dieses Verfahrens führten zur Erarbeitung der polilokalen Osteosynthese in verschiedenen Varianten: gleichzeitige Verlängerung beider Fragmente mit der Kompression an ihrer Kontaktstelle oder Verlängerung eines der Fragmente in 2 und mehr Ebenen.

Die Mitarbeiter unseres Zentrums entwickelten viele Verfahren der Überbrückung verschiedener Randdefekte, subtotaler Defekte eines der Paarknochen durch die Spaltung des Knochens und das Ziehen des Zylindertransplantats in den Defektbereich.

Die Aufgabe der nächsten Untersuchungsreihe war die Erarbeitung des Problems der Extremitätenverlängerung, die in 2 Richtungen ging: unblutige Verlängerung mittels Distraktionsepiphyseolyse und mittels Knochenosteotomie.

Bei dem Studium dieses Problems war es sehr wichtig, die Geschwindigkeit und den Rhythmus der Distraktion, sowie das Ausmaß der erreichbaren Verlängerung zu begründen, die operative Einmischung schonender zu machen und die Zahl der Behandlungsetappen zu vermindern.

Dank der komplexen, vielseitigen Untersuchungen wurde bewiesen, daß das Distraktionsregenerat aus mehreren Bereichen besteht. Es wurde auch festgestellt, daß sich anfänglich biosynthetische Prozesse während der Verlängerung bei optimaler Geschwindigkeit und Rhythmus der Distraktion aktivieren, bei der Beschleunigung der Distraktion aber die reparative Regeneration unterdrückt wird, d.h. bei hoher Geschwindigkeit von 2 mm oder mehr pro Tag.

G.A. Ilisarow schlug die klassische Formel der Verlängerungstechnik vor. Erst später wurde eine ganz neue, originelle Methode der Verlängerung entwickelt, bei der man im metadiaphysären Bereich osteotomierte. Das verkürzte die Verlängerungsdauer auf die Hälfte. So hat Ilisarow dank seiner Beobachtungsgabe die Möglichkeit der gleichzeitigen Verlängerung einiger Segmente in 2 Ebenen bewiesen. Diese Methode wurde auch sehr schnell in die Klinik eingeführt; so verkürzte sich die Behandlungsdauer solcher Patienten um den Faktor 6 bis 8. Das ist eine der größten Leistungen Ilisarows. Dieses Verfahren verbreitete sich sehr schnell und man verwendet es in vielen Kliniken vieler Länder.

Gleichzeitig mit der Verlängerung der Extremitätensegmente wurde auch das Problem der Unterschenkelverdickung behandelt, um die formschönen Waden zu gestalten und deren Fehlstellungen zu korrigieren.

Noch eine sehr wichtige Leistung von Ilisarow ist die Entwicklung der Behandlungsmethode bei der kongenitalen Fingersyndaktilie. Ilisarow entdeckte das allgemeinbiologische Gesetz der stimulierenden Einwirkung der Zugspannung auf die Genese und das Wachstum des Gewebes und benutzte es zum Beweis der Wachstumsförderung der Haut zwischen den Fingern. Das nannte er Vorbereitungsetappe für die Fingergestaltung. Dieses Verfahren wurde ebenfalls in Kurgan entwickelt und auf der Station der Hand- und Fußpathologie unseres Zentrums verwendet. So gehört es auch zum goldenen Fonds der Orthopädie.

Es wurden auch viele Probleme gelöst, die mit avaskulärer, aseptischer Femurkopfnekrose und Coxa vara verbunden sind. In letzter Zeit wurden viele Experimente zwecks Gestaltung der Hüftpfanne oder ihres Daches gemacht. Wir näherten uns der praktischen Realisierung der Aufgabe der Neubildung aller Hüftgelenkelemente. Die Frage der Neubildung des Hüftgelenkdaches haben wir schon gelöst, d.h. wir haben eine Vorrichtung erfunden.

G.A. Ilisarow bemerkte auch die Reaktion des Gefäßnervenbündels auf die konstante Anregung und schlug vor, diese Erscheinung bei der Behandlung der Patienten mit obliterierenden Erkrankungen der Gliedmaßen anzuwenden. Dieses Verfahren ist heute sehr weit verbreitet.

Gleichzeitig mit den Untersuchungen an der Wirbelsäule experimentierte man sehr aktiv am Schädel, d.h. man schuf künstlich Schädelknochendefekte, um sie dann zu überbrücken. Unter der Leitung von Ilisarow wurde die Möglichkeit der Regeneration des lamellaren Knochens unter der stimulierenden Einwirkung der Zugspannung bewiesen. Auf solche Weise erarbeitete man auch die Technik der Defektüberbrückung oder Verlängerung der großen Nervenstämme. Zu diesem Zweck wurden auch spezielle, jetzt schon weit verbreitete Vorrichtungen und Methoden entwickelt.

Bei der Aufzählung der orthopädischen Probleme müssen wir auch das Problem der Osteomyelitisbehandlung erwähnen. G.A. Ilisarow meinte, eine osteomyelitische Höhle sei ein Thermostat mit viel Nährsubstanz. So mußte man bestreben, daß es im Knochen weder große noch ganz winzige Höhlen gab. In spongiösen, epimetaphysären Bereichen, in denen sich sehr selten Sequesterhöhlen mit dichten Wänden bilden, reseziert man den ganzen geschädigten Bereich und bildet einen Defekt, um ihn dann zu überbrücken.

Im Diaphysenbereich aber kann man die Osteomyelitis nach der Bildung einer Höhle mit dichten Wänden folgenderweise beheben: Man verschiebt ein Wandfragment in die Höhle und schafft eine feste Kontaktfläche.

Die meisten von G.A. Ilisarow entwickelten Techniken sind auf hohem Weltniveau ausgeführt und durch mehr als 250 Urheberscheine geschützt. Unter seiner Leitung sind 60 Kandidatdissertationen und 10 Doktorarbeiten entstanden, 80 Lehrbehelfe für praktisches Gesundheitswesen vorbereitet, mehr als 1500 Publikationen veröffentlicht, 1350 wissenschaftliche Vorträge gehalten, hunderte Verbesserungsvorschläge eingebürgert, 24 wissenschaftliche Sammelbände gedruckt ebenso wie 2 Quellennachweise der abgeschlossenen Forschungsthemen und deren Ergebnisse veröffentlicht wurden. Der berühmte Gelehrte veröffentlichte auch 4 Monographien, darunter 3 im Ausland.

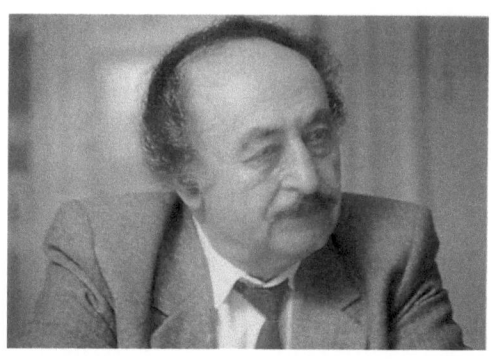

Abb. 1. Mitglied der Akademie der Wissenschaften Russlands, Professor G.A. Ilisarow, Gründer der Methode der transossären Osteosynthese mittels des Apparats des Autors (1921–1992)

In Russland gibt es wohl keine Region, keine Stadt, wo Ilisarow-Apparat und -Methode nicht verwendet wurden. Sie werden in 1186 Heilstätten in 846 Städten der ehemaligen Sowjetunion verwendet. Nach dieser Methode wurden schon fast 2 Mio. Menschen ausgeheilt. Qualifizierte Einbürgerung der Methode erfolgt dank der Schulung der Fachkräfte in unserem Zentrum. Mehr als 2000 in Kurgan geschulte Ärzte verwenden diese Methode in vielen Orten des Landes. Im Zentrum wurden auf Initiative von Ilisarow 2 Lehrstühle (für Orthopädie und Traumatologie) gegründet. Hier werden sowohl Ärzte aus der ehemaligen Sowjetunion als auch aus dem Ausland geschult.

G.A. Ilisarow war im wahrsten Sinne des Wortes international. Man verstand und schätzte ihn in vielen Ländern, und eine Bestätigung dafür sind Assoziationen für das Studium des Apparates und der Methode von Ilisarow, die heute schon in 13 Ländern existieren.

Ilisarows Verdienst in der Weiterentwicklung der Medizinwissenschaft und sein Beitrag ins praktische Gesundheitswesen wurden hoch eingeschätzt. Er hatte höchste Auszeichnungen der ehemaligen Sowjetunion und anderer Länder. Er war Lenin-Preisträger, bekam den Preis Buccheri la Ferla, der Genfer Universität und viele andere. Er wurde zum Ehrenmitglied der chirurgischen Gesellschaft der Tschechoslowakei, Frankreichs, Italiens und anderer Länder gewählt, war Ehrenbürger von Kurgan, Rufina und Florenz.

Im Juli 1992 erlitt die Medizinwissenschaft einen schweren Verlust. Urplötzlich verschied Akademiemitglied Professor G.A. Ilisarow.

Alle Mitarbeiter und seine Schüler hat sein Ableben tief getroffen. Nach seinem Tode haben die Mitar-

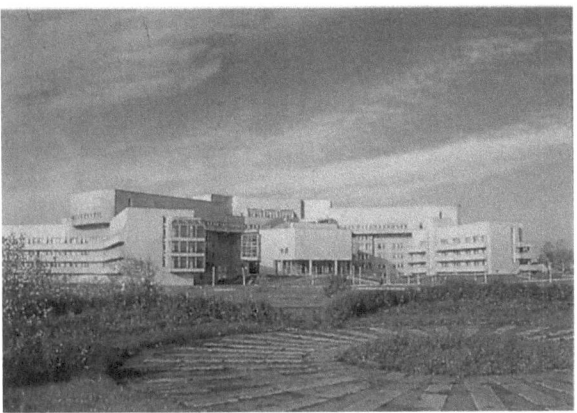

Abb. 2. Das Hauptgebäude des wissenschaftlichen Zentrums „Traumatologie, Orthopädie, Rehabilitation" in Kurgan, das nach G.A. Ilisarow benannt ist

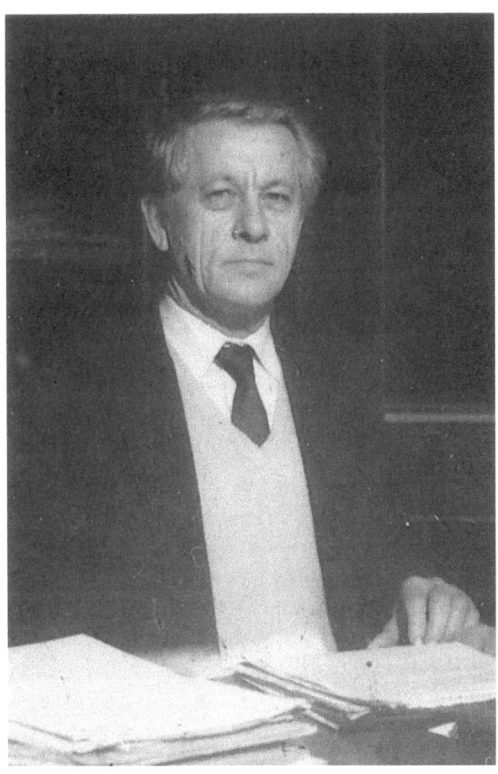

Abb. 3. Generaldirektor des Kurganer Zentrums „Traumatologie, Orthopädie, Rehabiliation" Prof. W.I. Schewtzow, M.D., Mitglied der medizinisch-technischen Akademie Russlands

beiter des Zentrums beschlossen, daß diesem Zentrum, dessen Arbeit Ilisarow seit 24 Jahren leitete, sein Name verliehen und später vor dem Gebäude des Zentrums ein Ilisarow-Denkmal errichtet wird. Ebenso wurde eine Ilisarow-Stiftung gegründet, die die Geldmittel für die Errichtung des Denkmals und für den Ilisarow-Preis für die besten Arbeiten auf dem Gebiet der transossären Osteosynthese sammelt.

Das Leben aber bleibt nicht stehen, es stellt neue Probleme und fordert ihre Lösung. Wir dürfen auch in der neuen wirtschaftlichen Situation bei den erreichten Ergebnissen nicht stehenbleiben und die Patienten nur nach schon bekannten Verfahren und nur bei bestimmten Erkrankungen behandeln. Vor den Wissenschaftlern des Zentrums steht jetzt die Aufgabe der weiteren Einbürgerung des Ilisarow-Verfahrens auf anderen, der Traumatologie und Orthopädie angrenzenden Gebieten der Medizin. Es wurde bei uns schon eine Abteilung für Wirbelsäulenchirurgie eröffnet, in der schon erste Patienten behandelt werden.

Sehr intensiv wird an der Einführung in die Klinik der Ilisarow-Methode bei der Behandlung der Patienten mit Tumoren und Zysten gearbeitet.

Die Schüler G.A. Ilisarows setzen bewußt seine Lehre und Sache fort.

Davon zeugen die Ergebnisse der im Zentrum am 15.–16. Juni 1993 durchgeführten internationalen wissenschaftlichen Konferenz „Ilisarow-Methode: Leistungen und Perspektive", die zu Ilisarows Ehren stattfand. An dieser Konferenz nahmen 275 Gäste aus allen Teilen Rußlands, der GUS-Länder und vielen ehemaligen Sowjetrepubliken, sowie aus dem Ausland (USA, Japan, Italien, Portugal, Indien, Pakistan, Türkei, BRD und anderen) teil.

Die dem Gedenken von Ilisarow gewidmeten Reden und wissenschaftlichen Referate haben überzeugend den Siegeszug des Ilisarow-Verfahrens nicht nur durch immer neue Weltregionen, sondern auch durch andere Gebiete der Medizin gezeigt.

Wir sind bereit, mit jedem zusammenzuarbeiten, der nach der Verbesserung in der Chirurgie strebt. Wie Goethe schrieb: „Chirurgie ist eine Gotteskunst, deren Gegenstand die schöne menschliche Gestalt ist."

Anatomical Aspects of the Transfixion of Limbs: Safe Zones of the Thigh and the Leg

P. Merloz, C. Faure and J. E. Robb

The surgeon using transfixation pins for the assembly of a circular external fixator needs to bear in mind safe areas and structures at risk from pin penetration. The originality of the study lies in this concept of safe and dangerous areas and gives a guide to cutaneous zones where pin penetration is either safe or hazardous. By studying the cross-sections of limbs, the surgeon can choose sites for pin placement, avoiding neurovascular structures so as to minimize muscle damage and consequent loss of joint mobility.

An adult cadaver without limb deformity was used in this study of cutaneous zones for transfixing external fixation. The limbs were placed in extension to reproduce positions commonly used in surgery.

It was necessary to use landmarks and reference lines that are easily determined since they are used to identify safe zones for external fixation. Once the bony landmarks had been identified, three sets of longitudinal reference lines were made: ventral, lateral, and medial (Fig. 1).

Sections were cut perpendicular to the longitudinal axis of the limbs. The reference lines were located on each section and marked with a pin. The frontal and sagittal planes were also determined in this manner (Fig. 2).

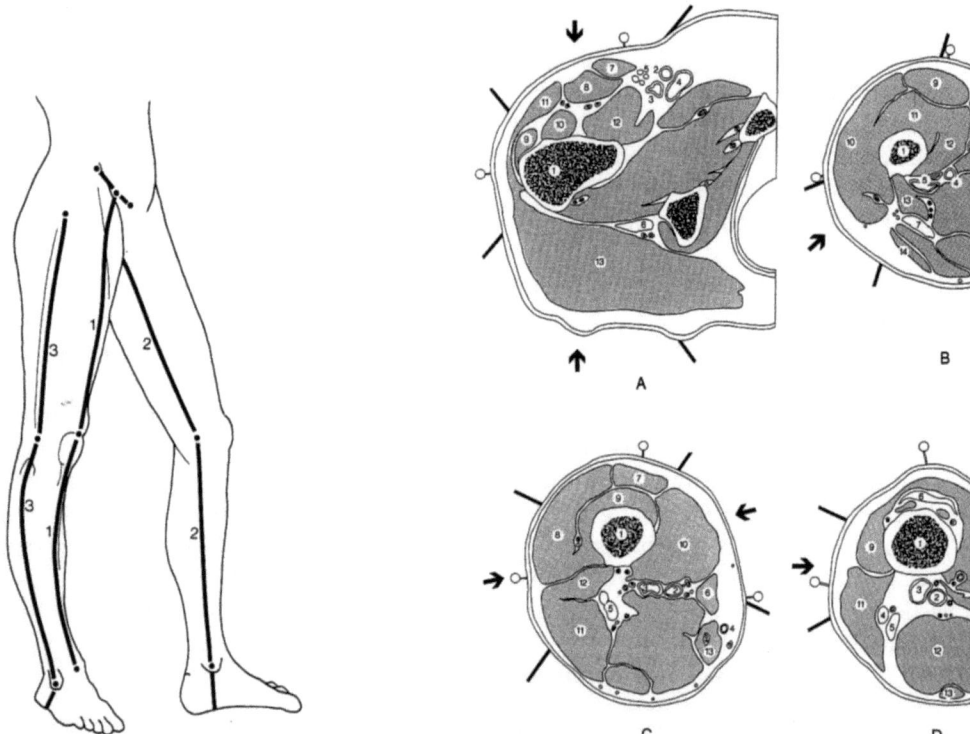

Fig. 1. Reference lines on lower limbs: *1* ventral lines; *2* medial lines; *3* lateral lines

Fig. 2A–D. Anatomical cross-sections of the thigh: **A** cross-section of proximal epiphysis; **B** cross-section of proximal diaphysis; **C** cross-section of distal diaphysis; **D** cross-section of distal metaphysis

Skeletal elements are usually found neither at the intersection of the frontal and sagittal planes nor in the center of the section. The middle of the medullary canal, the target of the pins used for fixation, was marked along with the superficial and deeps vessels, nerves, tendons, muscle bellies, and joints. Both the areas that are safe for transfixing external fixation and the dangerous zones were then determined by pivoting straight lines representing a transfixing pin around the medullary cavity.

Using the information from each cross-section, it is possible to determine cutaneous zones in the longitudinal axis where external fixation is either safe or dangerous. In clinical practice, these zones can be mapped with reference to bondy landmarks and the axial reference lines.

The cutaneous areas corresponding to these safe and dangerous zones were also determined. Normally four zones, alternately safe and dangerous, can be seen in the circumference of the section.

Eleven cross-sections of the thigh are arranged in six groups corresponding to areas commonly used for external fixation (Fig. 2). Landmarks and reference lines are easily determined. For instance, landmarks are the anterior superior iliac spine, pubic tubercle, middle of greater trochanter, origin of gracilis muscle, etc., and the three reference lines are ventral, lateral, and medial.

The section in Fig. 2a shows the femur at the level of the lesser trochanter. The sciatic nerve lies opposite the femoral vessels in the sagittal plane. The ventromedial zone begins just medial to the ventral reference line and consists of the ventral half of the area between the ventral and lateral references lines. The dorsolateral zone lies opposite the ventrolateral zone.

The section in Fig. 2b has been taken just distal to the junction of the proximal and middle thirds of the diaphysis. The femoral vessels continue to pass dorsally deep to the sartorius muscle. The sciatic nerve lies in the sagittal plane behind the femur. Cutaneous zones related to the safe areas form two zones lying ventromedially and dorsolaterally in relation to the reference lines. These are the continuation of the zones in the more proximal sections but they rotate through 30°.

The section in Fig. 2c has been taken just distal to the middle of the femoral diaphysis. The femoral vessels lie dorsomedially in relation to the femur. The sciatic nerve lies dorsally. Cutaneous zones comprise two zones lying ventromedially and laterally in relation to the reference lines. At this level they have rotated through a further 30°. The sartorius muscle remains the medial limit beyond which external fixation fixation should not be attempted.

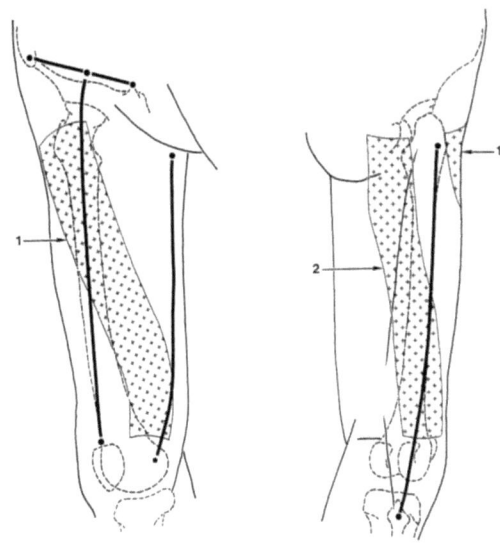

Fig. 3. Safe zones in the thigh: *1* ventromedial zone; *2* dorsolateral zone

The section in Fig. 2d shows the distal metaphysis. The popliteal vessels and the tibial nerve are in close proximity to one another at this level. The suprapatellar bursa should not be transfixed. Cutaneous zones related to the safe areas comprise two zones lying medially and laterally in relation to the reference lines. The four bands continue to rotate in the same direction as the sartorius muscle, and by the level of this section, a further rotation of 30° has occurred.

Between the trochanteric and suprapatellar regions, the safe zones rotate through 90°. In the most proximal region, they lie strictly ventrally and dorsally, progressively winding in a distal direction until they lie strictly medially and laterally at the level of the knee. They follow the same course as the sartorius muscle, which always represents the medial limit for external fixation (Fig. 3).

Similar results were obtained with the cross-sections of the leg with a ventrolateral safe zone and a medial safe zone (Figs. 4, 5, see p. 24).

Traditional anatomical cross-sections are often inadequate or too schematic to serve as a safe guide for the surgeon using this particular technique, which is the reason have produced and analyzed a series of anatomical cross-sections of the limbs.

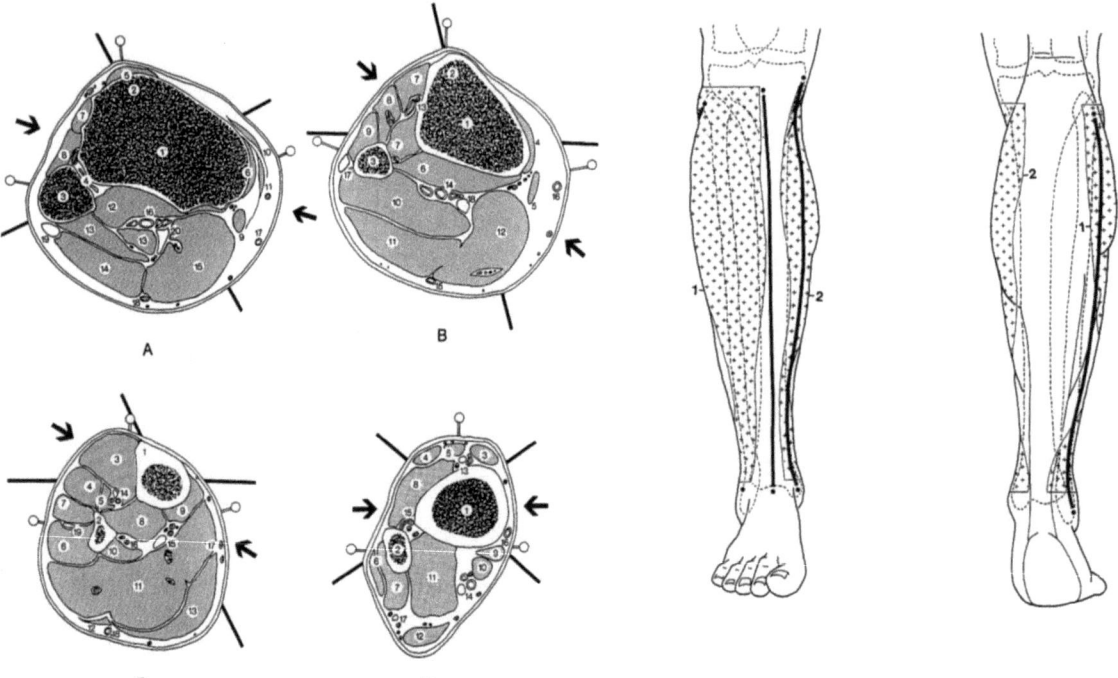

Fig. 4A–D. Anatomical cross-sections of the leg: **A** cross-section of proximal epiphysis; **B** cross-section of proximal metaphysis (fibular neck); **C** cross-section of middle diaphysis; **D** cross-section of distal metaphysis

Fig. 5. Safe zones in the leg: *1* ventrolaterlal zone; *2* medial zone

Einfluß der Dimensionierung und Gewindegeometrie der Schanz-Schrauben auf die kortikale Belastung *

R. Skiera, O. Mahrenholtz und D. Wolter

Problemstellung

Externe Fixateure dienen der Entlastung und Fixation bestimmter Bereiche des Knochens. Sie werden mit Schanz-Schrauben, Steinmann-Nägeln oder Drähten in der Kortikalis verankert. Diese Verankerung ist der mit am höchsten beanspruchte Ort der Osteosynthese. Gelegentliches mechanisches Versagen der Verankerungselemente und das Auftreten von Bohrlochsequestern verdeutlichen dies in der klinischen Anwendung. Die Schadensursachen können sowohl in der thermischen Beanspruchung und in der Obliteration mit Knochenmehl während des Bohrvorgangs liegen [8], als auch durch Infektion oder mechanische Überbeanspruchung bedingt sein [10]. Da die Verankerung die Stabilität der Osteosynthese und somit auch deren Funktionsfähigkeit bestimmt, kommt ihr bei der Verbesserung der Osteosynthesetechnik eine besondere Bedeutung zu.

Die mechanische Beanspruchung der Verankerung ist abhängig von der äußeren Belastung des Knochens, der Konfiguration des Fixateur externe und der konstruktiven Gestaltung der Verankerung. Ein wichtiges Gestaltungsmerkmal der Verankerung ist das Gewindeprofil der kortikalen Schraubverbindung.

Die Schraubverbindung ist ein wichtiges Element der Fügetechnik des Maschinenbaus. Ihre Entwicklung wurde geprägt durch Bestrebungen zur Vereinheitlichung, durch Gesichtspunkte wirtschaftlicher Fertigung und Austauschbarkeit sowie der Steigerung der Belastbarkeit. Trotz der weiten Verbreitung und Anwendbarkeit eines Standardgewindeprofils, des metrischen ISO-Gewindes nach DIN 13, gibt es je nach Anwendung unterschiedliche, genormte Gewindeprofile. So ist auch ein Knochenschraubengewinde in DIN 58810 genormt. In der klinischen Anwendung finden sich darüber hinaus weitere Gewindeprofile für den Einsatz in verschiedenen Osteosyntheseverfahren. Diese Differenzierung ist sinnvoll, da die Art der Belastung der Verankerung von dem gewählten Verfahren abhängig ist. Die Entscheidung für eine bestimmte Gewindegeometrie sollte auf wissenschaftlich fundierten Erfahrungen und Erkenntnissen beruhen, die die spezifische Belastungssituation durch das Osteosyntheseverfahren und die lokalen Verhältnisse im Gewinde berücksichtigen.

Die Entwicklung der Knochenschraube seit Hansmann (1886) ist beeinflußt durch die Verwendung von konischen Holzschraubengewinden und Gewindeprofilen des Maschinenbaus. Erst Danis entwickelte in den 40er Jahren ein auf die spezifischen Festigkeitseigenschaften abgestimmtes Sägengewindeprofil mit einer ausgeprägten Flankenüberdeckung und einer großen Gewindesteigung [1]. Die Arbeitsgemeinschaft für Osteosynthese (AO) baute auf diesem Konstruktionsansatz auf und modifizierte dieses Gewinde für die Anwendung im spongiösen und kortikalen Knochen.

Eine Vielzahl systematischer Untersuchungen zur Belastbarkeit verschiedener kortikaler Gewindeprofile ist ebenfalls seit den 40er Jahren durchgeführt worden. Gegenstand der Mehrzahl dieser Untersuchungen ist die experimentelle Bestimmung der Ausreißkräfte und des zum Ausreißen führenden Durchdrehmoments in Abhängigkeit verschiedener Parameter, wie Vorbohrungsdurchmesser, Gewindevorschnitt, Kortikalisdicke, Lage der Schraube und Alter des Patienten [1, 4, 5, 11, 12, 16, 17]. Andere experimentelle Untersuchungen weisen auf die Bedeutung der Relativbewegung zwischen Schraube und Kortikalis und einer mechanischen Überbelastung im Zusammenhang mit der Ausbildung von Sequestern hin [13, 14].

Theoretische Untersuchungen zur Dimensionierung der Schraubverbindung wurden u.a. von Claes [3] auf der Grundlage einfacher Festigkeitsrechnung durchgeführt.

Gegenstand der experimentellen und theoretischen Untersuchungen war die Bestimmung und Verbes-

---

* Diese Arbeit wurde unterstützt durch Mittel der Deutschen Forschungsgemeinschaft.

serung der zum vollständigen Funktionsverlust führenden Belastung, der Grenzlast. Darüber hinaus muß es das Ziel sein, die Grenze der mechanischen Belastbarkeit ohne lokale Schädigung zu erhöhen. Nur so können unter physiologischer Belastung die durch eine Schädigung der Kortikalis (indirekt) stimulierten und für eine Lockerung der Verankerung mitverantwortlichen Umbauvorgänge im Knochen in ihrem Ausmaß gering gehalten werden. Die erwähnten Grenzlastversuche können dieser Zielsetzung nicht gerecht werden.
Aufwendigere Berechnungsverfahren, wie die Finite-Elemente-(Fe)-Methode, erlauben auch die Bestimmung der Belastung vor dem Eintreten einer Schädigung. Sie wurden bisher nur im Maschinenbau angewendet [7, 9] und ermöglichen ein tieferes Verständnis der Lasteinleitung, die durch Kerbwirkung, Kontaktverhältnisse und Nachgiebigkeit der einzelnen Komponenten bestimmt ist.
Die Anwendung der Finite-Element-Methode zur Modellierung der Lasteinleitung in der kortikalen Schraubverbindung soll Entscheidungskriterien zur sinnvollen Differenzierung der Gewindeprofile liefern. Der Übersichtlichkeit und Einfachheit halber beschränken sich die durchgeführten FE-Analysen auf die ausschließlich axial belastete Schanz-Schraube. Für diesen bei externen Fixateuren in einer globalen FE-Analyse nachweisbaren Lastfall lassen sich grundlegende Zusammenhänge zwischen der kortikalen Belastung und der Gewindegeometrie in der sich daran anschließenden lokalen FE-Analyse aufzeigen.

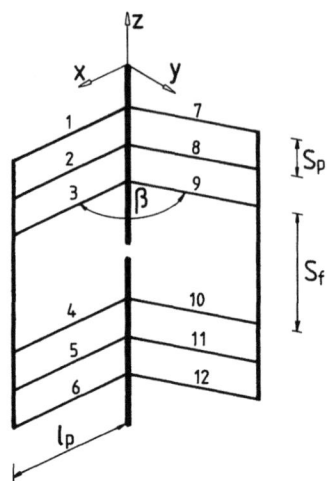

Abb. 1. FE-Modell des Fixateur externe und Bezeichnung der geometrischen Parameter. Nur die Balkenelemente der Pins sind mit *Nummern* bezeichnet

Tabelle 1. Geometrische Daten des Fixateur externe

Pinlänge	l_p	100,0 mm
Pindurchmesser	d_p	4,5 mm
Pinabstand	s_p	37,5 mm
Pinabstand über den Frakturbereich	s_f	100,0 mm
Brückenstabdurchmesser	d_B	11,0/8,5 mm
Röhrenknochendurchmesser	d_R	27,0/19,0 mm
Öffnungswinkel	β	0,0...180,0°

Methode

Die Belastung der Schanz-Schraube in verschiedenen Fixateur-externe-Konfigurationen wird durch eine *globale FE-Analyse* mit dem in Abb. 1 dargestellten Modell untersucht.
Das FE-Modell besteht aus Balkenelementen, die den Röhrenknochen, die Schanz-Schrauben, Brückenstäbe und ggf. vorhandene Verbindungsstangen modellieren. Die geometrischen Daten sind in Tabelle 1 aufgeführt.
Untersucht wird ausschließlich die axiale Belastung der Schanz-Schraube unter einer Axialkraft und einem lateralen Biegemoment am Röhrenknochen. Da die Belastung des Röhrenknochens individuell sehr unterschiedlich sein kann und ohnehin nicht exakt bestimmbar ist, werden charakteristische „Einheitsbelastungsfälle" betrachtet. Diese sind hier eine Axialkraft ($F_z = -1$ N) und ein

laterales Biegemoment ($M_y = -1$ Nm). Eine entsprechende Superposition der einzelnen Belastungsfälle erlaubt im Rahmen einer linearen Theorie die Betrachtung auch komplexerer Belastungen.
Neben der axialen Belastung ist die Schanz-Schraube im Fixateur externe insbesondere auch durch Biegemomente und Transversalkräfte beansprucht. Sie finden in diesem Rahmen aus Gründen des Modellierungsaufwands in der lokalen Analyse des Gewindes hier keine Berücksichtigung.
Der Zustand des Frakturbereichs wird durch die beiden Grenzfälle „offener Frakturspalt" – „intakter Röhrenknochen" berücksichtigt. Die in der klinischen Praxis übliche „Dynamisierung" des Fixateurs wird durch die Entkoppelung der entsprechenden translatorischen Freiheitsgrade zwischen den Schanz-Schrauben und dem Brückenstab modelliert.
Die Modellierung der kortikalen Schraubverbindung in der *lokalen FE-Analyse* beschränkt sich

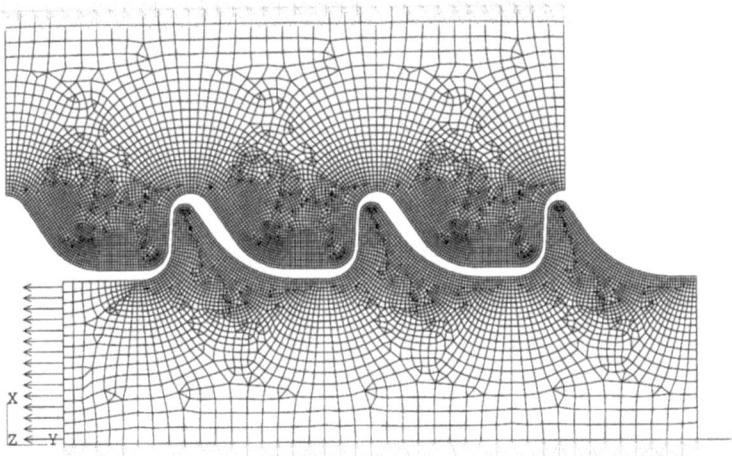

Abb. 2. Axialsymmetrisches FE-Modell der kortikalen Schraubverbindung

Tabelle 2. Abmessungen untersuchter Gewindeprofile (alle Angaben in mm bzw. °)

Gewindeprofil		HA-4,5	SY
Steigung	P	1,75	1,75
Flankenwinkel	a	3,0/35,0	0,0...60,0...80,0
Bolzengewinde			
Nenndurchmesser	d	4,4	4,4
Kerndurchmesser	d_3	3,0	3,0
Muttergewinde			
Nenndurchmesser	D	4,6	4,5
Kerndurchmesser	D_1	3,2	3,1
Steigung	P	1,75	1,75
Rundungsradien	R, r	0,2	0,2

auf die unmittelbare Nachbarschaft der Verankerung. Die Abb. 2 zeigt das FE-Modell der Knochenschraube (Gewinde DIN 58810 – HA 4,5) im Achsschnitt. Der technischen Terminologie folgend wird das kortikale Gewinde als Muttergewinde, das Gewinde der Schraube als Bolzengewinde bezeichnet.

Die Abmessungen der Schraubverbindung sind im Vergleich zum Durchmesser des Röhrenknochens klein. Daher wird die Krümmung vernachlässigt und die Kortikalis als ebene, rotationssymmetrische Platte modelliert. Vernachlässigt man darüber hinaus die Steigung des Gewindes, können die Vorteile eines axialsymmetrischen Gewindes ausgenutzt werden. Unter diesen Annahmen beschränkt sich das Model auf eine Hälfte des Gewindeprofils. Durch eine homogene Normalspannungsverteilung über den periostalen Schaftquerschnitt wird die Axiallast eingeleitet. Die Schraube wird immer mit einer Axialbelastung von $F_v = 500$ N belastet, um eine Vergleichbarkeit der Ergebnisse verschiedener Gewindegeometrien zu gewährleisten. Die Kortikalis ist in ihren radialen und axialen Freiheitsgraden an ihrem äußeren Radius eingespannt. Die Kontaktfläche zwischen Schanz-Schraube und Kortikalis wird durch Kontaktelemente modelliert. Sie erlauben nur die Übertragung von Druckspannungen. Reibung wird der Übersichtlichkeit und ihrer Unbestimmtheit wegen vernachlässigt.

Der kortikale Knochen wird als isotropes, linear elastisches Material mit einem Elastizitätsmodul von $E = 20$ GPa und einer Querkontraktionszahl von $v = 0,3$ modelliert. Der Werkstoff der Schraube ist austenitischer Stahl.

Durch eine parametrisierte Beschreibung der Geometrie ist es möglich, verschiedene Gewindegeometrien zu untersuchen. Tabelle 2 führt die Abmessungen der untersuchten Gewindeprofile auf. Die Bedeutung der einzelnen Parameter ist dem Achsschnitt aus Abb. 3 zu entnehmen. Untersucht wird der Einfluß der Flankenneigung.

Für den hier vorliegenden mehrachsigen Spannungszustand ist es in der Strukturanalyse üblich, die mechanische Beanspruchung durch eine Vergleichsspannung zu erfassen und diese über ein Versagenskriterium einem Werkstoffkennwert zuzuordnen. Für isotrope Materialien gleicher Zug- und Druckfestigkeit, wie z.B. duktile Metalle, hat sich die Vergleichsspannung σ_v nach v. Mises bewährt. Wendet man diese Versagenshypothese auf

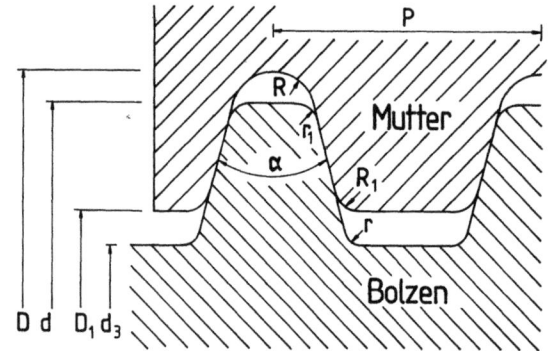

Abb. 3. Bezeichnung der geometrischen Parameter am symmetrischen Gewindeprofil

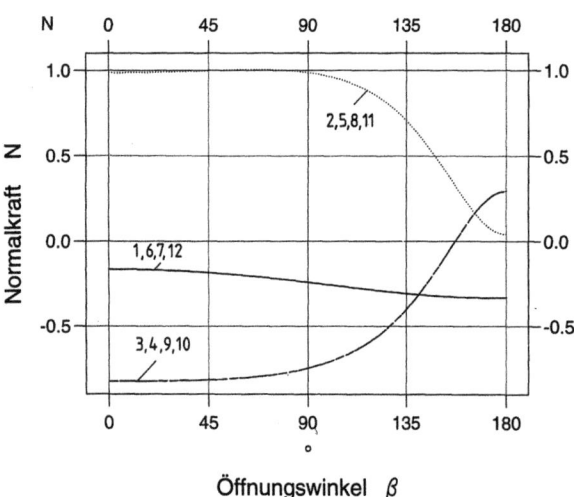

Abb. 4. Axialkraft der Schanz-Schrauben in Abhängigkeit von dem Öffnungswinkel β zwischen den Rahmen unter axial belasteten Röhrenknochen

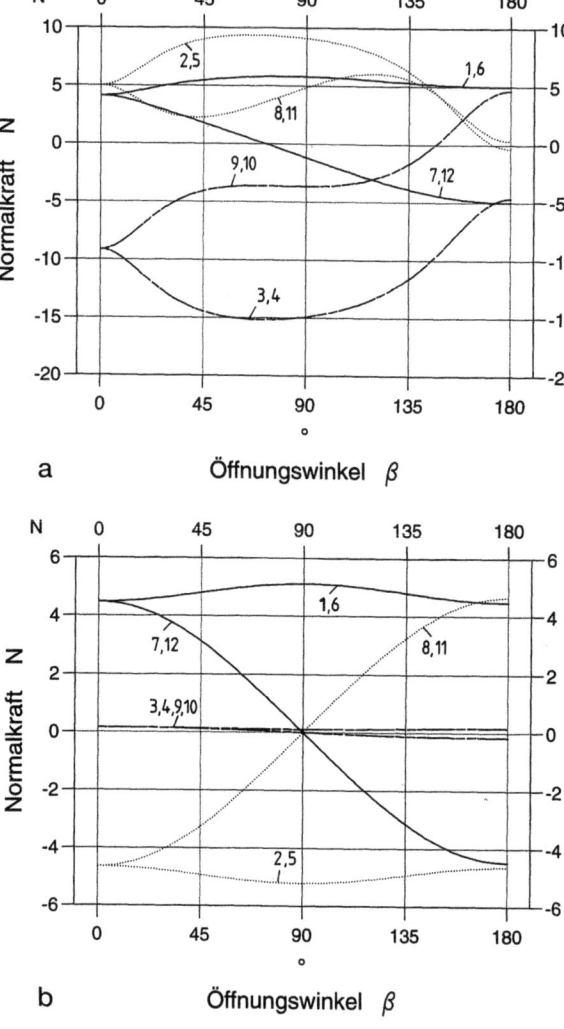

Abb. 5a,b. Axialkraft der Schanz-Schrauben in Abhängigkeit von dem Öffnungswinkel β zwischen den Rahmen unter lateraler Biegemomentbelastung am Röhrenknochen. **a** Mit Frakturspalt, **b** intakter Röhrenknochen

kortikalen Knochen an, wird man dessen anisotropen und nichtsymmetrischen Festigkeitseigenschaften nicht gerecht. Verschiedene Arbeiten [2, 6] haben die orthotropen bzw. transversal isotropen Festigkeitseigenschaften von kortikalem Knochen in Form einer quadratischen Versagensfläche im sechsdimensionalen Spannungsraum beschrieben:

$$F(\sigma_{ij}) = \frac{1}{2} A_{ijkl}\sigma_{ij}\sigma_{kl} + B_{ij}\sigma_{ij} - 1 = 0.$$

Auf der Grundlage dieser Versagenfläche unter der Voraussetzung proportionaler Belastung ist es möglich, ausgehend von einem Belastungszustand, für jeden Ort 2 Belastungsfaktoren η^+ und η^- zu bestimmen, welche multipliziert mit der Belastung die zum örtlichen Versagen führenden Belastungen ergeben. Diese Belastungsfaktoren können auch als normierte Vergleichsspannungen interpretiert werden. Beispielsweise ergibt sich unter Verwendung der Koeffizienten für das Fließkriterium nach v. Mises eine normierte isotrope Vergleichsspannung aus der Vergleichsspannung σ_v bezogen auf die einachsige Fließgrenze $R_{p0,2}$.

Die Rechnungen wurden mit dem Programmsystem ANSYS 5.0 auf der CONVEX 3840 des Rechenzentrums der Technischen Universität Hamburg-Harburg durchgeführt.

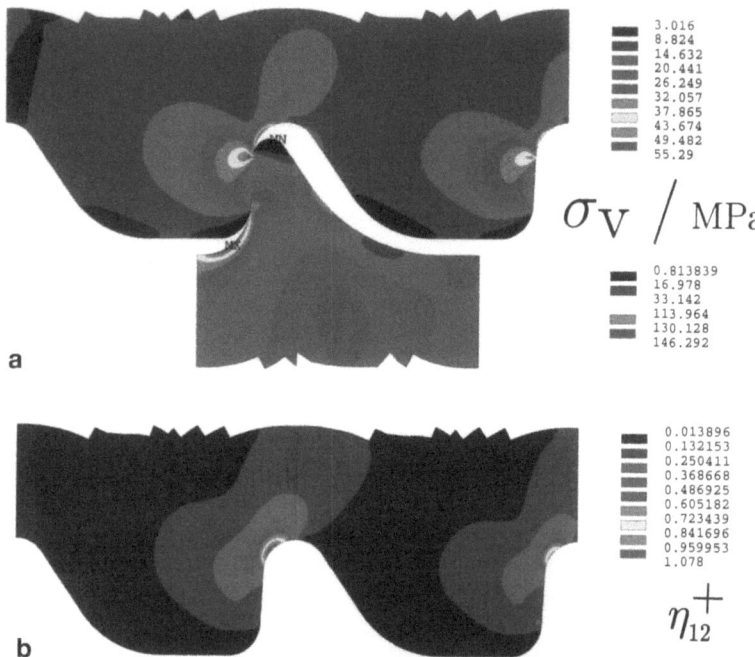

Abb. 6a,b. Verlauf der Vergleichsspannungen im Bereich des ersten Gewindegangs für das Gewindeprofil DIN 58810 HA-4,5 unter Zug. **a** v. Mises, **b** Anisotrop normiert

Ergebnisse

Die Abb. 4 und 5 (S. 28) zeigen die Abhängigkeit der Axialkraft in den Schanz-Schrauben vom Öffnungswinkel β zwischen beiden Rahmen.
Wird der Röhrenknochen ausschließlich axial belastet (Abb. 4), ergeben sich die geringsten Axialkräfte der Schanz-Schraube für den bilateralen Fixateur externe. Mit Abnahme des Öffnungswinkels β von 180° auf 0° (bilateral → V-Konfiguration → unilateral) kommt es zu einer Umverteilung und Vergrößerung der Axialkräfte. Da sich die Anzahl der Pins in der unilateralen Konfiguration von 12 auf 6 halbiert, sind die Axialkräfte in den Bildern für $\beta = 0°$ zu verdoppeln. Die Verwendung von Querverbindungsstreben reduziert die Belastung um ca. 25% in der V-Konfiguration, ohne das Belastungsmuster entscheidend zu verändern. Die Größe der Axialkräfte in den Schanz-Schrauben liegt zwischen 25 und 100% der auf den Röhrenknochen wirkenden Axialkraft und nimmt sowohl Zug- als auch Druckwerte an.
Unter einem lateralen Biegemoment (Abb. 5) sind ebenfalls Umverteilungen der Axialkräfte in den Schanz-Schrauben zu beobachten. Mit einem intakten Röhrenknochen verändert sich das Belastungsmuster der Schanz-Schrauben (Abb. 5b), die Dynamisierung bewirkt keine wesentliche Reduzierung der Axialkräfte (im Gegensatz zu den hier nicht wiedergegebenen und betrachteten Querkräften und Momenten).
Die globale FE-Analyse hat die Existenz von Axialkräften für verschiedene Konfigurationen und unter unterschiedlichen Belastungsfällen in der Schanz-Schraube belegt. Welchen Einfluß diese Axialkräfte auf die Belastung der Kortikalis in Abhängigkeit von der Gewindegeometrie haben, veranschaulichen die Ergebnisse der lokalen FE-Analyse.
Die Abb. 6 zeigt die Verläufe der Vergleichsspannung nach v. Mises und der normierten anisotropen Vergleichsspannung für das Gewindeprofil nach DIN 58810 HA-4,5 im Bereich der ersten Gewindeflanke unter Zugbelastung.
Man erkennt deutlich die Vergleichsspannungskonzentrationen in den Rundungsradien und an den Rändern des Kontaktbereichs auf der Flanke. Während die höchste Vergleichsspannungskonzentration (v. Mises) am Bolzen in allen Rundungsradien und in der Kortikalis unmittelbar unter der Kontaktoberfläche auftritt, zeigt der Verlauf der normierten anisotropen Vergleichsspannung eine Konzentration im ersten Rundungsradius der Mutter. Dieser Unterschied ist in der geringen Zugfestigkeit der Kortikalis in radialer Richtung begründet. Unter der aufgebrachten Last tritt damit eine lokale

30 R. Skiera et al.

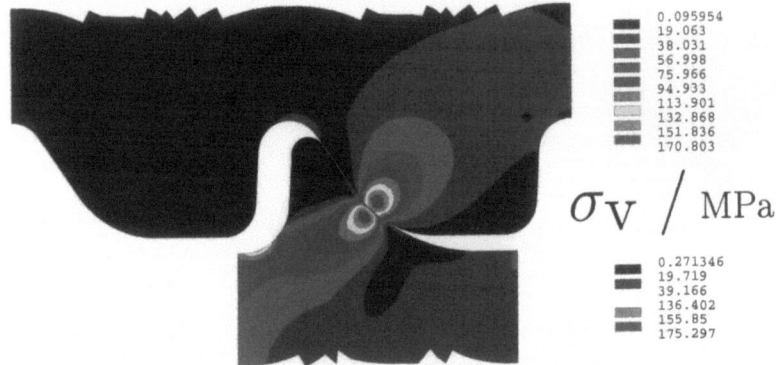

Abb. 7. Verlauf der Vergleichsspannung (v. Mises) im Bereich des ersten Gewindegangs für das Gewindeprofil DIN 58810 HA-4,5 unter Druck

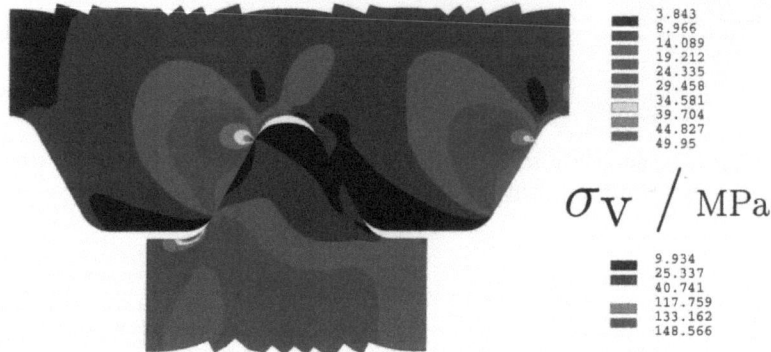

Abb. 8. Verlauf der Vergleichsspannung (v. Mises) im Bereich des ersten Gewindegangs für ein symmetrisches Gewindeprofil unter Zug

Schädigung im ersten Gewindegrund der Kortikalis in der tangential(2)-radialen(1) Ebene des Röhrenknochens auf ($\eta_{12}^+|_{max} = 1{,}078$). Der Verlauf von η_{13}^+ in der axial(3)-radialen(1) Ebene des Röhrenknochens ist qualitativ ähnlich, jedoch liegt hier die maximale Beanspruchung bei $\eta_{12}^+|_{max} = 0{,}88$. Diese geringere mechanische Beanspruchung liegt in den unterschiedlichen Festigkeitsverhältnissen durch die Ausrichtung der Osteonen in axialer(3) Richtung. Die Vergleichsspannungskonzentration auf dem äußeren Durchmesser der Flankenüberdeckung ist durch die hohe Nachgiebigkeit des kortikalen Gewindegangs sehr ausgeprägt. Vergleichsrechnungen mit einer isoelastischen Materialpaarung (Stahl/Stahl) zeigen dort eine günstigere, gleichmäßigere Flankenpressung auf. Auf die Belastung im Rundungsradius hat dieses jedoch nur eine geringe Auswirkung.

Wird das Gewinde unter Druck belastet, kommt es aufgrund des axialen Spiels zu einer ausgeprägten Relativverschiebung und dem in Abb. 7 dargestellten Verlauf der Vergleichsspannung (v. Mises). Durch die fehlende Übereinstimmung der Kontaktflächen liegt nur noch ein punktförmiger Kontakt vor. Der Verlauf der Spannungen ähnelt dem einer Hertzschen Pressung. Die normierte anisotrope Vergleichsspannung nimmt auch an der Kontaktstelle den höchsten Wert an ($\eta_{12}^+|_{max} = 1{,}52$).

Da, wie gezeigt, sowohl Zug- als auch Druckbelastungen durch die Schanz-Schraube übertragen werden müssen, ist es naheliegend, ein symmetrisches Gewindeprofil ohne axiales Spiel einzusetzen. Die geringere Flankenneigung von $a = 60°$ reduziert durch die geringere Kerbwirkung die Spannungskonzentration im Gewindegrund, wie die anschließende Parametervariation zeigt.

Die Abb. 8 gibt den Verlauf der Vergleichsspannungen (v. Mises) für die symmetrische Ausgangsgeometrie wieder. Mit dieser Modifizierung der Gewindegeometrie verändert sich der Verlauf der Vergleichsspannungen qualitativ nicht. Mit einem maximalen Wert der normierten anisotropen

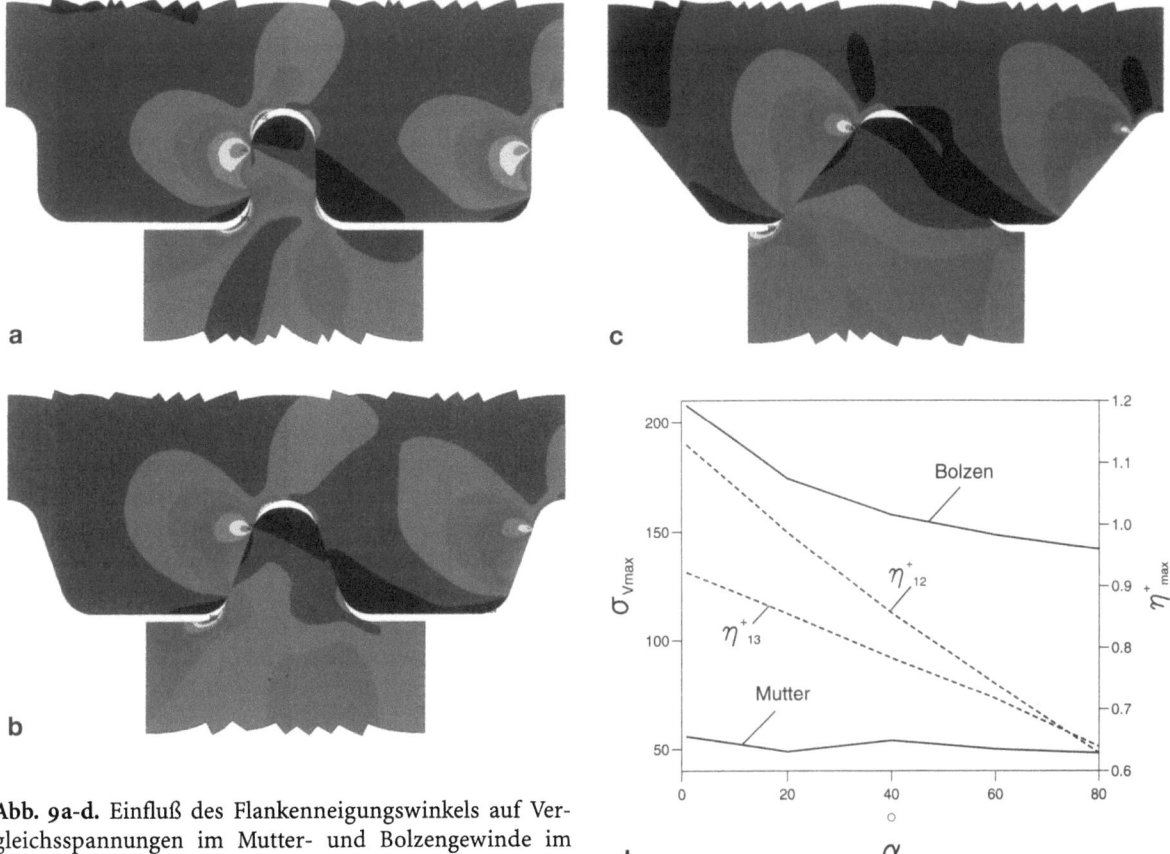

Abb. 9a-d. Einfluß des Flankenneigungswinkels auf Vergleichsspannungen im Mutter- und Bolzengewinde im Bereich des ersten Gewindegangs

Vergleichsspannung $(\eta_{12}^+|_{max} = 0{,}72$ ergibt sich erwartungsgemäß eine um 50% höhere Belastbarkeit bis zum Eintreten einer Schädigung im Gewindegrund der Kortikalis. Eine Starrkörperrelativverschiebung entfällt durch fehlendes Spiel.

Das Ergebnis der Variation des Flankenwinkels zeigt zusammenfassend Abb. 9. Die Kurvenverläufe in Abb. 9b geben die Abhängigkeit der maximalen Werte der normierten anisotropen Vergleichsspannung in der Kortikalis (Gewindegrund) und der Vergleichsspannung nach v. Mises im Bolzen (Radius) und der Kortikalis (Flanke) von dem Flankenneigungswinkel a wieder. Man findet im betrachteten Parameterbereich eine nahezu lineare Abnahme der normierten Vergleichsspannung η^+, während die Vergleichsspannung σ_v im Flankenbereich der Kortikalis sich dagegen nur unwesentlich ändert. Die geringere Kerbwirkung im Rundungsradius des Bolzens wirkt sich ebenfalls entlastend aus.

Diskussion

Die globale FE-Analyse verschiedener Fixateur-externe-Konfigurationen hat gezeigt, daß unter unterschiedlichen Belastungsarten die axiale Belastung der Schanz-Schraube nicht zu vernachlässigen ist. Im Gegensatz zu Querkräften und Biegemomenten werden durch die Dynamisierung bei einem intakten Röhrenknochen die Axialkräfte nicht reduziert. Ihre Größenordnung liegt unter der Annahme eines Einbeinstands ($N = 460$ N, $M_y = 70$ Nm) aber immer noch deutlich unter den bekannten Ausreißfestigkeiten von Zugschrauben in der Kortikalis. Diese Axialkräfte führen jedoch bereits zu einer lokalen Schädigung, wie die Berechnungen an verschiedenen Gewindeprofilen gezeigt haben.

Die vorgestellten Ergebnisse der lokalen FE-Analyse weisen die Rundungsradien im Gewindegrund des kortikalen Gewindes und der Schanz-Schraube sowie den äußeren Durchmesser der Flankenüberdeckung als Orte höchster Beanspruchung aus. Sowohl im Bereich der Flankenpressung als auch über die einzelnen Gewindegänge hinweg ergeben sich ungleichmäßig verteilte Belastungen. Der (hier nicht wiedergegebene) Vergleich zu einer Materialpaarung gleicher Elastizität (Stahl-Stahl) zeigt aufgrund der geringeren Nachgiebigkeit des Muttergewindes eine vorteilhaftere Verteilung der Flächenpressung und damit eine geringere Spannungskonzentration am äußeren Durchmesser der Flankenüberdeckung. Dagegen ist die Lastverteilung über die einzelnen Gewindegänge hinweg durch die geringere Steifigkeit des kortikalen Gewindes gleichmäßiger. Eine gleichmäßigere Lastverteilung über die einzelnen Gewindegänge ist durch einen Gangunterschied zwischen Mutter- und Bolzengewinde, eine gleichmäßigere Flankenpressung durch unterschiedliche Flankenneigungswinkel für Bolzen- und Muttergewinde zu erzielen. Diese geometrischen Modifizierungen lassen sich jedoch aufgrund der Fertigungstoleranzen nicht realisieren.

Berücksichtigt man mit Hilfe der normierten anisotropen Vergleichsspannung die anisotropen, nicht symmetrischen Festigkeitseigenschaften von kortikalem Knochen, so ist es in der Regel nicht die Flankenpressung sondern die Kerbspannung im Gewindegrund der Kortikalis, die zu einer ersten Schädigung führt. Dies wird auch durch histomorphologische Untersuchungen bestätigt [15]. Mit Erreichen einer normierten anisotropen Vergleichsspannung von $\eta^+ = 1$ erlauben viskoplastische Verformungsanteile und die lokal begrenzte Schädigung eine gleichmäßigere Spannungsverteilung und damit eine höhere Belastbarkeit des Gewindes. Die maximal erreichbare Traglast, die Ausreißkraft, liegt daher deutlich über den hier ermittelten elastischen Grenzlasten. Sie ist abhängig von der Scherfläche am Muttergewinde oder dem Flankenüberdeckungsgrad, geht man von einem Abscheren der Kortikalisgewindegänge oder einer Zerquetschung der Flanken aus [3].

Hier steht die Erhöhung der Belastbarkeit ohne Schädigung der Kortikalis im Vordergrund. Daher müssen nichtlineare Materialeigenschaften nicht mitberücksichtigt werden. Offen ist jedoch der Einfluß zeitabhängiger Eigenschaften der Kortikalis.

Der Vergleich eines Gewindes nach DIN 58810 mit einem spielfreien Gewinde verdeutlicht die Bedeutung eines guten Kontakts zwischen beiden Komponenten. Leichte Abweichungen der Geometrie, die in der Praxis unvermeidbar sind, wie auch Übermaße des Bolzengewindes haben einen entscheidenden Einfluß auf das Belastungsmuster und die Kontaktverhältnisse. Ist der Gewindevorschnitt so mangelhaft, daß es zu Umformvorgängen in der Kortikalis kommt, treffen die hier gewählten Annahmen nicht mehr zu.

Diese Ergebnisse beschränken sich auf eine ausschließlich axial belastete Schanz-Schraube. Durch Biegemomente und Querkräfte verändern sich die Kontaktverhältnisse. So wird der Flankenneigungswinkel nicht nur einen Einfluß auf die Kerbwirkung sondern auch auf die Keilwirkung der Gewindeflanken ausüben.

Die aufgezeigten Belastungsverhältnisse der globalen FE-Analyse mit wechselnder axialer Zug- bzw. Druckbeanspruchung der Schanz-Schraube fordern ein symmetrisches Gewindeprofil mit möglichst großen Flankenneigungswinkeln und Rundungsradien. Bereits bei einer Belastung von $F_v \approx 500$ N kommt es im Gewindegrund der Kortikalis zu einer lokalen Schädigung. Ein vergleichbares symmetrisches Gewindeprofil mit größerem Flankenneigungswinkel erlaubt dagegen eine Belastung von $F_v \approx 700$ N bis zum Eintreten der Schädigung.

Zusammenfassung

Die kortikale Knochenschraubverbindung ist bei externen Fixateuren das mit am höchsten beanspruchte Element. Eine mechanische Überbeanspruchung des kortikalen Gewindes ist mit Ursache für das Auftreten von Bohrlochsequestern, die zu einem Funktionsverlust der Osteosynthese führen können. Mit Hilfe von Finite-Element-Analysen kann der Einfluß der Gewindegeometrie auf die kortikale Belastung untersucht werden. Es zeigt sich, daß unter axialer Belastung der Schanz-Schraube die Kortikalis zuerst im Gewindegrund geschädigt wird. Möglichkeiten, die Grenze der Belastbarkeit, die noch keine Schädigung der Kortikalis verursacht, zu erhöhen, liegen u.a. in der Vergrößerung des Flankenwinkels des Gewindeprofils. Finite-Element-Analysen an verschiedenen Konfigurationen externer Fixateure belegen, daß die Verankerung sowohl Zug- als auch Druckkräfte überträgt, die am vorteilhaftesten durch ein symmetrisches Gewindeprofil ohne Spiel in die Kortikalis eingeleitet werden können. Durch die Verwendung eines anisotropen Versagenskriteriums im Vergleich zu der Vergleichsspannung nach v. Mises ist eine qualitativ und quantitativ verbesserte Einschätzung der mechanischen Beanspruchung der Kortikalis möglich.

Literatur

1. Biehl G (1972) Die Entwicklung der Knochenschrauben. Z Orthop 110:886-893
2. Cezayirlioglu H, Bahnuik E, Davy DT, Heiple KG (1985) Anisotropic yield behaviour of bone under combined axial force and torque. J Biomech 18:61-69
3. Claes L (1976) Festigkeitsuntersuchungen und Spannungsanalysen an Cortikalisgewinden und Osteosyntheseschrauben. Dissertation, Fakultät für Theoretische Medizin der Universität Ulm
4. Claes L, Hutzschenreuter P (1975) Das Durchdrehmoment an Zugschrauben mit vorgeschnittenem Cortikalisgewinde (Mechanik und Histologie). Z Orthop 113/2:237-242
5. Cordey J, Widmer W, Rohner A, Perren SM (1977) Dosierung des Drehmoments beim Einsetzen von Knochenschrauben (Zusammenfassung). Z Orthop 115:601-602
6. Cowin SC (1979) On the strength anisotropy of bone and wood. J Appl Mech 46:832-838
7. Feldmann H (1981) Spannungsberechnung an Gewinden von Schraube-Mutter-Verbindungen mittels der Methode der Finiten Elemente. Dissertation, TU Braunschweig
8. Fuchsberger A (1988) Die schädigende Temperatur bei der spanenden Knochenbearbeitung. Unfallchirurgie 14/4:173-183
9. Fukuoka T, Yamasaki N, Kitagawa H, Hamada M (1986) Stresses in bolt and nut (effects of contact conditions at the first ridge). Bull JSME 29/256:3275-3279
10. Green SA, Ripley MJ (1984) Chronic osteomyelitis in pin tracks. J Bone Joint Surg [Am] 66/7:1092-1098
11. Hütter J, Gotzen L, Haas N, Kellner W (1980) Biomechanische Untersuchungen der Haltekraft von Knochenart, Cortikalisdicke und Lebensalter. Unfallheilkunde 83:60-64
12. Mittelmeier H (1972) Piezoelektrische und spannungsoptische Untersuchungen zur Biomechanik der Schraubenosteosynthese. Z Orthop 110:893-901
13. Schatzker J, Horner JG, Sumner-Smith G (1975a) The effect of movement on the holding power of screws in bone. Clin Orthop 111:257-262
14. Schatzker J, Horne JG, Sumner-Smith G (1975b) The reaction of cortical bone to compression by screw threads. Clin Orthop 111:263-265
15. Stürmer KM, Ullrich D, Schmit-Neuerburg KP (1985) Histomorphologie nach Plattenosteosynthese beim Menschen, Teil II: Kortikale Plattenschrauben und Zugschrauben. Unfallchirurg 88:347-356
16. Teschner W, Manitz U, Holzweissig F, Hellinger J (1983) Verankerungsversuche an menschlichen Leichenwirbelkörpern mit Hilfe von verschiedenen Schraubentypen. Z Orthop 121:206-208
17. Ungethüm M, Blömer W, Reichle V (1983) Experimentelle Untersuchungen zur Gewindeoptimierung von Knochenschrauben. Aktuel Traumatol 13:128-132

Umbauvorgänge, Lockerung und Infektion an Schanz-Schrauben

T. Rack, K. M. Stürmer und X. Guo

Einleitung

Seit Mitte der 80er Jahre zeichnet sich ein Trend ab, frische Unterschenkelschaftfrakturen primär mit Fixateur externe zu versorgen [2, 4]. Im eigenen Krankengut ist 1992 der Anteil des Fixateurs auf 70% gestiegen. 51% der Frakturen werden unter Fixateurbehandlung zur knöchernen Ausheilung gebracht. Die Liegezeit des Fixateurs beträgt dabei im Durchschnitt 16 Wochen. Bei 49% der Frakturen wurde nach durchschnittlich 5 Wochen auf ein anderes Verfahren umgestiegen, dabei etwa gleich häufig auf Platte oder Marknagel [4]. Bei langer Liegezeit oder geplantem Verfahrenswechsel sind Anzahl und Verlauf von Lockerungs- und Infektionsvorgängen an Schanz-Schrauben von großem Interesse. Wie Burny bereits 1979 mitteilte, steigt die Infektionsquote mit der Liegedauer an [1].

Die klinischen Angaben zur Schraubenlockerung schwanken zwischen 1,5 und 30%, die Infektionsquote wird abhängig von der Liegedauer mit 3,5% bis über 30% angegeben. Burny beschreibt in einer großen Serie ausgewerteter Schanz-Schrauben 10% Pin-tract-Infektionen in den ersten 150 Tagen, 25% nach 200 Tagen und 30% nach 250 Tagen [1]. Die Zahlenangaben in der Literatur schwanken wegen unterschiedlicher Kriterien stark.

Ziel dieser Untersuchung war, den Ablauf von Pin-tract-Infektionen und Lockerungsvorgänge bei 3 verschiedenen stabilen Schanz-Schrauben histologisch zu untersuchen und Anhaltswerte für die Häufigkeit von Schraubenlockerung und Pin-tract-Infektionen für Fixateurosteosynthesen unter Vollbelastung zu ermitteln.

Material und Methodik

In 3 Gruppen wurde bei 38 Milchschafen eine Osteotomie in Schaftmitte mit einem ventralen Klammerfixateur mit 4 Schanz-Schrauben und Doppelrohr stabilisiert. Verwendet wurden insgesamt 152 Schanz-Schrauben (Tabelle 1). Vorgebohrt wurde einheitlich mit 3,5 mm (Kerndurchmesser), das Gleitloch bei kurzem Gewinde mit 4,5 bzw. 5 mm. Die Schrauben wurden ohne radiale Vorspannung eingebracht.

Die Tiere belasteten vom ersten postoperativen Tag an voll. Versuchsbegleitend erfolgte eine intravenöse polychrome Sequenzmarkierung nach Rahn mit Xylenolorange, Calceingrün, Alizarinkomplex und Tetracyclin in 1- bzw. 2-wöchigen Abständen. Alle 2 Wochen wurde in 2 Ebenen geröntgt. Die Sekretion im Verlauf und die klinische Festigkeit der Schanz-Schrauben bei Metallentfernung wurden protokolliert. Die Einteilung der Festigkeit erfolgte in 3 klinischen Stufen: „Fest" war eine Schraube, die nur mittels Handbohrfutter entfernt werden konnte, „gelockert" war sie, wenn sie von Hand herausgedreht werden konnte und im Knochen einen spürbaren Anschlag zeigte, bei „völligem Stabilitätsverlust" konnte die Schraube von Hand aus dem Knochen herausgezogen werden. Die Knochenblöcke, welche die Gewinde enthielten, wurden als unentkalkte Serienschnitte aufgearbeitet und z.T. mit Fuchsin stückgefärbt [3]. Die Auswertung erfolgte mittels Röntgenaufnahmen, Mikroangiographien und Nativ- bzw. Fluoreszenzmikroskopie.

Tabelle 1. Infektions- und Lockerungsquoten

Durchmesser (mm)	Gewindelänge	n	Infektionsquote (%)	Lockerungsquote (%)
5,0	Lang	40	45 [ns]	10 [a]
5,0	Kurz	40	45 [ns]	35 [ns]
4,5	Kurz	72	72,2 [b]	35 [ns]

[a] signifikant ($p < 0.01$), [b] signifikant ($p < 0.05$). ns, nicht signifikant.

Ergebnisse

Die Osteotomien heilten in allen 3 Gruppen bis zum Versuchsende knöchern aus. Um den Schraubenkanal fand sich regelmäßig durch Störung des intrakortikalen Blutflusses eine 0,2–3 mm breite aseptische Nekrosezone, die beginnend ab der 4. postoperativen Woche durch Havers-Umbau revitalisiert wurde. Der Umbau war nach 8 Wochen nicht abgeschlossen. Die Breite der Nekrosezone war unabhängig von Schraubenlockerung oder -infektion, jedoch regelmäßig in der fixateurnahen Kortikalis größer als fixateurfern. Umbauvorgänge waren in der fixateurnahen Kortikalis ebenfalls meist stärker ausgeprägt.

Bevorzugt im Bereich des ersten und letzten Gewindeganges fanden sich häufig Fissuren und Mikrorisse, deren Verlauf sich parallel zu den Kollagenfasern orientierte. Die Fissuren heilten stellenweise unter dem Bild einer primären Frakturheilung, wobei jedoch nur ein Teil knöchern überbrückt wurde. In der Nähe der Gewindegänge fanden sich gehäuft Mikrorisse. Diese Mikrorißzonen waren regelmäßig nekrotisch. Im metaphysären Bereich ankerten die Schrauben wegen der dünnen Kortikalis häufig nur mit einem Gewindegang, dort war in allen 3 Gruppen die Lockerungsrate am höchsten.

Bei reizlosen Schrauben bestand klinisch keine oder nur eine minimale klare Sekretion. Histologisch fand sich eine dünne Bindegewebeschicht um die Schraube herum ohne leukozytäre Infiltrationen, außerdem ein zartes retikuläres Markgewebe und minimale Zeichen der Resorption. Die Aufweitung des Knochenkanals durch Resorption lag im Mittel bei 0,2 mm. Faserknochen bildete sich ab der 3. bis 4. Woche im kortikalen Kanal und wuchs z.T. bis an das Metall heran. Bei der Metallentfernung waren diese Schrauben klinisch fest.

Bei histologisch sichtbarem Infekt bestand nur bei einem Teil der Schrauben im klinischen Verlauf eine auffällige, dann meist eitrige Sekretion. Die entnommenen Abstriche ergaben regelmäßig den Nachweis von Staphylococcus aureus. Die Präparate zeigten leukozytäre Infiltrationen, ausgeprägte Kollagenfaserbildung. Verdichtungen des retikulären Markhöhlengewebes und eine stark gesteigerte Resorptionstätigkeit mit Aufweitung des Knochenkanals um im Mittel 0,7 mm fixateurfern bis 1,9 mm fixateurnah. Resorptionsvorgänge waren bei Infektion sowohl im Bohrloch als auch in der Kortikalis deutlich gesteigert, so daß eine verstärkte Porosität um die Schraube herum resultierte. Röntgenologisch erkennbar wurde die Resorption bei einer Ausweitung um mehr als 0,5 mm. Ein solcher Wert fand sich nur bei infizierten Schrauben. Bei Metallentfernung am Versuchsende waren diese Schrauben häufig gelockert oder hatten ihre Stabilität völlig verloren.

Im Bereich der Hautdurchtrittsstelle fanden sich die ausgeprägtesten Veränderungen. Der Infektionsprozeß entwickelte sich dann durch die fixateurnahe Kortikalis zur Markhöhle und zur fixateurfernen Kortikalis hin. Isolierte Infektionen von Markhöhle oder fixateurferner Kortikalis traten nicht auf. Im zeitlichen Ablauf kam es zunächst zu leukozytären Infiltrationen und später zu vermehrter Bindegewebebildung, die eine Abgrenzung des Infektionsprozesses bewirkte. Das intakte Markhöhengewebe begrenzte so den Infekt auf den Schraubenkanal. Eine Markraumphlegmone wurde nicht beobachtet. Bei ausgeprägteren entzündlichen Prozessen kam es zu einer periostalen Entzündungsreaktion mit ausgedehnter lockerer Kallusbildung. Bei 3 Schrauben bildeten sich zirkuläre Sequester, die der Ausdehnung der Nekrosezone entsprachen.

Mechanisch bietet die 4,5-mm-Schraube mit kurzem Gewinde die niedrigste Stabilität und die 5-mm-Schraube mit kurzem Gewinde die höchste. Die Quote von histologischen Infektionszeichen lag bei der 4,5-mm-Schraube mit kurzem Gewinde mit 72,2% signifikant ($p<0,05$) höher als bei den beiden anderen Typen (Tabelle 1). Im Lockerungsverhalten schnitt die 5-mm-Schraube mit durchgehendem Gewinde mit nur 10% Lockerungen signifikant besser ab (Tabelle 1). Auch das Ausmaß der Lockerung war bei durchgehendem Gewinde geringer.

Schlußfolgerungen

Unter Vollbelastung ist die Stabilität der 4,5-mm-Schanz-Schrauben mit kurzem Gewinde nicht ausreichend. Es ist hier mit einer hohen Rate von Pin-tract-Infektionen und Lockerungen zu rechnen. Die beiden dickeren Schanz-Schrauben sind im Infektionsverhalten gleich. Bei 5-mm-Schrauben mit durchgehendem Gewinde ist das Lockerungsverhalten signifikant besser, obwohl sie nicht die höchste mechanische Steifigkeit besitzen. Ursache hierfür ist der paßgenaue Sitz im kortikalen Kanal. Dieser führt zu einer Verminderung der Bewegungen im Schraubenkanal, Resorptionsvorgänge innerhalb der Kortikalis werden so verzögert. Eine weitere Optimierung kann von den neu vorgestellten Schanz-Schrauben der AO mit radialer Vorspannung erwartet werden, die etwas dikker sind als der vorgebohrte Durchmesser und dadurch einen verbesserten Sitz in der fixateurnahen Kortikalis haben.

Ursache der Schraubenlockerung sind im wesentlichen zwei Faktoren:

1. Die immer vorhandene lokale Nekrose in Verbindung mit mechanischer Unruhe induzieren Resorptionsvorgänge.
2. Die mechanische Unruhe fördert das Angehen einer Infektion. Durch die Infektion wird die Aktivität der Osteoklasten gesteigert. Es entsteht ein Circulus vitiosus aus Infekt, Resorption und weiterer Instabilität, an dessen Ende der völlige Stabilitätsverlust steht.

Die Infektion kann dabei auch ohne klinische Auffälligkeiten ablaufen. Die durch gesteigerte Resorption verursachte Osteolyse wird ab einer Aufweitung des Knochenkanals von mehr als 0,5 mm sichtbar, ein solcher Wert entspricht einer Pintract-Infektion, die betreffende Schanz-Schraube sollte entfernt werden. Bei der Metallentfernung müssen immer beide kortikalen Kanäle kürretiert werden, um infiziertes und nekrotisches Material zu entfernen. Vor einem Verfahrenswechsel auf eine interne Osteosynthese sollte man die reizlose Abheilung der Schraubenkanäle unter Gipsruhigstellung abwarten. An der Tibia sollten nur Schanz-Schrauben mit 5 mm Durchmesser verwendet werden.

Literatur

1. Burny FL (1979) Elastic external fixation of tibial fractures: Study of 1421 cases. In: Brooker AF, Edwards CC (eds) External fixation. The current state of the art. Williams & Wilkins, Baltimore
2. Haas N, Gotzen L (1987) Plattenosteosynthese. In: Schmit-Neuerburg KP, Stürmer KM (Hrsg) Die Tibiaschaftfraktur beim Erwachsenen. Springer, Berlin Heidelberg New York Tokyo
3. Stürmer KM (1986) Tierexperimentelle Grundlagen zur Marknagelosteosynthese. Habilitationsschrift, Universität Essen GHS
4. Stürmer KM, Rack T, Neudeck F, Steinke J (1991) Weiteres Vorgehen nach Primärosteosynthese mit dem Fixateur externe am Tibiaschaft: wie ausbehandeln - wann Verfahrenswechsel? Hefte Z Unfallchir 230:932-940

Die Lastverteilung im Ringfixateur bei segmentalem Knochendefekt

H. G. K. Schmidt, D. Wolter, S. Sasse, E. Schneider, U. Schümann und C. Jürgens

Einleitung

Bei der Behandlung von 3° offenen Defektfrakturen oder Knocheninfektionen sind segmentale kurz- wie langstreckige Knochen- und/oder Weichteildefekte nicht selten. Zur Defektbeseitigung stehen verschiedene Verfahren zur Auswahl, wobei die Stabilisation bevorzugt mit Fixateur externe erreicht wird. Gleichgültig, ob zwei- oder dreidimensionale Stabsysteme oder Ringfixateure verwendet werden, wird davon ausgegangen, daß zum Zeitpunkt des freien Knochendefektes die gesamte oder nahezu die gesamte Last vom Fixateur übernommen wird, während den Weichteilen – wenn überhaupt – nur eine sehr geringe stabilisierende Funktion zukommt.

Material und Methodik

Patientenmessungen

Bei 7 Patienten von durchschnittlich 28,9 Jahren (15–48 Jahre) wurden während der Behandlung chronischer Osteomyelitiden des Unter- (4×) und des Oberschenkels (3×) mit zirkulärem = segmentalem Knochendefekt zu verschiedenen Zeitpunkten Messungen des Lastverlaufes im Ringfixateur ausgeführt. Die bestehenden Defekte von durchschnittlich 12,0 cm (4–20 cm) wurden durch Segmentverschiebung behandelt. Zum Zeitpunkt der Messungen bestanden keine größeren Weichteildefekte mehr.
Bei dem Ringfixateur handelte es sich um das Original Kurganer Modell von G.A. Ilisarow (Fa. Litos, Hamburg). Am Unterschenkel wurde regelmäßig eine Montage aus Ringen verwendet, wobei knienah ein 5/8-Ring Verwendung fand. Bei einer Montage war der Fuß miteinbezogen, weil der Defekt auch das obere Sprunggelenk betraf. Die äußeren Ringe waren stets mit 3 Drähten besetzt, der horizontale ohne Olive, die 2 schrägen dorsolateral und dorsomedial jeweils mit Olive, der distale dorsolaterale durchquerte auch die Fibula. Die beiden mittleren Ringe waren jeweils mit 2 Olivendrähten fixiert. Als Längsträger kamen 3 Gewindestangen zur Anwendung, die die einzelnen Ringetagen gegeneinander stabilisierten (Abb. 1).
Der Segmenttransport wurde mit einem Transportring oder schrägen Zugmechanismen durchgeführt.

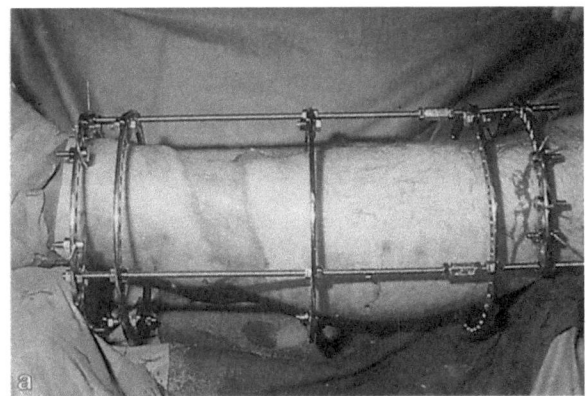

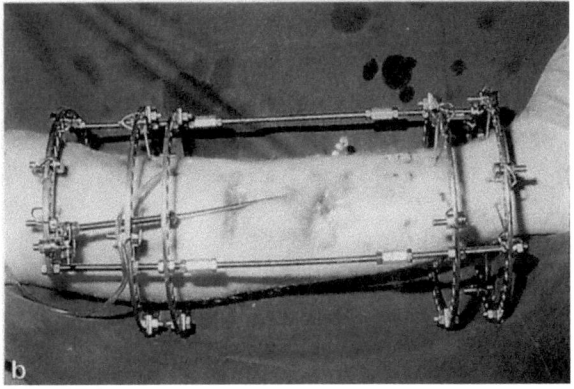

Abb. 1a,b. Typische Unterschenkelmontage. **a** Mit 2 Halteringen proximal sowie distal und einem in der Mitte gelegenen Transportring, der zum Zeitpunkt der Kortikotomie (Folgeoperation) mit Drähten besetzt wird. **b** Mit je 2 Halbringen proximal und distal, 2 schrägen Zugmechanismen – in diesem Fall von distal kommend – und einem Leerring (3. Ring von proximal), der nach Entfernung der schrägen Zugmechanismen als Kompressionsring Verwendung findet

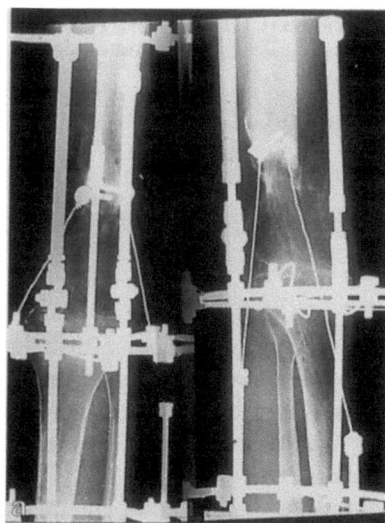

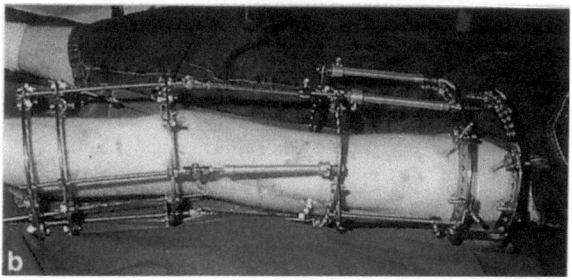

Abb. 2a,b. Typische Oberschenkelmontage. **a** Mit 2 Lochbögen proximal (Schanz-Schrauben), 1 Montagering in der Mitte gelegen und 3 Halteringen am Unterschenkel sowie 2 schrägen Zugmechanismen. **b** Die schrägen Zugmechanismen sind im Transportsegment mit Halteschrauben fixiert

▷

Abb. 3. a Anordnung der Sensoren in zusätzlich montierten Längsträgern bei Unterschenkeldefekt. Die ursprünglichen Gewindestangen sind gelockert, so daß sie keine abstützende Funktion mehr besitzen. **b** Messung bei Oberschenkeldefekt

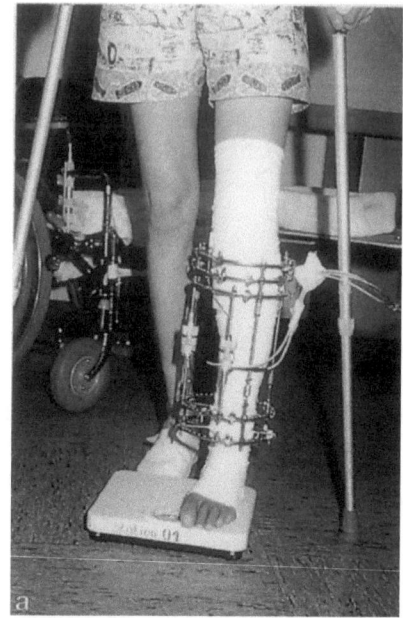

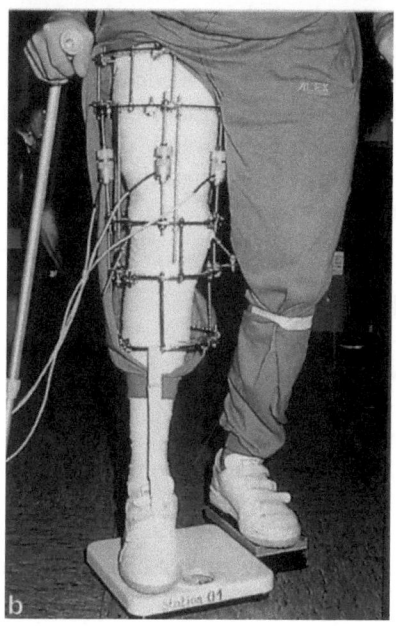

Am Oberschenkel bestand die Montage proximal aus 2 Lochbögen, die jeweils mit 2 Schanz-Schrauben ventrolateral und dorsolateral im Knochen verankert waren, im mittleren Drittel des Oberschenkels befand sich ein Montagering ohne Drähte, auf Höhe der Kondylen lag einmal ein Vollring mit 3 Drähten (quer, dorsolaterale, dorsomediale Olive), 2 weitere im Unterschenkel (proximal mit 3, und im mittleren Drittel mit 2 Drähten, Anordnung s. oben). Bei 2 Patienten, bei denen die Kondylen mitentfernt worden waren, lagen am Unterschenkel 2 oder 3 Vollringe mit 3 bzw. 2 Drähten (s. oben). Der Segmenttransport erfolgte bei dem Patienten mit erhaltenen Kondylen über den Montagering, der in diesem Fall mit Drähten besetzt war, bei den beiden anderen mit 2 Zugdrähten, die mit Schrauben im distalen Abschnitt des Transportsegmentes verankert waren (Abb. 2).

Zur Messung der Last wurden alle Längsträger (Gewindestangen) zwischen den inneren Ringen durch Gewindestangen mit Sensoren ersetzt, wobei der Austausch in jeweiliger Neutralnullposition erfolgte, so daß keine neuen Biege-, Scher- oder Torsionskräfte auftraten. Es wurden entweder 3 Sensoren (medial, ventral, lateral) oder 4 (zusätzlich dorsal) verwendet (Abb. 3). Die selbst konstruierten Sensoren messen die Axialkraft im Stab mittels einer Meßzelle (Burster-Genauigkeit: +0,5% vom Endwert 1000 N) und übertragen Querkräfte und Momente unverändert. Jede Messung wurde mindestens 3mal ausgeführt, die Ergebnisse wurden gemittelt.

Modellmessungen

Für die Modellmessungen wurden 2 Kunststofftibiae verwendet. Es wurde eine 4-Ring-Fixateurmontage angelegt, die proximal einen 5/8-Ring enthielt. Die äußeren Ringe waren mit 3, die inneren mit 2 Drähten besetzt. Bei 3 Drähten war der quere ohne Olive, die beiden anderen mit dorsolateraler und dorsomedialer Olive. Die Drähte waren 1,8 mm stark und mit 1000 N vorgespannt. Der in der Mitte gelegene Knochendefekt war 6 cm lang. Als Längsträger kamen je 3 Gewindestangen zwischen den Ringen zur Anwendung. In die Gewindestangen der inneren Ringe war jeweils 1 Sensor integriert (Abb. 4a). Die Tibia wurde in einer Materialtestmaschine (Typ Zwick 1455) belastet.
In 2 weiteren Meßserien wurde der freie Knochendefekt durch eine Hartschaumstoffmanschette bzw. mit einem PVC-Schlauchstück überbrückt, der sich an Holzscheiben, die mit dem Knochen fest verbunden waren, abstützte (Abb. 4b).

Ergebnisse

Der Lastverlauf im Ringfixateur bei 4 Patienten (durchschnittlich 23,5 Jahre alt) mit Tibiadefekten von im Mittel 8,5 cm Länge (4–12 cm) wurde 9mal gemessen, 1 Patient einmal, 1 Patient 2mal, 2 Patienten jeweils 3mal. Der Abstand zwischen den Messungen betrug meist ca. 4 Wochen. Es wurden Belastungen von 100, 200 und 300 N in der Senkrechten gemessen. Alle Messungen wurden mindestens 3mal ausgeführt, und es wurden jeweils die Mittelwerte verwendet. Bei 4 Messungen wurden 3, bei 5 Messungen 4 Meßdosen verwendet. Jeder Patient konnte zu jedem Zeitpunkt bis 100 N belasten, 8mal wurden 200 N, 7mal 300 N erreicht (Abb. 5–7).
Wie aus den Abb. 5–7 ersichtlich, laufen am Unterschenkel die Hauptkräfte ventral und medial über den Fixateur, während lateral und dorsal nur geringe Anteile der eingeleiteten Last vom Fixa-

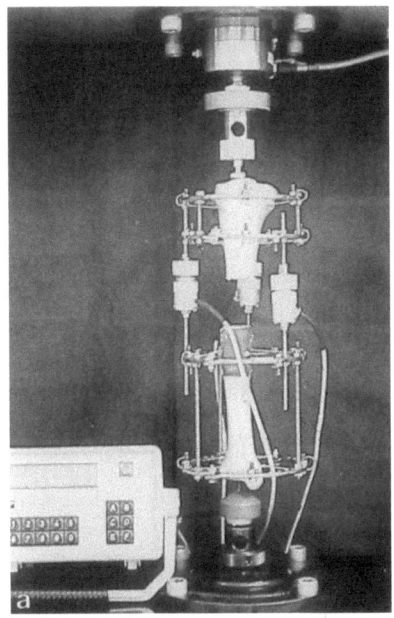

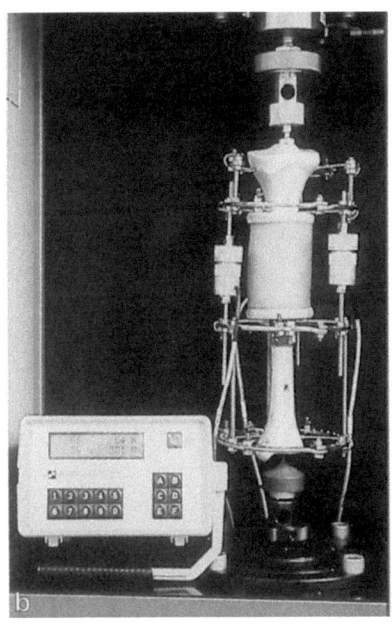

Abb. 4. a Messung der Lastverteilung am Unterschenkelknochen in der Materialtestmaschine mit freiem segmentalem Knochendefekt. **b** Überbrückung des segmentalen Knochendefektes mit Hartschaumstoff

teur übernommen werden. Errechnet man die Summe des Anteiles, der vom Fixateur übernommen wird, ergeben sich für 100 N eingeleiteter Last 34,1 N, bei 200 N sind es 70,6 N und bei 300 N schließlich 120,6 N.
Bildet man den Quotienten Fs/Fg(%) (Summe der Kräfte in den Längsträgern/Fg: eingeleitete Last), ergeben sich für 100 N 34,1%, für 200 N 35,3%

40 H.G.K. Schmidt et al.

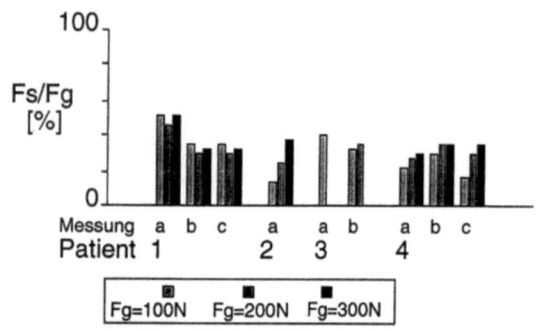

Fg : eingeleitete Lastkraft
Fs : Summe der Kräfte in den Längsstäben

Abb. 5. Summe der Kräfte in den Längsstäben bei zirkulären Schienbeindefekten

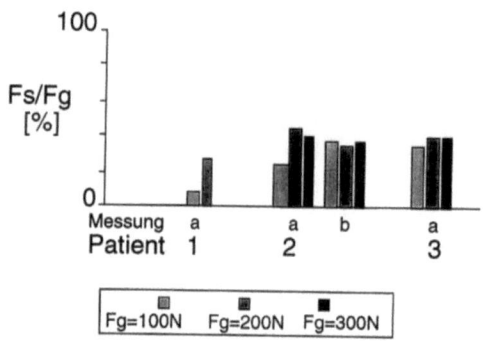

Fg : eingeleitete Lastkraft
Fs : Summe der Kräfte in den Längsstäben

Abb. 8. Summe der Kräfte in den Längsstäben bei zirkulären Oberschenkeldefekten

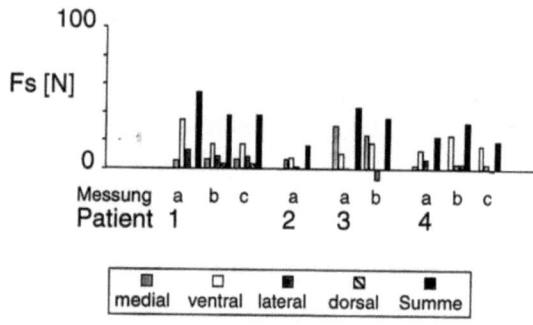

Abb. 6. Lastverteilung auf die Längsstäbe bei Unterschenkeldefekten unter Belastung von 100 N

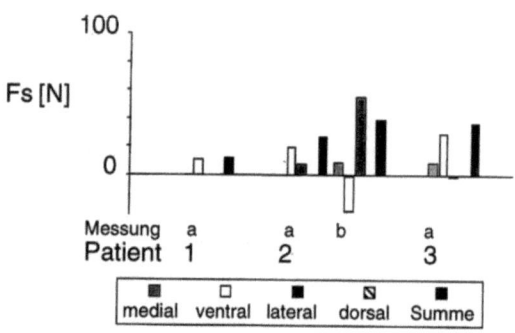

Abb. 9. Lastverteilung auf die Längsstäbe bei Oberschenkeldefekten unter Belastung von 100 N

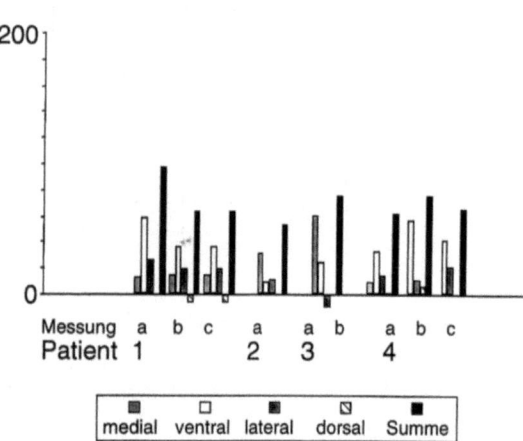

Abb. 7. Lastverteilung auf die Längsstäbe bei Unterschenkeldefekten unter Belastung von 200 N

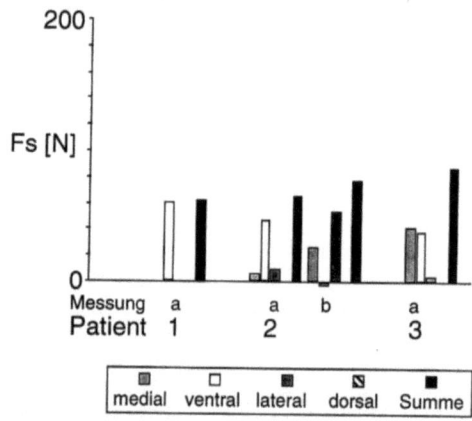

Abb. 10. Lastverteilung auf die Längsstäbe bei Oberschenkeldefekten unter Belastung von 200 N

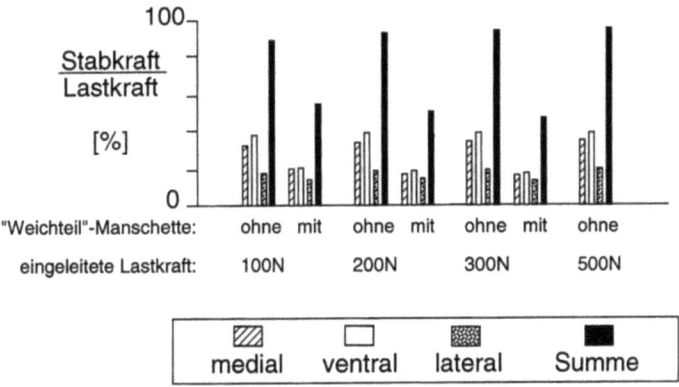

Abb. 11. Lastverteilung auf die Längsstäbe bei zirkulärem Defekt am Modell (gemittelt: n=3); Darstellung des Verhältnisses Stab- zu Lastkraft in % mit und ohne „Weichteilmanschette"

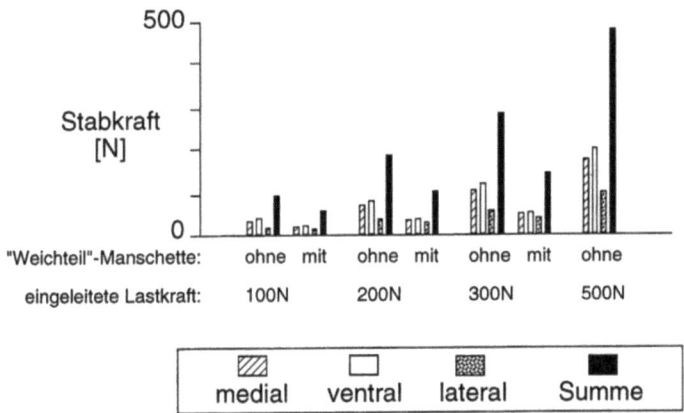

Abb. 12. Lastverteilung auf die Längsstäbe bei zirkulärem Defekt am Modell (gemittelt: n=3); Darstellung der Stabkräfte mit und ohne „Weichteilmanschette"

und für 300 N 40,2%. Mit anderen Worten, von der eingeleiteten Last werden etwas mehr als 1/3 vom Fixateur übertragen.

Trotz großer Standardabweichungen (δ) zeigt eine Varianzanalyse der Meßergebnisse ($\alpha=0,05$) einen mit steigender Last zunehmenden Kraftfluß durch die Längsstäbe (ε) sowie bei allen 3 Lastniveaus einen signifikant größten Kraftfluß durch den ventralen Stab (V).

Der Lastverlauf bei 3 Patienten (im Mittel 36,0 Jahre alt) mit Femurdefekten von durchschnittlich 16,7 cm (12-20 cm) wurde 4mal gemessen, bei 2 Patienten je einmal und 1 Patient 2mal. Auch hier wurden Belastungen von 100-300 N in der Senkrechten gemessen, die mindestens 3mal ausgeführt und dann gemittelt wurden.

Bei 3 Messungen wurden 4, bei 1 Messung 3 Sensoren montiert. Mit einer Ausnahme konnte stets bis 300 N belastet werden (Abb. 8-10). Die Verteilung ist nicht so einheitlich wie am Unterschenkel. Die Kräfte verlaufen ventral oder medial und lateral. Dorsal treten auch hier nahezu keine Kräfte auf. Wie das Beispiel des Patienten 2 zeigt, ist der Kraftfluß nicht überwiegend montageabhängig, denn zwischen beiden Messungen wurden keine Änderungen an der Fixateurmontage vorgenommen. Der Abstand der Messungen voneinander betrug knapp 4 Wochen.

Zur Messung am Modell wurden 2 Tibia mit Ringfixateurmontagen, wie sie am Unterschenkel ausgeführt wurden, und freien Defekten von 10 cm in einer Materialtestmaschine mit 100-300 N belastet. Es wurden jeweils 3 Meßreihen mit 3 Sensoren durchgeführt. Unabhängig von der Belastung ergab sich dabei als Summe in den Längsträgern in etwa jeweils die eingeleitete Last (Hauptanteil

ventral und medial) oder anders ausgedrückt, die gesamte Last wurde vom Fixateur übernommen (Abb. 11, 12).
In 2 weiteren Meßreihen wurde der Tibiadefekt von 10 cm einmal mit einer Hartschaumstoffmanschette (Durchmesser 75 mm), einmal mit einem geflochtenen PVC-Schlauch (Durchmesser 70 mm) überbrückt. Materialabhängig ergab die Lastsumme in den Längsträgern Werte deutlich unter der eingeleiteten Last, d.h. ein wesentlicher Anteil der eingeleiteten Last wurde von den „Weichteilen", nicht vom Fixateur übernommen.

Diskussion

Bislang wurde überwiegend davon ausgegangen, daß bei einer defektüberbrückenden Fixateurmontage während der axialen Teil- oder sogar Vollbelastung die gesamte eingeleitete Last vom Fixateur übernommen wird. Aus diesem Grund wurde in der Literatur bisher nur die Steifigkeit der Fixateursysteme untersucht [1–7]. Ein wesentlicher abstützender Effekt der dazwischenliegenden Weichteile wurde nicht gesehen.
Unsere Messungen am Patienten und am Modell zeigen, daß von der eingeleiteten Last aber bis zu 2/3 von den intakten Weichteilen übernommen werden und nur der kleinere Teil vom Fixateur getragen wird.
Daraus ließe sich schlußfolgern, daß der kompletten Weichteilbedeckung auch im Hinblick auf den stabilisierenden Effekt wesentliche Bedeutung zukommt. Dabei blieb bei unseren Messungen bislang unberücksichtigt, ob durch willkürliches Muskelanspannen der Stabilisierungseffekt gesteigert werden könnte. Orientierende Messungen ergaben, daß unter Muskelanspannung der Lastanteil, der vom Fixateur übernommen wird, weiter deutlich verringert werden kann.
Wollte man den E-Modul der Weichteilmanschette errechnen, der in der Lage ist, 2/3 der eingeleiteten Last (300 N) zu tragen, ergäben sich folgende Überlegungen:

Die Weichteilmanschette wird modellmäßig als Hohlzylinder betrachtet (d_i=300 mm, d_a=80 mm, l=150 mm). Nach Gasser et al. [3] erzeugt eine Axialkraft von 100 N ein „gap displacement" von 2 mm (axiale Federkonstante = 50 N/mm).
Die Weichteilmanschette wird als Feder betrachtet, für die das Hookesche Gesetz gilt:

$\delta = E \cdot \varepsilon$
$F/A = E \cdot l/l_o$
$E = F \cdot l_o / A \cdot \Delta l$
$E = F \cdot l_o / (d_a^2 - d_i^2) \pi \cdot \Delta l$
$E = 3{,}5 \ N/mm^2$

F=100 N,
l_o=150 mm,
d_a=80 mm,
d_i=30 mm,
l=2 mm.

Der für die Abstützung erforderliche E-Modul der Weichteilmanschette ist verglichen mit technisch genutzten Werkstoffen sehr klein und liegt für die Muskulatur, die üblicherweise nicht auf Druck beansprucht wird, im Bereich des Möglichen. Literaturwerte für den E-Modul von Weichteilen auf Druck liegen nicht vor. Der berechnete E-Modul entspricht in seiner Größenordnung dem von Gummi. Er ist 5 Größenordnungen kleiner als der E-Modul der Gewindestangen aus Stahl (E=200000 N/mm^2).

Zusammenfassung

Bei 7 Patienten mit segmentalen Knochendefekten der Tibia und des Femurs von durchschnittlich 12,0 cm wurden in 13 Meßreihen die Kräfte in den defektüberbrückenden Längsträgern des Ilisarow-Ringfixateurs gemessen. Dabei ergaben sich bei 100 N Last 33% Kraftfluß durch den Fixateur, bei 200 N 36% und bei 300 N 41%. Somit wurden knapp 2/3 der eingeleiteten Last von den Weichteilen, nur gut 1/3 vom Fixateur übernommen.
Um die Richtigkeit dieser Werte zu überprüfen, wurden in gleicher Anordnung Messungen an Modellen vorgenommen, wobei hier die eingeleitete Kraft als Summe nahezu vollständig in den Längsträgern des Fixateurs gemessen wurde, wenn der Knochendefekt ohne jegliche Weichteilmanschette blieb. Wurde der Weichteilmantel durch festen Schaumstoff simuliert, ergaben sich ähnliche Werte wie bei den Messungen am Patienten.
Aufgrund dieser Daten schließen wir, daß nicht nur der Knochen, sondern auch die Weichteile axiale Last übertragen.

Literatur

1. Aronson J, Harp JH, Hollis JM (1991) In vivo measurement of mechanical forces generated during distraction osteogenesis. 37th Ann Meeting, Orthop Res Soc 16:440
2. Fleming B, Paley D, Kristiansen T, Pope M (1989) A biomechanical analysis of the Ilizarov external fixator. Clin Orthop Relat Res 241:95
3. Gasser B, Boman B, Wyder D, Schneider E (1990) Stiffness characteristics of the circular ilisarow device as opposed to conventional external fixators. J Biomech Eng 112:15
4. Kristiansen T, Fleming B, Neale G, Reinecke S, Pope MH (1987) Comparative study of fracture gap motion in external fixation. Clin Biomech 2:191
5. Kummer FJ (1989) Biomechanics of the Ilizarov external fixator. Bull Hosp Jt Dis 49/2:140
6. Paley D, Fleming B, Catagni M, Kristiansen T, Pope M (1990) Mechanical evaluation of external fixators used in limb lengthening. Clin Orthop 250:50
7. Schneider E, Sasse S, Schmidt HGK, Schümann U (1992) Zur Biomechanik des Ringfixateurs – Beiträge einzelner Strukturelemente. Unfallchirurg 95:580

*Teil II. Knochen- und
    Weichteildefekt, Gewebedistraktion*

Observations on the Stiffness of Neogenetic Bone, Produced by Distraction or Segment Transport, and It's Relationship to Bone Density

H. Stein, J. Cordey, R. Mosheiff, and S. M. Perren

New bone formation can proceed either through intramembranous or endochondral ossification. They differ both in the stages of tissue metaplasia from mesenchyme to bone, and in the rate newly formed woven bone remodels into lamellar bone, the former process being more efficient in rapidly producing functional bone, capable of full weight bearing.

Osteoneogenesis necessary for fracture healing, can proceed through either process, depending upon the modality of fixation employed. A very close and positive inter-relationship exists between mechanical stability of the fractured bone ends and biological substances secreted by the surrounding soft tissue bed. These include cytokines, local tissue growth factors, cell mediators, etc.

Recently, stress-strain has been shown to be the most effective mechanical force which, when applied accross on area of bone loss, causes intramembranous ossification.

The treatment of fractures by the Ilizarow method is based on the application of distraction strain accross the fracture gap, i.e. it induces distraction osteoneogenesis.

Distraction osteoneogenesis, also known as callotasis, can be achieved with a variety of external fixation devices. It is based upon the observation that gradual traction, applied to the mesenchymal tissue which fills an area of bone defect, stimulates membranous new bone formation. This can be achieved either by distraction lengthening or by segment transport.

The relationship between frame stiffness of the external fixation frame and bone density of the neogenetic bone produced by callotasis was studied in sheep tibia. Complete osteotomies were performed with A/O power saw. Bone distraction was commenced 72 h after surgery.

Under the experimental conditions, frame stiffness was determined by the magnitude of tension applied to the bone transfixing K-wires. Three different magnitudes of tension were investigated, i.e. frames with wires tensioned to 50 kp, 100 kp and 130 kp.

Distraction was applied to bone in an uniform manner, at a rate of 0.35 mm every 8 h for 28 days. Distraction as such was studied in two different groups: (a) distraction elongation and (b) segment transport.

Under these conditions, the amount of strain produced by distraction is inversely proportional to the width of the bone defect gap, being much higher in narrow gaps. In narrow gaps, the magnitude of this strain may attain values 20 times higher than those of the strain developed in the surrounding soft tissues. These soft tissues are the biological envelope in which the mechanical stress-strain induces new bone formation, if it remains within a range of physiological values. Then, osteoneogenesis will proceed at an efficient pace.

The range of strain values induced by fixation frames with optimal stability and optimal stiffness may be defined as biological strain. They most probably mimic the physiological strain exerted by muscle tendons that are inserted into bone in the some region.

This assumption was very strongly supported by the finding that new bone formation in the experimental tibial bone defect started first and foremost from the posterior aspect of the bone gap (Fig. 1), which in this bone is the only surface surrounded by a muscular bed. (The tibia is triangular in cross-section, and only its posterior surface is in full contact with surrounding muscles!)

From the posterior surface, the calcification process, which indicated intramembranous osteoneogenesis, advanced with time in the posteroanterior direction.

This biological process of mesenchymal ossification was the same both in the distraction-elongation group and in segment transport (Figs. 1 and 2).

The osteoneogenetic bone was evaluated by the four point bending test (Fig. 3).

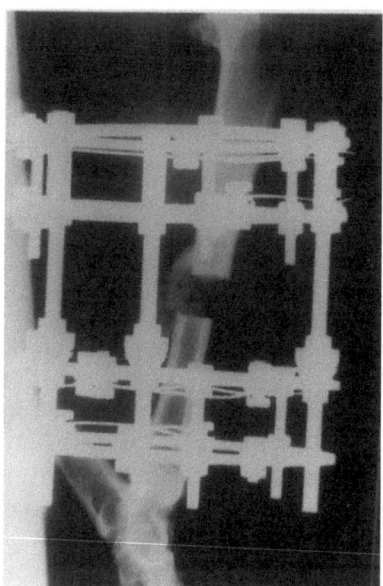

Fig. 1. Sheep, tibia, distraction-elongation, third experimental week. Osteoneogenetic bone forming at the posterior surface of distraction gap

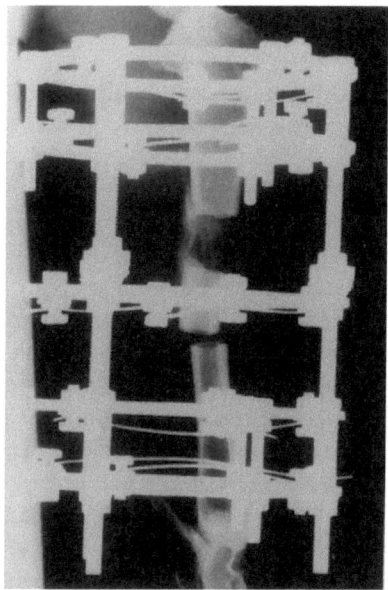

Fig. 2. Sheep tibia, segment transport, third experimental week. Osteoneogenetic bone forming at the posterior surface of the proximal (distraction) osteotomy gap

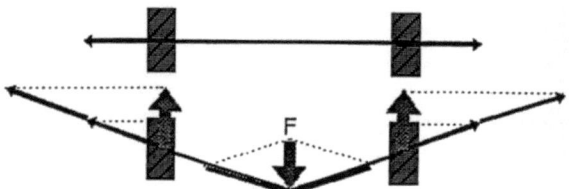

Fig. 3. Diagram of four point mechanical bending test

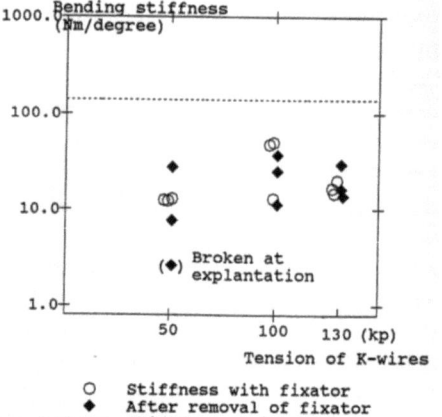

Fig. 4. Mechanical tests in bending, distraction elongation group

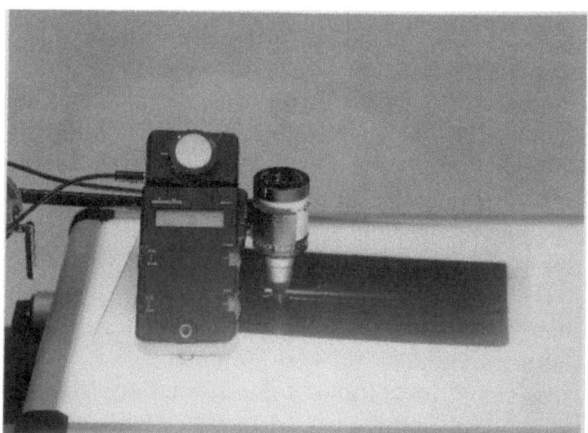

Fig. 5. Bone density measuring system with the photographic light densitometer. Film shows aluminium stepwedge reference device

In the distraction elongation group, the osteoneogenetic bone produced in the group with wires tensioned to 100 kp demonstrated the highest mechanical stability (Fig. 4).

In the segment transport group, no clear difference in mechanical stability could be detected among the three investigated frame stiffness groups.

Radiographic density of the osteoneogenetic bone was then measured utilizing a photographic light densitometer (Fig. 5). Tissue readings were compared to values of an aluminium step wedge with 1 mm increments in width between steps.

In the anteroposterior plane, the bone density of the distraction-elongation group tensioned to 100 kp was significantly higher in vivo at the end of the elongation period ($P<0.035$, Newman-Keuls multiple range test). No difference was detected among the three frame stiffness groups following segment transport.

Conclusions

These results suggest that:

1. Distraction osteoneogenesis is a biological process originating in the soft tissue envelope, and mainly in the muscle component of this envelope, that surrounds any bone defect.
2. Both the rate of osteoneogenesis and quality of this newly formed bone differ significantly between distraction elongation and segment transport, the former being apparently more efficient.
3. The fixator frame stiffness produced by tensioning the bone transfixing wires to 100 kp appears to provide the surrounding tissues with the optimal mechanical conditions for the most efficient osteoneogenetic response.
4. Osteoneogenesis appears to be more efficient both in quality and in quantity under stress-strain conditions of distraction-elongation than under conditions of segment transport.
5. Complete, transverse osteotomies did not preclude or postpone intramembranous new bone formation.
6. A rest period of 72 h after surgery was sufficient to allow the development of an efficient biological tissue response when callotasis was started.

Experimentelle und klinische Ergebnisse der Kallusdistraktion

R. Brutscher

Die Behandlung posttraumatischer Knochendefekte bzw. die Verlängerung von Extremitäten mit Hilfe der Kallusdistraktion ist sowohl für den Kliniker eine faszinierende als auch für den Patienten eine äußerst hilfreiche Methode.

Die zentrale Frage nach der Art und Weise der Knochenneubildung bzw. nach der Entstehungsart und dessen biologischer Wertigkeit ist nicht definitiv geklärt. Nach Ilisarow spielt bei der Distraktion eines Röhrenknochens das erhaltene intramedulläre Gefäßsystem eine zentrale Rolle. Wie wir heute wissen, ist durch eine schonungsvolle Kortikotomie mit einem Meißel das medulläre Gefäßsystem zu erhalten. Eine Garantie dafür gibt es jedoch nicht. Falls es zur Durchtrennung dieses medullären Gefäßsystems kommt (Osteotomie), kann nach dem heutigen Kenntnisstand auch mit einer spontanen Knochenneubildung gerechnet werden. Ein weiterer biologischer Effekt muß durch die dynamische Distraktion des durchtrennten Knochens angenommen werden, wobei bei einer Distraktion von täglich 1 mm eine Knochenneubildung gewährleistet ist. Inwieweit es nach Kortikotomie bzw. Osteotomie zur Knochenneubildung kommt, konnte bei einer tierexperimentellen Untersuchung im Labor für experimentelle Chirurgie des Schweizerischen Forschungsinstitutes in Davos unter der Leitung von Herrn Prof. Perren untersucht werden.

Methode

An 24 Schweizer Bergschafen wurde im Bereich der Tibia ein 2 cm langer Knochendefekt durch Resektion eines diaphysären Segments gesetzt und die Extremität mit einem Fixateur externe der AO stabilisiert. Durch Kortikotomie bzw. Osteotomie in der proximalen Metaphyse wurde ein 3 cm langes Knochensegment gebildet und mit einem internen Zugmechanismus unter der täglichen Distraktionsgeschwindigkeit von 1 mm in den gesetzten Knochendefekt hineingezogen. Die Segmentverschiebung erfolgte in 2 Versuchsgruppen (Kortikotomie bzw. Osteotomie) täglich um 1 mm und war durchschnittlich nach 18 Tagen beendet. In einer 3. Versuchsgruppe wurde die Segmentverschiebung sofort intraoperativ über die gesamte Defektstrecke innerhalb von 45 min durchgeführt. Es erfolgte unmittelbar postoperativ eine Standardröntgenkontrolle in 2 Ebenen, die wöchentlich bis zum Ablauf der 30. Woche wiederholt wurden. Bis zur 52. Woche erfolgte die Röntgenuntersuchung in 2wöchentlichem Abstand. So entstanden für die gesamte Versuchsserie 776 Standardröntgenbilder, die zur Beurteilung und Klassifikation des Knochensegments 4 Untersuchern vorgelegt wurden. Im a.-p.-Strahlengang erfolgte die Beurteilung der Knochenneubildung medial/lateral, im seitlichen Strahlengang ventral/dorsal. Dadurch ergaben sich 6208 Beurteilungen, die mit Hilfe der elektronischen Datenverarbeitung erfaßt und analysiert wurden.

Ergebnisse

Die Standardröntgenkontrollen zeigten unterschiedliche Heilungstendenzen zwischen Kortikotomie und Osteotomie bei der Segmentverschiebung um 1 mm/Tag (Gruppe 1 und 2). Keinerlei Heilung war jedoch in der 3. Gruppe nach Kortikotomie bzw. Osteotomie bei der sofortigen intraoperativen Segmentverschiebung eingetreten (Abb. 1). Auf dem Diagramm wurde auf der X-Achse die Überlebenszeit von 52 Wochen, auf der Y-Achse die Knochenneubildung, die mit 8 verschiedenen Stufen beurteilt wurde (Stufe 8 = 100% Knochenneubildung) aufgetragen. Die dargestellten Kurven zeigen nach Distraktion von 1 mm/Tag, daß bis zur 8. postoperativen Woche kein wesentlicher Unterschied zwischen der Kortikotomie und der Osteotomie sichtbar wird. Ab der 9. postoperativen Woche ist die Knochenneubildung der Osteotomiegruppe verzögert und tritt erst ab der 12. Woche deutlich in Erscheinung. Bei

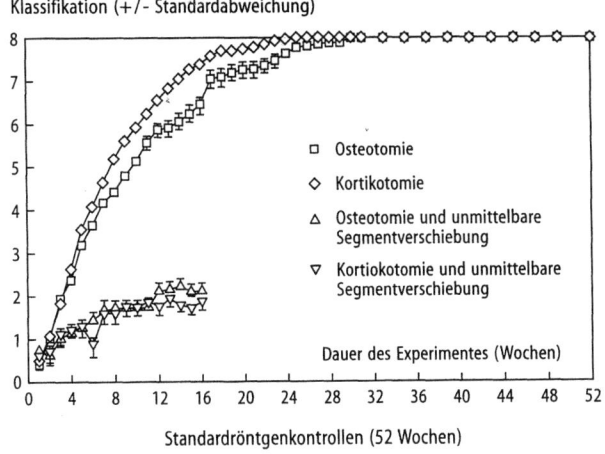

Abb. 1. Radiologische Verlaufskontrolle: Knochenneubildung nach Kortikotomie und Osteotomie bei einem Segmenttransport von 1 mm/Tag, sowie intraoperativer sofortiger Segmentverschiebung

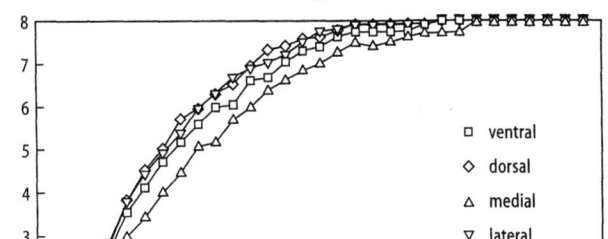

Abb. 2. Radiologische Verlaufskontrolle: Ort der Knochenneubildung nach Kortikotomie in bezug auf die Lokalisation ventral/dorsal/medial/lateral am Unterschenkel

den Tieren mit der Überlebenszeit von 52 Wochen zeigt sich aber, daß diese Verzögerung der Knochenneubildung nach Osteotomie gegenüber der Kortikotomie lediglich 4 Wochen verzögert wird und ab der 32. postoperativen Woche sowohl nach Kortikotomie als auch nach Osteotomie die vollständige Durchbauung erreicht wird (Abb. 1). Bei der Gruppe der sofortigen intraoperativen Segmentverschiebung wurde nach Kortikotomie bzw. Osteotomie bis zur 16. postoperativen Woche eine knöcherne Konsolidierung erreicht (Abb. 1).

Bezüglich des Entstehungsortes des neugebildeten Knochens (ventral, dorsal, medial oder lateral) zeigt sich nach der Kortikotomie eine deutliche Priorität der lateralen und dorsalen Tibiaseite (Abb. 2). Eine etwas verzögerte Knochenneubildung ist ab der 9. postoperativen Woche an der ventralen Tibiaseite sichtbar. Bereits ab der 5. Woche zeigt sich jedoch, daß medialseitig die Knochenneubildung am schlechtesten ist und im Gegensatz zur lateralen Seite die vollständige Durchbauung zeitlich um 6 Wochen verzögert eintritt.

Nach Osteotomie findet sich im wesentlichen der selbe Aspekt mit der lateral- und dorsalseitigen günstigeren und der medial- und ventralseitigen ungünstigeren Knochenneubildung. Dort wird die oben beschriebene Zeitverzögerung um 4 Wochen deutlich sichtbar (Abb. 3). Auffallend ist, daß bereits ab der 4. postoperativen Woche nach Osteotomie die Knochenneubildung medialseitig wesentlich verzögert ist.

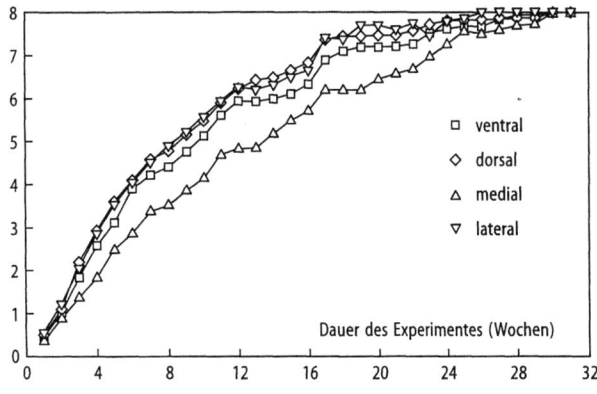

Abb. 3. Radiologische Verlaufskontrolle: Ort der Knochenneubildung nach Osteotomie in bezug auf die Lokalisation ventral/dorsal/medial/lateral am Unterschenkel

Beurteilung

Nach dem heutigen Kenntnisstand ist aufgrund des Untersuchungsergebnisses sowohl nach einer Kortikotomie (Erhaltung des medullären Gefäßsystems) als auch nach einer Osteotomie (Durchtrennung des medullären Gefäßsystems) bei einem intakten Weichteilmantel und einer Distraktionsstrecke von 1 mm/Tag die Knochenneubildung gewährleistet. Aufgrund dieser Untersuchung hat nicht nur, wie ursprünglich angenommen, das medulläre Gefäßsystem die zentrale Bedeutung für das Entstehen des Knochens, sondern vielmehr der intakte Weichteilmantel. Aufgrund der anatomischen Gegebenheiten am Unterschenkel (guter Weichteilmantel lateral und dorsal, schlechter Weichteilmantel medial und ventral) muß dem Ort der Knochendurchtrennung ein besonderes Augenmerk gegeben werden, da bei zusätzlichem Weichteilschaden lateral und dorsal mit einem deutlich verzögerten Knochenregenerat zu rechnen ist.

Wie die klinischen Ergebnisse zeigen, ist im Bereich des Unterschenkels der Segmenttransport von proximal nach distal wesentlich günstiger. Bei der Segmentverschiebung von distal nach proximal ist aufgrund des distal fehlenden Weichteilmantels mit einem verzögerten Knochenregenerat zu rechnen. Aufgrund der anatomischen Verhältnisse im Bereich des Oberschenkels (zirkulärer Muskelmantel) ist das neu entstandene Knochenregenerat deutlich kräftiger und gleichmäßiger ausgebildet. Bezüglich der Distraktionsgeschwindigkeit werden sicherlich weitere tierexperimentelle und klinische Erfahrungen zeigen müssen, ob der einmalige Distraktionsreiz von 1 mm/Tag eine optimale Transportgeschwindigkeit darstellt. Wahrscheinlich kann durch eine kontinuierliche Dehnung um 1 mm/Tag ein gleichmäßigeres bzw. kräftigeres Knochenregenerat erreicht werden.

Der Ilisarow-Ringfixateur in der Behandlung frischer Frakturen

G. Suger, W. Fleischmann, L. Kinzl und C. Jürgens

Einleitung

Die Strategie der Frakturversorgung wird bestimmt durch das Gesamtverletzungsmuster (z. B. Polytrauma) des Patienten, die Frakturlokalisation und die lokalen Begleitverletzungen. Ziel ist die Durchführung einer möglichst „biologischen Osteosynthese", d.h. einer stabilen Knochenfixation durch interne oder externe Verfahren unter Schaffung einer biomechanisch günstigen Situation am Frakturspalt. Hierbei sollen die natürlich ablaufenden Knochenheilungsvorgänge durch das zusätzliche operative Trauma möglichst nicht oder nur gering alteriert werden.

Die Vorteile des Ringfixateurs liegen in der minimal invasiven Fixationstechnik des Knochens durch die vorgespannten 1,8–2 mm dicken Drähte, die eine sichere Frakturstabilisation mit primärer Vollbelastung erlauben. Hierdurch bietet sich das System für all jene Patienten an, die eine Teilbelastung für die Mobilisation nicht durchführen können. Es sind dies in der akuten Phase Patienten mit gekreuzten Verletzungen beider Extremitäten oder Patienten, die wegen vorbestehender Erkrankungen, z. B. Paresen, die verletzte Extremität nicht teilbelasten können (Abb. 1).

Biomechanisch zeigt die zentrale Knochenfixation im Ringfixateur bei postoperativer Belastung eine überwiegend axiale Segmentbewegung und bietet damit am Frakturspalt günstige biomechanische Bedingungen für die Knochenheilung, wie sie von verschiedenen Autoren bereits für Frakturen nachgewiesen wurden.

Den Hauptindikationsbereich für den Ringfixateur in der Primärversorgung von Frakturen besteht u. E. jedoch bei der Versorgung von Frakturen mit geschlossenem oder offenem Weichteilschaden oder bei vorbestehenden Veränderungen mit lokal ungünstiger Ausgangssituation, wie z. B. arteriellen oder venösen Durchblutungsstörungen. Während die Frakturversorgung in der frühsekundären Phase mit dem Ringsystem hinsichtlich rekonstruktiver Aspekte einige Vorteile bietet, sollten wegen des hohen intraoperativen Zeitbedarfs in der Akutversorgung lediglich Monoverletzungen primär mit dem Ringsystem versorgt werden.

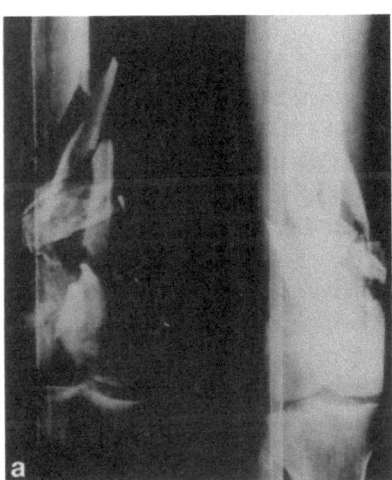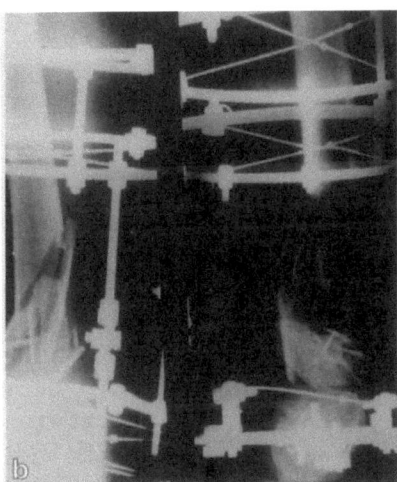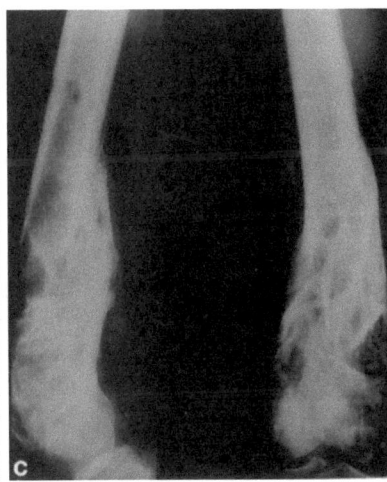

Abb. 1. a Distale Oberschenkelmehrfragmentfraktur bei einem paraplegischen Patienten. b Versorgung mit Ringfixateur, Mobilisation mit Gehilfen unter primärer Vollbelastung. c Ausheilungsbild nach 4 Monaten

Indikationen

1. Frakturen mit Weichteilschaden (geschlossen oder offen)
2. Frakturen mit Knochensubstanzverlusten
3. Metaphysäre Frakturen
4. Pathologische Fraktur bzw. Refraktur in Infektsituationen
5. Schlechte biologische Ausgangssituation (z. B. arterielle Verschlußkrankheit, Diabetes).

Geschlossene Frakturen mit Weichteilschaden und offene Frakturen

Die Verläufe bei komplexen Frakturen werden ganz entscheidend durch das Ausmaß der Weichteilschädigung bestimmt. Gerade in der frühen Versorgungsphase ist der Grad der Weichteilschädigung gelegentlich noch nicht eindeutig abschätzbar. Hier ist die Frakturstabilisation unter geringer Weichteilalteration durchzuführen. Äußeren Fixationsverfahren ist in diesen Situationen der Vorzug zu geben. Die minimal invasive Fixationstechnik nach der Methode von Ilisarow bietet gerade bei schweren Weichteilschädigungen die Möglichkeit einer stabilen Knochenfixation, wobei durch die vorgespannten 1,8–2,0-mm-Drähte nur geringe Anteile von Fremdmaterialien in den Weichteilen und dem Knochen zu liegen kommen. Bei Weichteilschäden, bei denen bereits primär lokale oder freie Weichteiltransfers absehbar sind, sollte das Ringsystem nicht verwendet werden, da durch die transfixierenden Drähte für die operative Durchführung des Lappentransfers technische Probleme zu erwarten sind.

Frakturen mit Knochensubstanzdefekten

Ausgedehnte Knochendefekte erfordern nach klassischer Vorgehensweise zunächst die Sanierung der Weichteilsituation durch lokalen oder freien Gewebetransfer, um anschließend bei ersatzstarkem Lager den Knochendefekt durch Spongiosatransplantation wieder aufbauen zu können.

Die Knochenrekonstruktion durch Kallusdistraktion nach Ilisarow ist nicht auf eine Weichteilsanierung als Sicherung der Durchblutung für den Knochenersatz angewiesen. Nach defektferner Kortikotomie bzw. Osteotomie wird nach dieser Technik ein Knochensegment mit einer Geschwindigkeit von 1 mm/Tag in den Defekt hineingezogen. Hierbei verbleibt das Knochensegment während des Transportes in seiner Weichteilverbindung und transportiert damit gesunde Weichteilstrukturen mit in den Defekt hinein. Damit entfallen mit dieser Technik weichteilplastische Maßnahmen im Vorfeld einer geplanten Knochenrekonstruktion.

Bei der Versorgung III° offener Infekt- bzw. Defektfrakturen, wie sie im Rahmen von schweren Verkehrsunfällen oder durch Schuß- und Explosionsverletzungen auftreten, kann die Defektauffüllung durch Segmentverschiebung und Kallusdistraktion nach radikalem segmentalem Débridement bereits frühzeitig erfolgen.

Bei Trümmerfrakturen durch Hochgeschwindigkeitstraumen v.a. im diaphysären Bereich des Unterschenkels finden sich in vielen Fällen Knochenfragmente ohne Weichteilanschluß, welche potentielle Sequester darstellen. Diese sollten schon im Rahmen des primären Débridements radikal entfernt werden. Nach primärer Verkürzung kann der entstehende Defekt durch sekundäre frakturferne Osteotomie mit nachfolgender Kallusdistraktion im Sinne einer Extremitätenverlängerung wieder aufgefüllt werden. Bei Defekten über 3 cm wird ein Knochensegmenttransport durchgeführt. Hierbei werden mit dem Knochentransport auch vorhandene Weichteildefekte geschlossen, da das Verschiebesegment die bedeckenden Weichteile in den Defekt mit hineintransportiert.

Metaphysäre Frakturen

Gelenknahe Frakturen mit begleitendem Weichteilschaden insbesondere im distalen Unterschenkelbereich erfordern primäre externe Stabilisationsverfahren, wobei sich gelenküberbrückende Montagen auf Talus und Kalkaneus oft nicht vermeiden lassen. Anzustreben ist in solchen Fällen eine frühzeitige interne Stabilisierung der Fraktur nach Beruhigung der Weichteile und die Freigabe des Gelenkes. Bei protrahierten Heilungsverläufen von seiten der Weichteile oder fehlender Sanierungsmöglichkeit durch weichteilplastische Maßnahmen, muß im Fixateur ausbehandelt werden. Es können hierbei die bekannten nachteiligen Folgen längerer Gelenkimmobilisation zum Tragen kommen. Die sichere Fixation auch kleiner Knochenfragmente, wie z. B. metaphysärer Segmente, durch die vorgespannten Drähte und deren Fixation am Ring erlaubt bei sehr gelenknahen Frakturen eine sichere äußere Stabilisation ohne Gelenküberbrückung. Hierdurch ergeben sich auch

Abb. 2. a Quetschverletzung des distalen Unterschenkels mit III° offener Fraktur und Einstrahlung in das Pilon tibiale sowie **b** schwerem Weichteilschaden. **c** Primäre Stabilisation mit dem Ringfixateur, sekundäre Nekrosektomie und Spalthautplastik. **d** Röntgenologisches Ausheilungsbild 3 Monate nach ME, Fixationszeit 12 Wochen

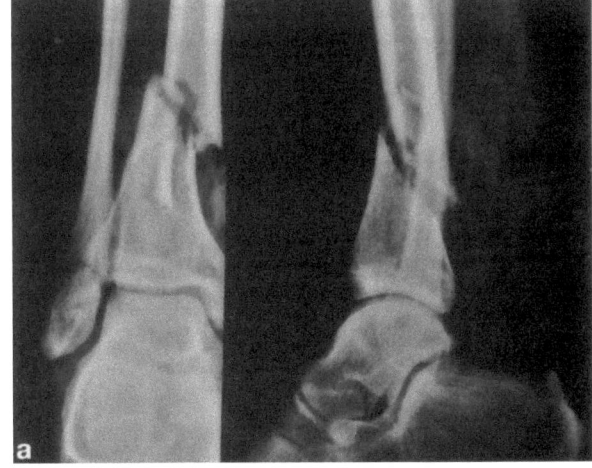
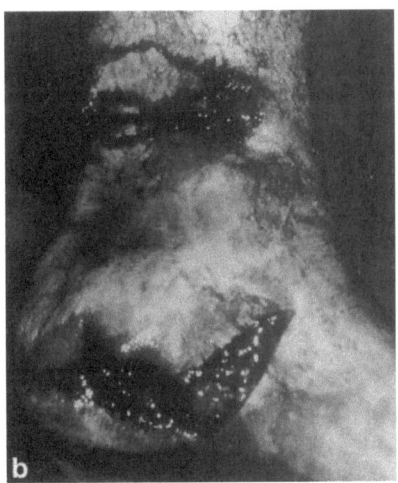
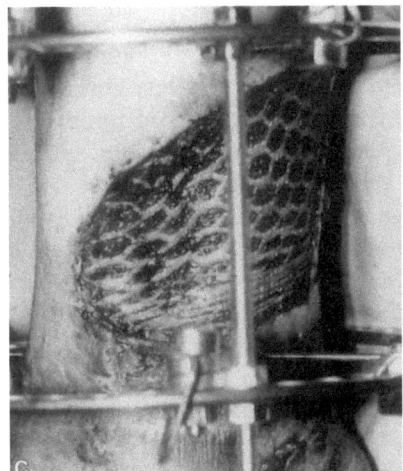
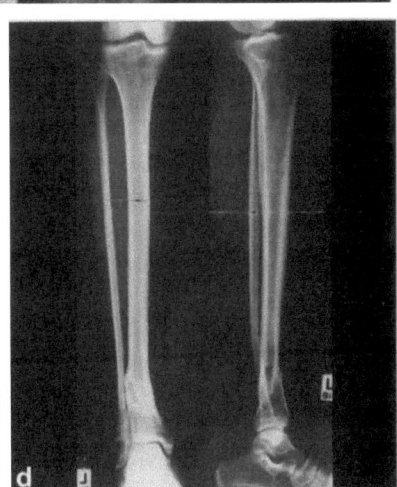

für solche Frakturen frühzeitige physiotherapeutische Behandlungsmöglichkeiten bei möglicher Vollbelastung des Systems (Abb. 2).

Infizierte Frakturen

Eine schwierige Versorgungssituation ergibt sich bei Frakturen mit vorbestehender Infektsituation oder bei Frakturen im Bereich einer osteitischen Knochenkaverne. Begünstigt durch das Frakturhämatom ist in solchen Fällen vermehrt mit einer Exazerbation des Infektes zu rechnen. Hier ist als einzig erfolgversprechende Maßnahme ein konsequentes und radikales Débridement von avitalen Gewebeanteilen angezeigt, um eine Konsolidierung der Fraktur sicherzustellen. Die hierbei entstehenden Knochendefekte werden bei einer Defektstrecke unter 3 cm durch primäre Verkürzung mit nachfolgender infektferner Verlängerung aufgefüllt. Bei größeren Defekten muß ein Knochentransport durchgeführt werden.

Komplikationen

Wie bei allen externen Fixationssystemen ist die Drahtdurchtrittsstelle mit den meisten Problemen behaftet. Der Übergang von einer Weichteilirritation in einen manifesten Pininfekt kann durch konsequente Pinpflege in Verbindung mit passagerer systemischer Antibiose in den meisten Fällen vermieden werden. Falls dies nicht möglich sein sollte, müssen diese Drähte entfernt werden. Die Entstehung solcher Pinkomplikationen hängt ganz entscheidend von der Compliance des Patienten ab. Günstige Erfahrungen liegen auch mit neuen Drähten aus Titan vor, durch die es ebenfalls gelingt, dieses Problem zu begrenzen.

Sekundäre Fehlstellungen der Fraktur können mit dem Ringsystem in allen Ebenen korrigiert werden, ohne daß eine erneute operative Korrektur erforderlich wird.

Diskussion

Das Ilisarow-Ringsystem hat inzwischen in der rekonstruktiven Chirurgie und Orthopädie einen festen Platz im Spektrum der Therapieverfahren eingenommen. Insbesondere zur Extremitätenverlängerung, zu Achsenkorrekturen sowie in der Behandlung traumatischer oder osteitischer Knochendefekte hat es neue Möglichkeiten der Extremitätenwiederherstellung eröffnet. Ähnliches gilt auch für die frühsekundäre Phase der Frakturversorgung, in der mit diesem System schon sehr früh rekonstruktiv gearbeitet werden kann. In der akuten Phase der Frakturversorgung stellt sich die Indikation zur Anwendung dieses Verfahrens seltener, da es im Vergleich zu anderen Verfahren auch für den erfahrenen Anwender einen deutlich höheren intraoperativen Zeitbedarf aufweist.

Gerade bei komplexen Frakturen wird jedoch heute das Primat der Versorgung weniger auf mechanische als vielmehr auf biologische Prinzipien gelegt. Die Forderung nach operativen Versorgungstechniken mit minimaler Alteration der natürlichen Knochenheilungsabläufe wird unter dem Begriff der „biologischen Osteosynthese" subsumiert. Das Ilisarow-System kommt diesen Forderungen nach. Minimale Invasivität verbunden mit günstiger biomechanischer Situation im Frakturspalt mit Überwiegen der axialen Bewegungen sind wichtige Vorteile des Ilisarow-Verfahrens. Während für die meisten Frakturaufsituationen bewährte Verfahren der internen und externen Stabilisation zur Verfügung stehen, hat sich u. E. das Ilisarow-Verfahren bei der externen Behandlung von gelenknahen Frakturen und in Situationen mit primär kritischer lokaler Ausgangssituation als Alternative auch in der Primärversorgung bewährt.

Zusammenfassung

Das Ilisarow-Verfahren bietet in der Erstbehandlung frischer Frakturen bei schlechter lokaler Ausgangssituation oder bei allgemein erhöhtem Risiko durch seine minimale Invasivität alle Vorteile sog. „biologischer Osteosyntheseverfahren". Die stabile Knochenfixation mittels dünner, vorgespannter Drähte reduziert den zusätzlichen operativen Schaden an Knochen und Weichteilen auf ein Minimum und erlaubt trotzdem die unmittelbare Vollbelastung der verletzten Extremitäten. Dieser Umstand prädestiniert dieses Verfahren für den Einsatz bei Frakturen mit geschlossenem Weichteilschaden oder offenen Frakturen.

Auch kleine Knochensegmente lassen sich durch die Drahtfixation sicher stabilisieren, wodurch bei Notwendigkeit der permanenten externen Frakturstabilisation wegen begleitender Weichteilschädigung längerdauernde gelenküberbrückende Montagen bei metaphysären Frakturen vermieden werden können.

Der Einsatz des Ringfixateurs als Erstimplantat wird limitiert durch den intraoperativ hohen technischen und zeitlichen Aufwand für die Fixateurmontage. Die Verwendung des Systems im Rahmen der Primärversorgung bei polytraumatisierten Patienten ist deshalb nicht angezeigt.

Literatur

1. Grünert J, Brug E (1990) Prinzipien der sekundären Weichteilrekonstruktion des Unterschenkels nach offenen Frakturen. Chirurg 61:824–829
2. Hammer R, Lidman D, Nettelblad H, Ostrup L (1992) Team approach to tibial fracture. 37 consecutive type III cases reviewed after 2-10 years. Acta Orthop Scand 63/5:471-476
3. Knopp W, Muhr G, Wanner K, Steinau HU (1991) Das Primat der Weichteilrekonstruktion beim komplizierten Unterschenkelbruch – ein neues Konzept. Langenbecks Arch Chir Suppl 576-578
4. Kortmann HR, Papenhagen M (1992) Die Frakturbehandlung des Femurs mit dem Ilizarov Ringfixateur. Unfallchirurg 95:534-536
5. Salah S, Strecker W, Suger G, Karim H (1993) Primäre Behandlung von Schuß- und Explosionsverletzungen der Extremitäten mit dem Ringfixateur nach Ilisarow. Unfallchirurg 96:438-442
6. Schultz JH, Wolter D, Ortel G, Fink B (1992) Die Frakturbehandlung im Unterschenkelbereich. Unfallchirurg 95:537-540
7. Suger G, Fleischmann W, Becker U, Bischoff M (1994) Die Behandlung von Problemfrakturen mit dem Ilizarov-Verfahren. Zentralbl Chir 119:579-583

Reposition, Distraktion und Fixation mit dem Ringfixateur nach Ilisarow in der Wiederherstellungschirurgie

J.-H. Schultz, C. Jürgens, H. G. K. Schmidt und D. Wolter

Einleitung

Minimalinvasive Behandlungsverfahren sind nicht nur bei traumatisch bedingten Haut-Weichteil-Problemen gefordert. Der Gewebeintegrität ist auch unter elektiv operativen Gesichtspunkten Beachtung zu schenken. Insbesondere bei rekonstruktiven Eingriffen am Knochen spielt die ungestörte Blutversorgung für die Heilung eine wesentliche Rolle.

Bewußt wurde Ilisarow diesen Ansprüchen bereits vor über 40 Jahren gerecht, als er seinen Ringfixateur entwickelte [3].

Wesentliche Grundelemente dieses externen Fixateurs sind bis zu 2 mm dicke Drähte, die, perkutan eingebracht, den Knochen fixieren. Die Drähte werden an Ringen, die die Extremität zirkulär umfassen, unter definierter Vorspannung befestigt. Durch unterschiedliche Längsträger, ggf. mit gelenkiger Verbindung, werden die einzelnen Ringebenen miteinander verstrebt. In Kombination mit einer Reihe weiterer Hilfselemente läßt sich ein äußerst variables externes Fixationssystem konstruieren. Dabei sind statische und dynamische Anwendungen denkbar. Bei dynamischer Montage wird nach Anlage des Ringfixateurs die eigentliche Operation, z. B. Korrektur einer Fehlstellung oder Defektüberbrückung durch Knochentransport, postoperativ sukzessive durchgeführt [1, 8]. Ilisarow hat in jahrzehntelanger Erfahrung über 800 Konstruktionsmodifikationen seines Apparates gezählt.

In Ergänzung zu anderen externen Fixationssystemen wenden wir den Ringfixateur seit Mai 1990 an. Anhand von klinischen Beispielen werden für uns wichtige Indikationsbereiche und prinzipielle Variationsmöglichkeiten dargestellt.

Frakturbehandlung

Bei den Frakturen lagen erschwerte Ausgangssituationen vor. Naturgemäß dominierten Unterschenkelverletzungen. Bei primärer Aufnahme in unserem Haus zwangen meist offene Brüche mit z. T. zweit- bis drittgradigem Hautweichteilschaden zur Verwendung eines externen Fixationssystems [14]. Der Ringfixateur bot im Falle von Defektfrakturen nach initialer Verkürzung eine ideale Möglichkeit, sekundär durch Kallusdistraktion bzw. -modulation die ursprüngliche Länge und Achse wiederherzustellen. Fußwurzelfrakturen mit und ohne Luxation – häufig nach initialer konservativer Behandlung aus anderen Kliniken verlegt – ließen schwellungs- bzw. weichteilbedingt meist offene Verfahren nicht zu. Mit dem Ilisarow-System boten sich gerade hierbei Vorteile bei der geschlossenen Reposition und externen Fixation [9]. Wegen Alkoholkrankheit mit zu befürchtender verminderter Kooperationsfähigkeit sahen wir unter dem Aspekt hoher Belastbarkeit bei einigen Patienten die Indikation zur Anlage eines Ringfixateurs.

Bei etwa 40% der Patienten handelte es sich um sekundäre Zuweisungen nach einem Zeitraum von bis zu 6 Wochen, bei denen meist nach Voroperation problematische Haut-Weichteil-Verhältnisse, nicht selten infizierte Situationen oder Redislokationen vorlagen. Betroffen war häufig der hinsichtlich Durchblutung und Heilungsbereitschaft besonders gefährdete distale Unterschenkel.

Unter biomechanischen und funktionellen Gesichtspunkten ist auf eine Vielzahl grundlegender Regeln zu achten [1, 11]:

- Bei Frakturen werden üblicherweise 2 Ringe pro Hauptfragment eingebracht, ggf. ein weiterer in Frakturhöhe zur Plazierung von zusätzlichen Repositionsdrähten (Olivendraht).
- Läßt sich nur ein Ring an einem Hauptfragment befestigen, muß ein zusätzlicher Draht über einen Ausleger außerhalb der Ringebene montiert werden.
- Eine rechtwinklige Positionierung der Ringe zur jeweiligen Hauptfragmentachse ist erforderlich, um nach Endmontage und Reposition eine parallele Anordnung aller Ringe rechtwinklig zur Knochenlängsachse zu erzielen.

- Unter Berücksichtigung der Weichteile bzw. deren Schwellung muß ein möglichst kleiner Ringdurchmesser (1–2 Querfinger Abstand) gewählt werden, um die Steifigkeit zu optimieren.
- Zur Erhöhung der Biegesteifigkeit sollte der Abstand zwischen den äußeren Ringen möglichst groß sein (ganzen Extremitätenabschnitt ausnutzen).
- Die mittleren Ringe sind möglichst frakturnah (Stabilitätserhöhung) zu plazieren.
- Es ist ein adäquater Drahtdurchmesser zu wählen (am Fuß und bei Kindern 1,5, am Unterschenkel 1,8, am Oberschenkel 2 mm).
- Als Minimum gilt: 2 Drähte pro Ring unter räumlicher Anordnung auf jeder Ringebene, d.h. je ein Draht entlang der oberen bzw. unteren Ringfläche.
- Kreuzen der Drähte unter größtmöglichem Winkel (im Idealfall 90°) unter Berücksichtigung anatomischer Strukturen. Bei sehr spitzem Winkel von 2 Drähten zusätzlichen 3. Draht pro Ring plazieren.
- Gezieltes Verwenden von Olivendrähten zur Erhöhung der Scherstabilität oder zur Fragmentreposition mit interfragmentärer Kompression.
- Spannen der Drähte mit ca. 90–110 kp (je nach Drahtdurchmesser), Minimierung der Spanndistanz durch Verwendung adäquat kleiner Ringe.
- Auf die Erhaltung der Gelenkbeweglichkeit muß durch entsprechendes Plazieren der Drähte und Ringe geachtet werden (keine Sehnen fixieren, maximale funktionelle Länge bei Penetration des Muskels, z. B. beugeseitig offener 5/8-Ring gelenknah).

Fallbeispiel: Der 38jährige Patient erlitt bei einem PKW-Unfall ein Polytrauma und wurde nach auswärtiger Erstbehandlung 1 Woche später verlegt. Bei Übernahme war linksseitig eine offene supra-/ transkondyläre Oberschenkelmehrfragmentfraktur mit Gelenkbeteiligung durch Tibiakopfextension behandelt, eine offene Unterschenkelfraktur mit Wagner-Apparat und eine Innenknöchelfraktur durch Zuggurtung versorgt. Eine subkapitale Oberarmfraktur rechts war mit 3 Kirschner-Drähten stabilisiert.
Rechts persistierte eine im Unterschenkelgips ruhiggestellte, ursprünglich offene bimalleoläre Sprunggelenkluxationsfraktur mit dorsolateralem Volkmann-Dreieck und gesprengter Malleolengabel. Über dem Innenknöchel bestand eine Nekrose, nachdem initial dort ein Wundverschluß unter Einlage einer Septopal-Minikette vorgenommen worden war. Die bei Übernahme fortbestehende Subluxationsstellung ließ sich bei einem geschlossenen Repositionsversuch nicht korrigieren. Eine sekundäre offene Reposition und interne Osteosynthese war bei dieser Situation nicht möglich.
Die Fraktur wurde am folgenden Tag mit dem Ilisarow-Fixateur reponiert und für knapp 8 Wochen fixiert. Innen- wie Außenknöchel werden bei dieser Montage durch gesonderte Olivendrähte gefaßt. Durch die räumliche Verspannung der Drähte ist eine hohe Stabilität zu erzielen, so daß auch bei gelenknahen Frakturen häufig auf eine gelenkübergreifende Montage verzichtet werden kann. Gleichzeitig wurde die distale Femurfraktur links wegen des hohen Infektrisikos zunächst mit gelenkübergreifendem externen Fixateur ruhiggestellt. Bei blanden Verhältnissen schloß sich 3 Wochen später hier ein Verfahrenswechsel unter Verwendung einer Winkelplatte, kombiniert mit einer Spongiosaplastik, an. Der initial auswärts eingebrachte Wagner-Apparat am linken Unterschenkel wurde belassen.
Beide untere Extremitäten wurden unmittelbar postoperativ zunächst im Langsitz axial teilbelastet. Bei der für die Knochenheilung wichtigen frühzeitigen mechanischen Belastung bietet der Ringfixateur wesentliche Vorteile, insbesondere auch aufgrund seines nichtlinearen axialen Steifigkeitsverhaltens [3, 8, 10]. Wegen der erschwerten Mobilisationsbedingungen wurde nach Entfernung des Ilisarow-Apparates am rechten Unterschenkel ein Gehapparat angepaßt, in dem der Patient unter sukzessiver Belastungssteigerung innerhalb von ca. 6 Wochen zur Vollbelastung des rechten Beines gebracht werden konnte. Die schmerzfreie Beweglichkeit des OSG betrug 0/0/30 (Abb. 1a–e, S. 59).

Infekt-/Defektfrakturen, -pseudarthrosen, Osteitis

Infekt-/Defektfrakturen oder entsprechende Pseudarthrosen behandelten wir vor 1990 nach Ruhigstellung mit AO-Fixateur, Ausräumung infizierten Gewebes und temporärer Septopalketteneinlage zur anschließenden Defektauffüllung mit meist mehrschrittigen Spongiosatransplantationen. Auch bei Infektberuhigung war diese Methode an der unteren Extremität in Abhängigkeit von der aufgebauten Defektstrecke durch eine hohe Refrakturrate (bis 33%) belastet. Das spongiöse Transplantat ist wenig stabil und wird, wenn überhaupt, nur sehr langsam in kortikalen Knochen umgewandelt. Ilisarow erkannte die heilungsfördernden Auswirkungen der Zugspannung auf Gewebe und nutzte sie u.a. zur Verlängerung von Extremitäten oder Überbrükkung von knöchernen Defekten in einer Vielzahl unterschiedlicher Montagen aus [2, 4, 5].
Am häufigsten waren wir mit der Osteitis am Unterschenkel konfrontiert. Die außerordentliche Variabilität des Ilisarow-Instrumentariums gestattet jedoch eine individuelle Anpassung auch in Berei-

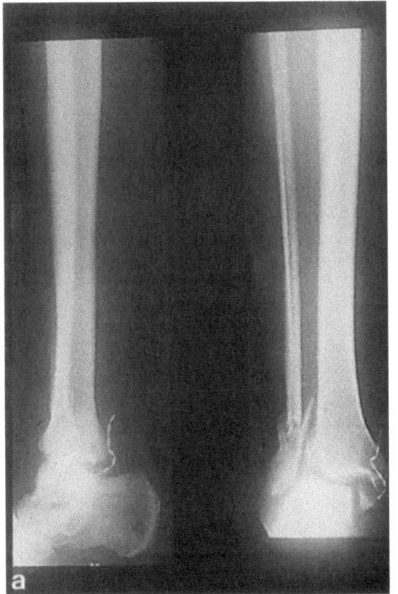
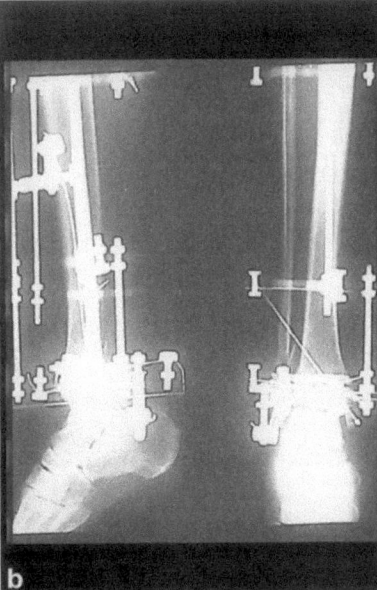
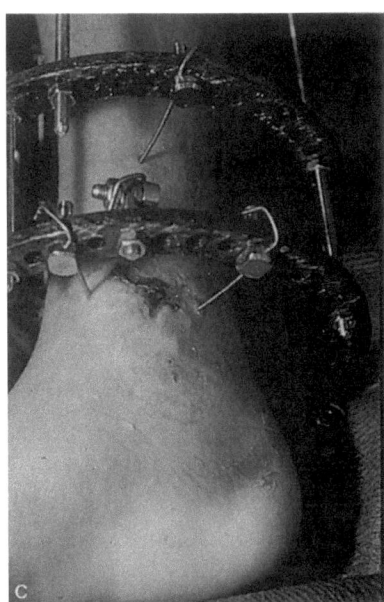
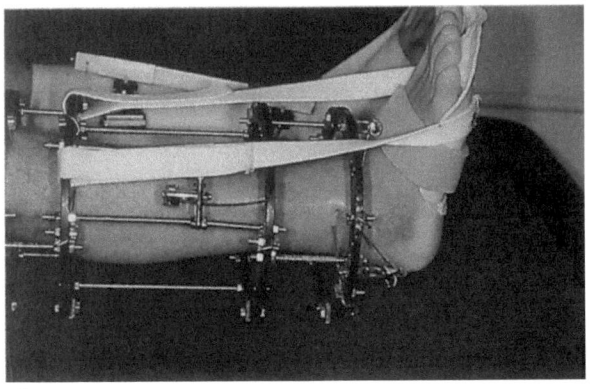
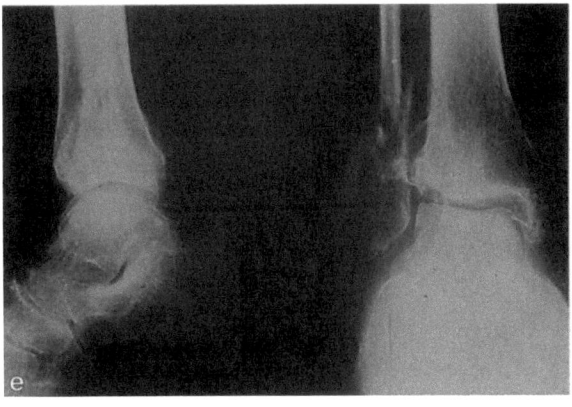

Abb. 1a–e. Bimalleoläre OSG-Fraktur mit dorsolateralem Volkmann-Dreieck und Nekrose über dem Innenknöchel bei einliegender Septopal-Minikette. **a** Röntgenbild 1 Woche nach dem Unfall. **b** Nach sekundärer Reposition und Fixation der Fraktur mit Ilisarow-Ringfixateur. Innen- wie Außenknöchel sind durch gesonderte Olivendrähte gefaßt. **c** Klinischer Aspekt der reizfreien Nekrosenabheilung nach geschlossener Reposition. Die verwendeten Kohlenstoffringe bieten eine wesentliche Gewichtseinsparung und bessere Röntgenbildbeurteilung. **d** Vorfußzügel zur Spitzfußprophylaxe. Durch die nicht gelenkübergreifende Fixateurmontage ist die Beübung des Sprunggelenkes möglich. **e** Nach Fixateurabnahme. Bei noch immobilisationsbedingter Kalksalzminderung des Knochens war das OSG schmerzfrei belastbar, die Beweglichkeit betrug zu diesem Zeitpunkt 0/0/30°

chen, die anderen Systemen nur schwer zugänglich sind.

Fallbeispiel: Der 38jährige Patient erlitt bei einem Sturz aus der Höhe u.a. eine beidseitige distale Radiusmehrfragmentfraktur, rechts drittgradig offen. Er wurde nach infizierter Osteosynthese und Kompartmentsyndrom mit ausgedehnter, fistelnder Osteitis des rechten Unterarmes und Destruktion des Handgelenkes zugewiesen. Die Beweglichkeit der Hand war hochgradig eingeschränkt (Extension/Flexion 0-40-40°, Radial-/Ulnarduktion 0-0-30°, Pronation/Supination 50-50-0°), die der Finger mit erheblicher Funktionseinbuße ebenfalls. Bei der Sequestrektomie entstand ein zirkulärer Radiusdefekt von 7,5 cm, die distale Ulna mußte köpfchennah gleichfalls reseziert werden. Es wurde unter leichter Verkürzung des Unterarmes ein Ilisarow-Apparat handgelenkübergreifend montiert, wobei je 2 Ringe am proximalen Unterarm und im Bereich der Mittelhand ausreichende Stabilität boten. Nach Kortikotomie wurde der entstandene Radiusdefekt durch Segmenttransport sukzessive überbrückt. Das Segment wurde um 1 mm/Tag verschoben. Transport- und anschließende Fixationszeit beanspruchten ca. 8 Monate. Nach Fixateurabnahme

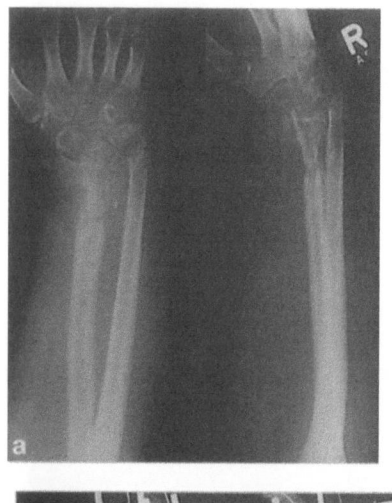
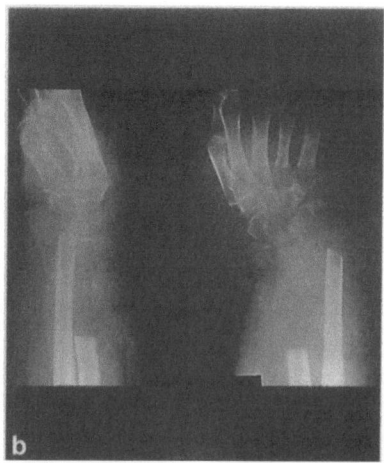
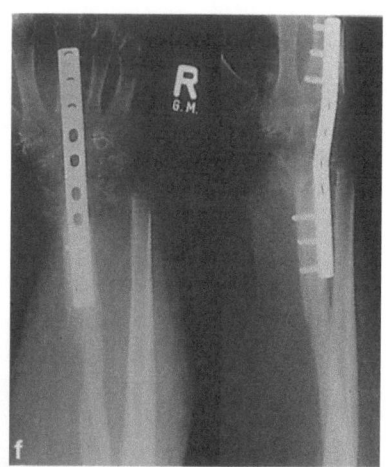
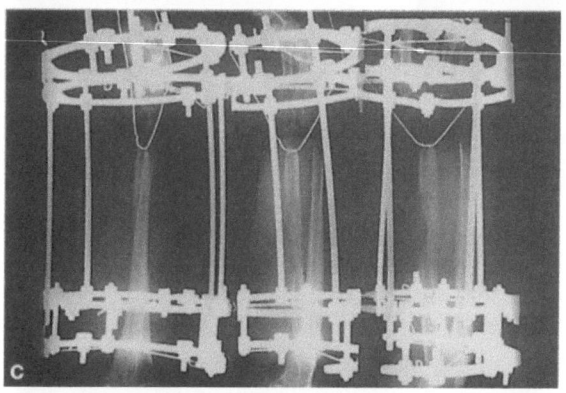
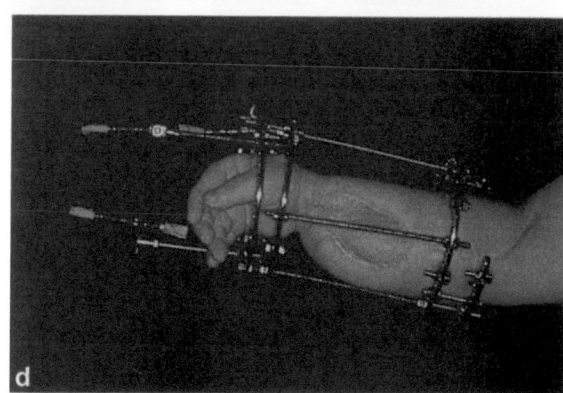
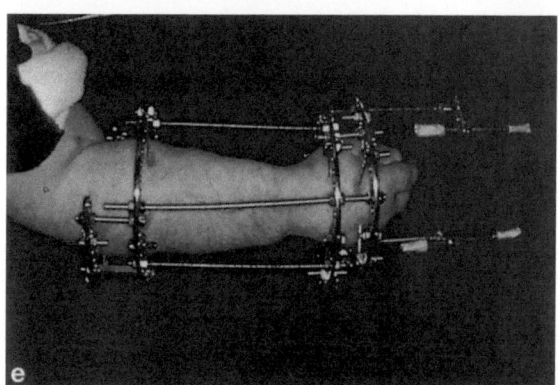
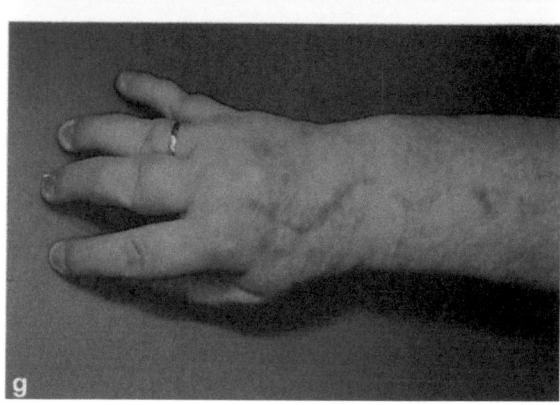
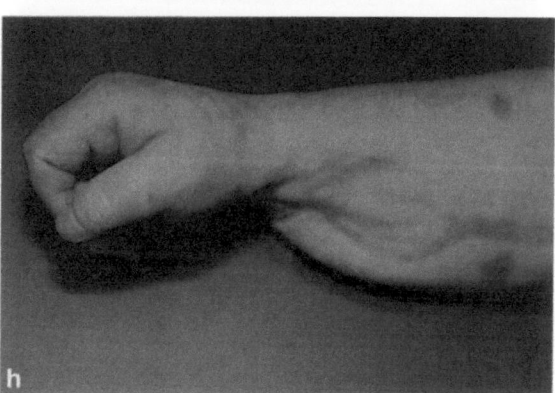

Abb. 2. a Röntgenbild einer persistierenden Osteitis des rechten Unterarmes mit Handgelenkbeteiligung nach Radiusosteosynthese, Metallentfernung und Spül-Saug-Drainage. **b** Nach Sequestrektomie. Es liegt ein zirkulärer Defekt des distalen Radius von 7,5 cm vor. Die distale Ulna und proximale Anteile der Handwurzel waren in das Infektgeschehen einbezogen und mußten ebenfalls reseziert werden. **c** Nach Anlage des Ringfixateurs und Segmenttransport. Der Zug wurde über v-förmig geführten Draht mit 1 mm/Tag durchgeführt. Die Knochenneubildung läuft an der weniger weichteilgedeckten radialen Seite der Distraktionsstrecke langsamer ab. **d–h** s. S. 61

schloß sich bei blanden Verhältnissen unter autologer Spongiosaanlagerung eine intern durchgeführte Arthrodese des Handgelenkes an. Es resultierte eine belastbare Extremität in guter Gebrauchsstellung der Hand. Dieser Patient wurde in Zusammenarbeit mit der handchirurgischen Abteilung behandelt (Abb. 2a–h).

Nach unseren bisherigen Erfahrungen bietet der Segmenttransport bei zirkulären knöchernen Defektstrecken ab 3 cm wesentliche Vorteile [10]. Der Segmenttransport wird den Erkenntnissen Ilisarows entsprechend mit 1 mm pro Tag in 4 Teilschritten durchgeführt [2, 4, 6]. Es kann in der Regel auf mehrfache Spongiosatransplantationen verzichtet werden. An der Docking-side verkürzt jedoch die Anfrischung des Gewebes in Verbindung mit einer einmaligen Spongiosaanlagerung die Konsolidierungszeit [13]. Diese entspricht in etwa dem Doppelten der Transportzeit. Der neugebildete Knochen im Distraktionsbereich weist darüber hinaus primär kortikale Struktur auf [2, 10]. Das läßt eine geringere Refrakturrate erwarten. Die wachstumsstimulierende Wirkung des dosierten Zugs umfaßt alle Gewebe, so daß gleichzeitig auch Haut-Weichteil-Defekte eine hohe spontane Heilungstendenz aufweisen. Aufwendige freie Lappentransplantationen mit mikrovaskulärem Anschluß ließen sich dadurch einige Male vermeiden. Deren Anzahl ist bei derartigen Situationen in unserer Klinik zurückgegangen.

Komplexe Fehlstellungen

Posttraumatische komplexe knöcherne Deformitäten gehen häufig mit einer Extremitätenverkürzung einher. Liegt kein effektiver knöcherner Substanzverlust oder eine Dislokation ad longitudinem vor, so kann auch die Angulation eine funktionelle Verkürzung bewirken. Interne, wesentlich invasivere Korrekturverfahren bieten häufig nicht die Möglichkeit, der gesamten Problematik auch im Hinblick auf die für die Heilung notwendige,

◁ Abb. 2 (*Fortsetzung*). d, e Klinisches Bild während des Segmenttransportes. Um die Ellengelenkbeugung nicht einzuschränken, wurde proximal ein Halbring montiert. f Nach Fixateurentfernung und interner Arthrodese des Handgelenkes, die mit autologer Spongiosaplastik verbunden wurde. g, h Klinisches Ergebnis nach Segmenttransport und Arthrodese des Handgelenkes

möglichst ungestörte Blutversorgung gerecht zu werden. Ferner ist das intraoperativ erreichte Ergebnis definitiv, eine gewebeschonende sukzessive Korrektur ist postoperativ nicht mehr durchführbar. Externe Fixationssysteme weisen hierbei Vorteile auf.

Insbesondere bei multiplanen Fehlstellungen läßt der Ringfixateur aufgrund seiner Variabilität eine nahezu uneingeschränkte Anpassung an die jeweilige Situation zu. Eine detaillierte präoperative Analyse der Fehlstellung und Planung der nachfolgenden Korrekturschritte ist in jedem Falle notwendig. Dabei kommt der Lokalisation der Kortikotomie und der exakten Plazierung der Achsdrehpunkte eine wesentliche Bedeutung zu. Fehlstellungskomponenten bis zu 15° können nach Ilisarow unmittelbar intraoperativ korrigiert werden, größere sollten unter dem Aspekt der Gewebe- und Durchblutungsschonung sukzessive gerichtet werden [3]. Bei auch notwendiger Verlängerung empfiehlt sich zunächst die Achskorrektur.

Fallbeispiel: Ein 35jähriger Patient erlitt bei einer schweren Quetschverletzung eine drittgradig offene Oberschenkelmehretagenfraktur mit Zerreißung der A. poplitea. Nach Gefäßrekonstruktion und Anlage eines Fixateurs externe entwickelte sich eine Kniegelenkinfektion. Das Fremdmaterial wurde entfernt und ein Becken-Bein-Gips angelegt. Es resultierte eine knöchern fixierte komplexe Fehlstellung mit 20 Grad Varus, 30 Grad Antekurvations- und 10 Grad Außenrotationsabweichung. Das Bein war 4,5 cm verkürzt, das Kniegelenk auf 0/0/35 Grad eingesteift, als der Patient in unserer Klinik aufgenommen wurde. Vorrangiges Ziel war die Achskorrektur und Längenwiederherstellung.

Bei der Montage wurden 2 Ringe proximal und distal der geplanten Kortikotomie jeweils rechtwinklig zu den entsprechenden Achsen angebracht. Wir sind dazu übergegangen, am proximalen Femur Schanz-Schrauben statt der Drähte zu verwenden. Intraoperativ wurde die Rotationsfehlstellung komplett, die Varusabweichung partiell korrigiert. Bei der Kortikotomie wurde die Ebene der größten Fehlstellung in Verbindung mit der Verkürzung berücksichtigt. Die Positionierung der Gelenkverbindungen und damit des Drehpunktes gestattete während des weiteren sukzessiven Ausgleichs nicht nur eine Achskorrektur, sondern auch gleichzeitigen Längengewinn. Computertomographisch ließen sich ausreichender Längenzuwachs und Rotation bestimmen. Während der Korrekturphase wurde bereits mit einer Teilbelastung begonnen, die während der anschließenden Konsolidierungsphase bis hin zur Vollbelastung gesteigert wurde, um hierdurch die knöcherne Konsolidierung zu fördern (Abb. 3a–e).

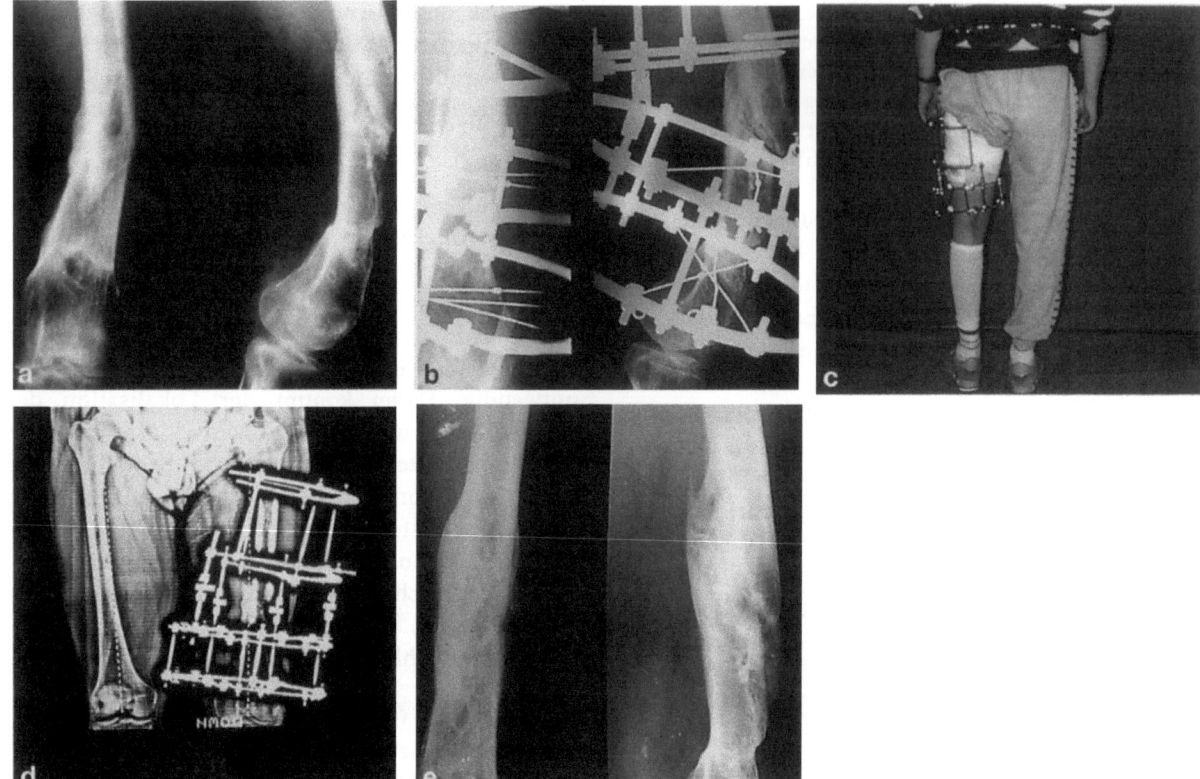

Abb. 3a–e. a Röntgenbild der posttraumatischen komplexen Varus-/Antekurvations- und Außenrotationsfehlstellung des Oberschenkels. **b** Nach Ringfixateurneuanlage und Kortikotomie. Die Außenrotationsfehlstellung wurde intraoperativ sofort korrigiert, die der übrigen erfolgt sukzessive. Die jeweiligen Ringebenen sind rechtwinklig zu den entsprechenden Fragmentachsen montiert, so daß nach Abschluß der Korrektur eine parallele Ringanordnung resultiert. **c** Klinisches Bild nach erfolgter Achskorrektur in der Konsolidierungsphase. Der Patient belastet zunehmend bis zur Vollbelastung. **d** Rotations- und Längenausgleich können im CT überprüft werden. Nach abgeschlossener Korrektur verlaufen die Ringebenen weitgehend parallel. **e** Korrekturergebnis nach Fixateurabnahme

Eine weitere Indikation zur Anwendung des Ringfixateurs sehen wir in der Behandlung chronisch subluxierter, nicht belastbarer Gelenke. Derartige posttraumatische Veränderungen sind insgesamt zwar eher selten, sie werfen dafür jedoch um so größere Probleme auf [12].

Fallbeispiel: Zusammengefaßt handelte es sich um die Folgen eines Arbeitsunfalles, bei dem sich der 52jährige Patient eine schwere Quetschverletzung des linken Unterschenkels mit Peroneus- und Tibialisparese sowie nachfolgendem Kompartmentsyndrom zugezogen hatte. Wegen zusätzlich aufgetretener Infektion waren mehrfache Revisionseingriffe durchgeführt worden. Es lag bei Aufnahme in unserer Klinik ein halbes Jahr später ein fixierter Supinationsspitzfuß von 40° vor, der unabhängig von den Paresen zu einer hochgradigen Gebrauchseinschränkung des Beines führte. Ziel unserer Behandlung war die Aufrichtung des Fußes in eine belastbare Stellung.

Es wurde dazu eine sprunggelenkübergreifende Montage durchgeführt und eine sukzessive Redression der Fehlstellung vorgenommen. Halbringe an Kalkaneus und den distalen Metatarsalia wurden über gelenkige Verbindungen mit einem als Widerlager dienenden Zweiringsystem proximal des oberen Sprunggelenkes verbunden. Durch nach proximal gerichteten Zug am Vorfuß und nach distal gerichtete Mobilisation am Kalkaneus konnte unter gleichzeitiger Korrektur der Supinationsfehlstellung der Spitzfuß ohne weitere offene Maßnahmen innerhalb eines ca. 3wöchigen Zeitraumes weitestgehend ausgeglichen werden. In korrigierter Stellung wurde der Apparat zur Fixation über weitere Wochen belassen, das Repositionsergebnis konnte gehalten werden (Abb. 4a–f). Trotz Anpassung maßgefertigten Schuhwerks trat wegen der Asensibilität der Fußsohle in der Folgezeit ein Druckulkus über dem Metatarsale-V-Köpfchen mit Osteitis auf. Eine lokale Revision wurde erforderlich.

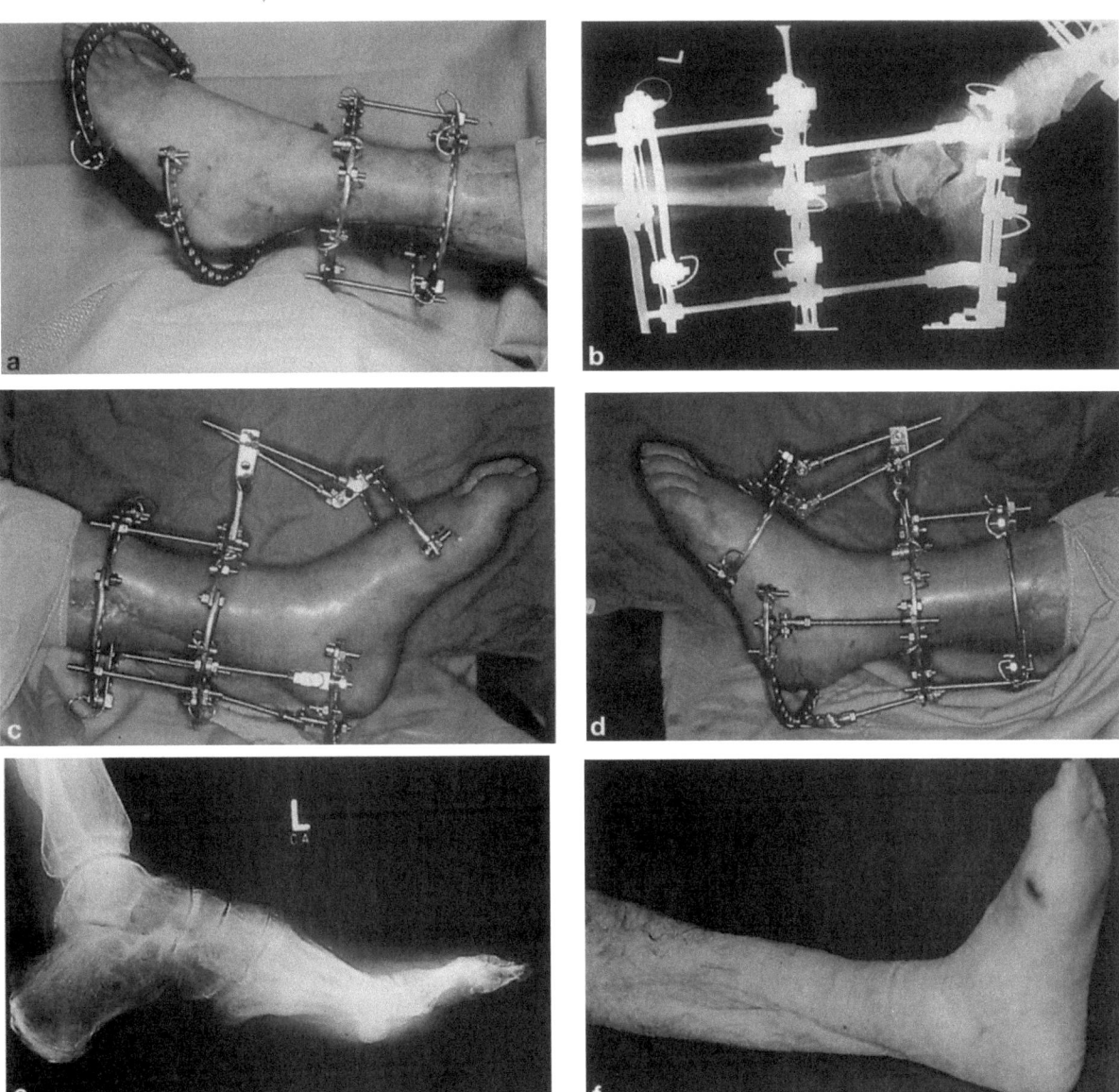

Abb. 4a–f. Chronisch fixierter Spitzfuß. a Intraoperative Situation: Halbringe an Kalkaneus und Vorfuß werden anschließend mit den am distalen Unterschenkel montierten Ringen über mit Gelenken versehene Gewindestangen verbunden. b Seitliches Röntgenbild vor Beginn der Redression. c, d Intraoperative Situation nach partiellem Spitzfußausgleich. Ein Draht mußte gewechselt und die gelenkige Ringverbindung partiell ummontiert werden. e, f Röntgenbild und klinisches Bild nach Spitzfußausgleich und Fixateurabnahme

Wir konnten aus der Behandlung weiterer Patienten mit chronischer Gelenkfehlstellung lernen, daß erhebliche Kräfte auch während der sukzessiven Redression wirken. Die Montage muß dementsprechend stabil und mit genügend großen Hebelarmen versehen sein.

Schlußfolgerungen

Nach unseren bisherigen Erfahrungen bietet das Ilisarow-Verfahren insbesondere bei erschwerten Ausgangsbedingungen Vorteile gegenüber anderen Methoden. Kein anderes externes Fixationssystem ist vergleichbar variabel und läßt sich so individuell der jeweiligen Situation anpassen. Dieser Vorzug kommt bei der Korrektur komplexer, multiplaner Fehlstellungen zum Tragen. Die Kallusmodulation bei frischen Defektfrakturen gestattet den postoperativen Ausgleich verbliebener Dislokationen und Verkürzungen. Bei der Behandlung von chronischen knöchernen Defekten >3 cm oder Verkürzungen ist die Segmentverschiebung bzw. Distraktionsosteoneogenese zur Methode der Wahl geworden. Auf mehrfache autologe Spongiosatransplantationen zur Defektüberbrückung kann in der Regel verzichtet werden, Operationen in ursprünglich unverletzten Körperregionen lassen sich dadurch reduzieren.

Nach „Andocken" läßt sich durch Anfrischen des Bereichs in Verbindung mit einer einmaligen Spongiosaplastik die Heilungszeit verkürzen. Der durch Distraktion neugebildete Knochen weist kortikale Struktur auf, die Gefahr einer Refraktur erscheint dadurch geringer. Die biomechanischen Eigenschaften des Ringfixateurs erlauben eine frühzeitige belastete Funktion und wirken dadurch dystrophischen Prozessen entgegen. Bei der Redression chronisch fixierter Gelenkfehlstellungen müssen neben ausreichend stabiler Konstruktion große Hebelarme vorgesehen werden, da erhebliche Widerstände zu überwinden sind. Die sukzessive Korrektur der Gelenkstellung wird von den Patienten gut toleriert.

Die Montage des Ringfixateurs erscheint zunächst komplizierter und zeitaufwendiger. Sie erfordert neben Übung die Berücksichtigung von Details sowie eine exakte präoperative Planung. Mit zunehmender Erfahrung ließen sich dadurch Anfängerfehler vermeiden und lange Operationszeiten verkürzen.

Bei elektiven Eingriffen sollte das Ringsystem am Tage vor der Operation vormontiert werden. Hinsichtlich des Tragekomforts weist der Ringfixateur gegenüber unilateralen externen Systemen v.a. am Oberschenkel Nachteile auf. Wir sind deshalb dazu übergegangen, zumindest am proximalen Femur Schanz-Schrauben mit modifizierten Ringen zu verwenden.

Nachdem wir die ersten 100 Ilisarow-Apparate montiert hatten, haben wir in einer abteilungsinternen Konferenz über die Indikationen bzw. alternative Behandlungsverfahren diskutiert. Dabei kamen wir in über 50% der Fälle zu dem Ergebnis, daß ohne das Ilisarow-Verfahren nur über erhebliche invasivere und patientenbelastendere Operationsmethoden hätte in etwa das gleiche Ziel erreicht werden können.

Zusammenfassung

Im Mai 1990 wurde der Ilisarow-Ringfixateur erstmals in unserer Klinik eingesetzt. Anhand von Anwendungsbeispielen werden grundsätzliche Montageprinzipien und wichtige Indikationsbereiche dargestellt. Hierbei handelt es sich um „Problemfrakturen", komplexe knöcherne Fehlstellungen oder chronische Gelenkfehlstellungen mit nicht belastbarer Extremität. Darüber hinaus ist im Rahmen der Osteitisbehandlung die Überbrückung knöcherner Defektstrecken durch Segmenttransport bzw. Distraktionsosteogenese zu einer Domäne des Ilisarow-Verfahrens geworden. Die Methode erfordert Übung und erscheint zunächst in ihrer Anwendung schwieriger als andere Verfahren. Sie bietet jedoch nicht nur unter minimalinvasiven Gesichtspunkten Vorteile insbesondere bei erschwerten Ausgangsbedingungen.

Literatur

1. Ilizarov GA (1992) Transosseous osteosynthesis. Springer, Berlin Heidelberg New York Tokyo, p 63
2. Ilizarov GA (1992) Transosseous osteosynthesis. Springer, Berlin Heidelberg New York, p 137
3. Ilizarov GA (1992) Transosseous osteosynthesis. Springer, Berlin Heidelberg New York, p 257
4. Ilisarow GA (1991) Klinische Aspekte allgemeinbiologischer Gesetzmäßigkeiten der Einwirkung von Zugspannung auf die Genese und das Wachstum des Gewebes. In: Wolter D, Zimmer W (Hrsg) Die Plattenosteosynthese und ihre Konkurrenzverfahren. Springer, Berlin Heidelberg New York Tokyo, S 67
5. Ilisarow GA (1989) The tension-stress effect on the genesis and growth of tissues, part I: The influence of stability of fixation and soft-tissue preservation. Clin Orthop 238:249
6. Ilisarow GA (1989) The tension-stress effect on the genesis and growth of tissues, part II: The influence of rate and frequency of distraction. Clin Orthop 238:263
7. Josten C, Walz M, Schumann C, Muhr G (1993) Universaler Fixateur versus Ringfixateur – unterschiedliche Konsolidierung des Knochenregenerates beim Segmenttransport nach Ilisarow. Hefte Z Unfallchir 232:222
8. Jürgens C, Schmidt HGK, Schümann U, Fink B (1992) Der Ilisarow-Ringfixateur und seine technische Anwendung. Unfallchirurg 95:529
9. Kortmann HR, Wolter D, Bisgwa F, Meffert R (1992) Die Frakturbehandlung des Kalkaneus und des Mittelfußes mittels geschlossener Reposition und Fixation im Ilisarow-Fixateur. Unfallchirurg 95:541

10. Schmidt HGK, Wolter D, Schultz JH, Faschingbauer M (1993) Die Behandlung langstreckiger infizierter Knochendefekte durch Segmenttransport oder Verlängerung. Hefte Z Unfallchir 232:219
11. Schneider E, Sasse S, Schmidt HGK, Schümann U (1992) Zur Biomechanik des Ringfixateurs – Beiträge einzelner Strukturelemente. Unfallchirurg 95:580
12. Schultz JH, Jürgens C, Ortel G (1992) Die Behandlung chronischer Gelenkfehlstellungen. Unfallchirurg 95:559
13. Taylor JC (1992) Delayed union and nonunion of fractures. In: Crenshaw AH (ed) Campbell's operative orthopedics, vol II. Mosby St. Louis, Mo, p 1304
14. Tscherne H, Oestern HJ (1982) Die Klassifikation des Weichteilschadens bei offenen und geschlossenen Frakturen. Unfallheilkunde 85:111

Möglichkeiten und Grenzen der Ilisarow-Methode mit dem Ringfixateur bei Verlängerung und Fehlbildungen

J. Correll und A. Kochs

Einleitung

Die Ilisarow-Methode wird seit 1986 an der orthopädischen Kinderklinik in Aschau angewandt. Bisher wurden über 225 Verfahren nach dieser Methode durchgeführt. Der Hauptanteil liegt bei der ein- und beidseitigen Verlängerung. Hierbei wird einseitig bei Beinlängendifferenz und beidseitig simultan bei Minderwuchs verlängert. Es lassen sich Verlängerungsstrecken von bis zu 14 cm reproduzierbar erreichen. Der Healingindex liegt hierbei bei ca. 50 Tagen/cm für die einseitigen Verlängerungen und ca. 30 Tagen/cm für die beidseitige Verlängerung. Neben den statistischen Werten muß den Problemen und Komplikationen der Methode besondere Aufmerksamkeit zukommen, da eine unkritische Anwendung fatale Folgen nach sich ziehen kann.

Material und Methode

Bei unseren Patienten handelt es sich fast ausschließlich um Kinder und Jugendliche mit angeborenen Fehlbildungen, idiopathischer Beinlängendifferenz, posttraumatischen Beinverkürzungen sowie Verkürzungen bei Poliomyelitis und anderen Krankheitsbildern. In 121 Fällen wurde eine ein- oder beidseitige Verlängerung am Unterschenkel bzw. eine einseitige Verlängerung mit gleichzeitiger Korrektur am Oberschenkel durchgeführt. Daneben wurde in 51 Fällen eine Fußkorrektur hauptsächlich bei angeborenem und erworbenem Klumpfuß vorgenommen. Reine Achsenfehlstellungen wurden in 30 Fällen korrigiert, Pseudarthrosen in 4 Fällen nach dem Distraktions-Kompressions-Verfahren konsolidiert. In 19 Fällen waren bei unserem eigenen Patientengut Nachoperationen ebenfalls nach der Ilisarow-Methode notwendig.
Die Abb. 1 gibt eine Übersicht über die bisher an der Orthopädischen Kinderklinik Aschau nach der Ilisarow-Methode durchgeführten Verfahren.

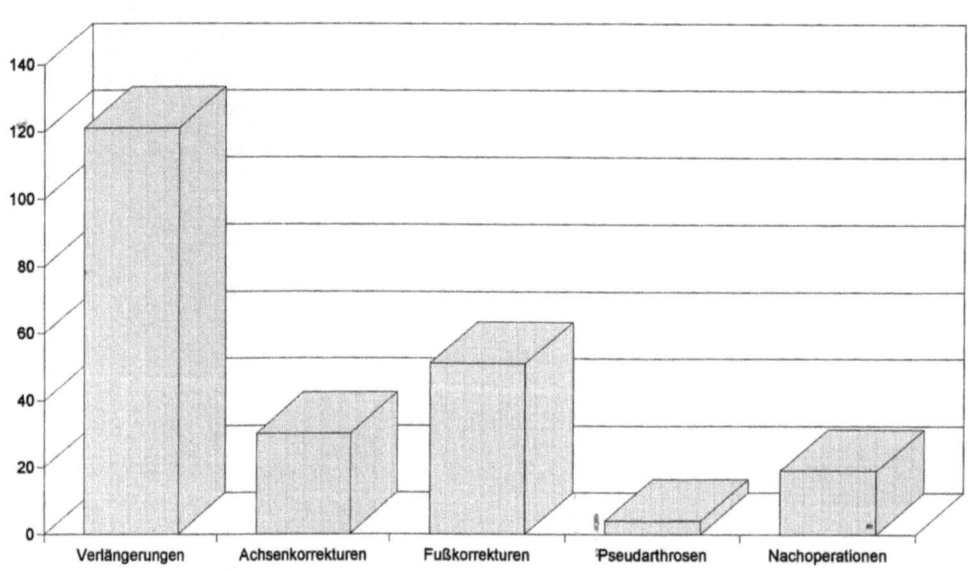

Abb. 1. Übersicht der bisher durchgeführten Ilisarow-Verfahren (n=225)

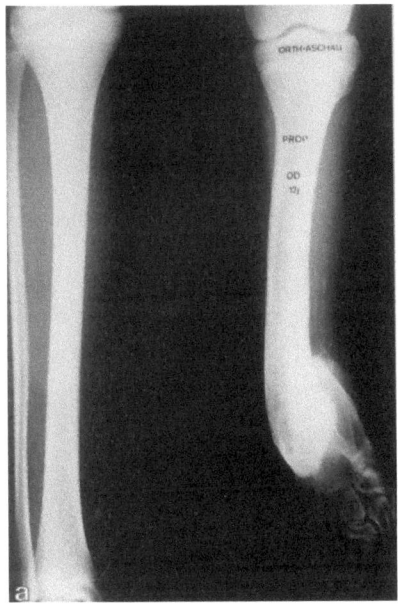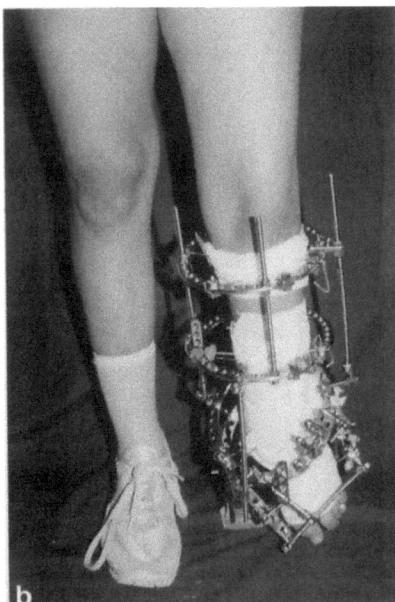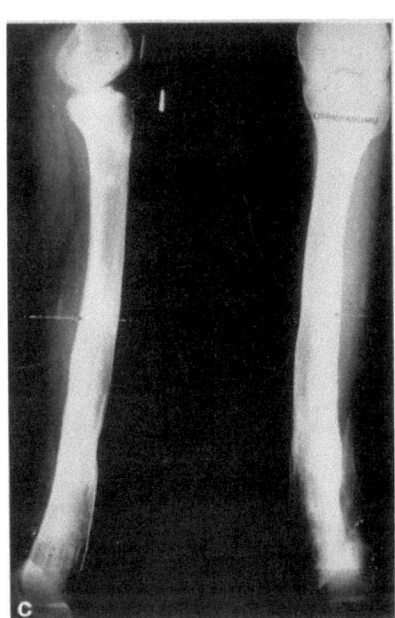

Abb. 2a–c. Patient Ö.D., 12 Jahre. Subtotale Fibulaaplasie links. Verlängerung um 13,5 cm, Korrektur der Achsenfehlstellung, Schaffung einer lateralen Fußabstützung durch synchrone Verlängerung des Fibularudiments. **a** Präoperativer Zustand. Ein subtotales Fibularudiment ist feststellbar. **b** Während der Verlängerung und gleichzeitigen Fußkorrektur. **c** Postoperatives Ergebnis. Es ist nunmehr ein ca. 7 cm langes Fibulastück nachweisbar, das den Talus (synostotisch mit dem Kalkaneus verbunden) lateral stabilisiert

Technik

Die Beinverlängerungen mit dem Ilisarow-Apparat werden bei uns standardmäßig am Unterschenkel vorgenommen. Verlängerungen am Oberschenkel führen wir in der Regel mit einem monolateralen Fixateur durch. Das Ilisarow-Instrumentarium kommt hier nur bei spezieller Indikation zur Anwendung.
In Abwandlung des Ilisarow-Prinzips wird der Apparat am Unterschenkel mit einer proximalen und distalen Doppelringkonstruktion angelegt, um Achsenabweichungen besser kontrollieren zu können. Intraoperativ wird die Kortikotomie in unserer Modifikation durch eine tangentiale Bohrosteoklasie („Borkenkäferkompaktotomie"), medial und lateral an der Tibia bzw. dorsal und ventral am Femur, durchgeführt. Der verbleibende Knochenanteil wird mit dem Kortikotomiemeissel unter Sicht durchtrennt. Durch diese Vorgehensweise ergeben sich glatte Kortikotomieflächen unter Schonung von Periost und Endost, so daß unter Distraktion eine regelmäßige Autoregeneratbildung auftritt [3, 4].

Ergebnisse

Die bisher vorgenommenen Unterschenkelverlängerungen teilten sich in ein- und beidseitige Verlängerungen mit nahezu gleichen Fallzahlen auf.
Bei den einseitigen Verlängerungen zum Ausgleich einer Beinlängendifferenz herrschten die longitudinalen Fehlbildungen (19mal) mit Tibia- und Fibulahypoplasie oder -aplasie vor, welche oftmals in Alternative zur Amputation behandelt wurden. Hierbei bestanden Beinlängendifferenzen von bis zu 20 cm (Abb. 2).
Andere therapierte Krankheitsbilder mit einseitiger Beinverkürzung waren u.a. posttraumatische Verkürzungen, Verkürzungen durch kartilaginäre Exostosen, eine fibröse Dysplasie oder bei M. Ollier (Abb. 3, 4).
Die Verlängerung bei Hüftdysplasie wurde ebenfalls am Unterschenkel vorgenommen, obwohl eine Oberschenkelverkürzung bestand. Der Grund lag in der Hüftprotektion: Eine bereits vorgeschädigte Hüfte kann durch die hüftüberspringende Muskulatur unter der Verlängerung weiteren Schaden nehmen bzw. luxieren. Der Nachteil der unterschiedlichen Kniegelenkhöhe nach Abschluß der Behandlung wird dabei in Kauf genommen.

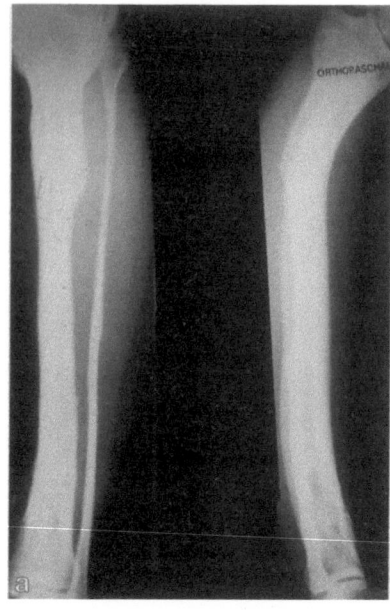 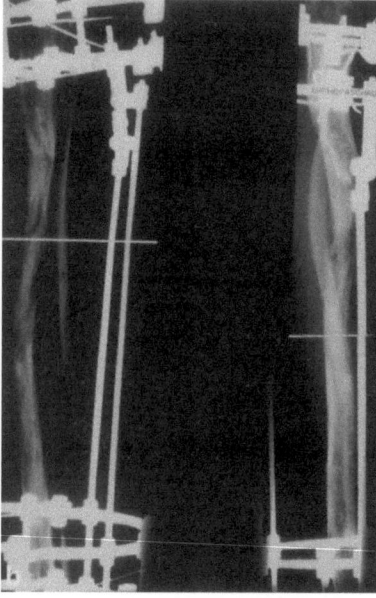 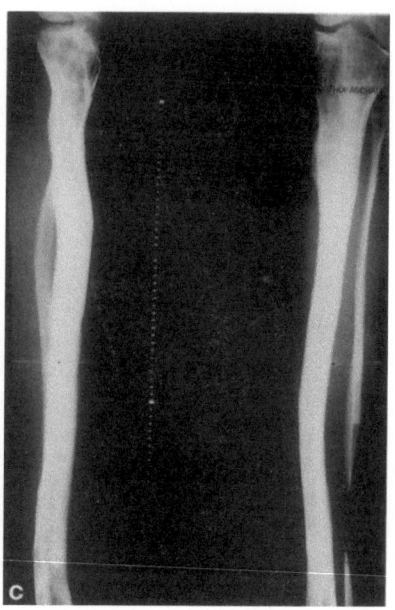

Abb. 3a–c. Patient K.A., 18 Jahre. Morbus Ollier, Zustand nach 8 auswärtigen Voroperationen, Beinverkürzung 18 cm. Rekurvation von ca. 30°. **a** Präoperativ. **b** Während der Verlängerung. Die Rekurvationsfehlstellung ist bereits behoben, das Autoregenerat zeigt in seinem mittleren Anteil noch deutliche Strukturschwächen. **c** Nach Abschluß der Behandlung. Vollständige knöcherne Konsolidierung des Autoregenerats

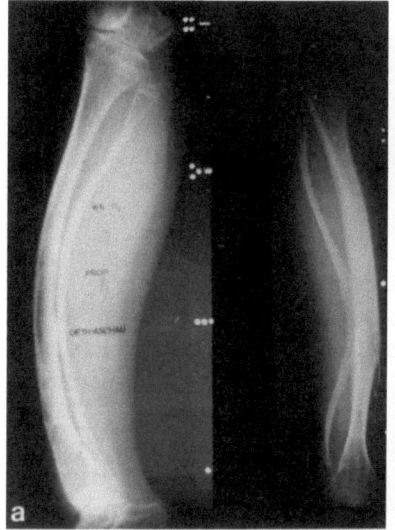 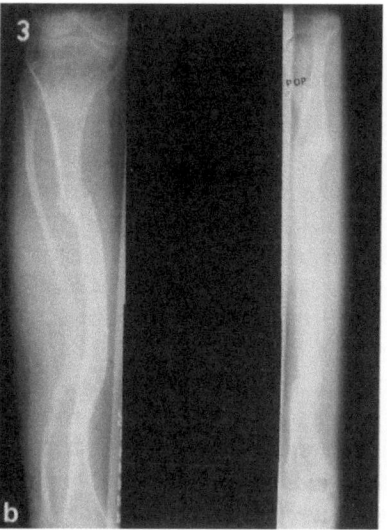 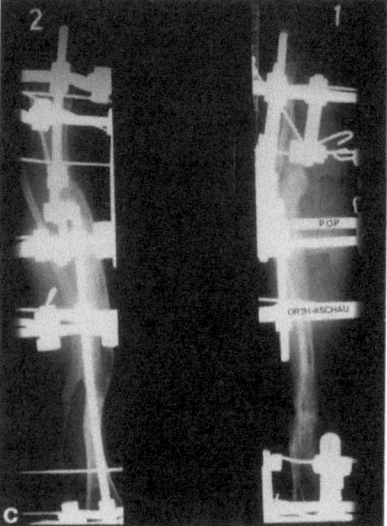

Abb. 4a–c. Patient W.N., 13 Jahre. Osteogenesis imperfecta. Hochgradige Valgusantekurvationsfehlstellung an beiden Unterschenkeln, ausgeprägte Varusantekurvationsfehlstellung an beiden Oberschenkeln. Wegen starker Schmerzen keine Gehfähigkeit. Anwendung des Ilisarow-Verfahrens an beiden Unterschenkeln und beiden Oberschenkeln in 4 voneinander unabhängigen Sitzungen. Ausgradung der Fehlstellungen. Später auch im weiteren Verlauf beschwerdefreie Gehfähigkeit. **a** Präoperativer Zustand des rechten Unterschenkels. **b** Während der Korrektur, kurz vor Konsolidierung rechter Unterschenkel. **c** Postoperativer Zustand des rechten US

Abb. 5a–g. Patient P.S., 14 Jahre. Achondroplasie: Beidseitige simultane Oberarmverlängerung nach Ilisarow. Längengewinn 8,5 cm. Keine funktionellen Ausfälle während und nach der Behandlung. **a** Präoperativer Befund. **b** Postoperativ während der Verlängerung klinisch. **c** Postoperativ kurz vor Abnahme des Apparates (rechter Arm). **d** Rechter Arm im Vergleich präoperativ (*rechte Bildhälfte*) und postoperativ (*linke Bildhälfte*). Verlängerung 8,5 cm. **e** Funktionsbild postoperativ. **f** Funktionsbild postoperativ. **g** Postoperativer Aspekt nach beidseitiger Oberarmverlängerung von 8,5 cm (nebenbefundlich US-Verlängerung um 11,3 cm)

Möglichkeiten und Grenzen der Ilisarow-Methode mit dem Ringfixateur 69

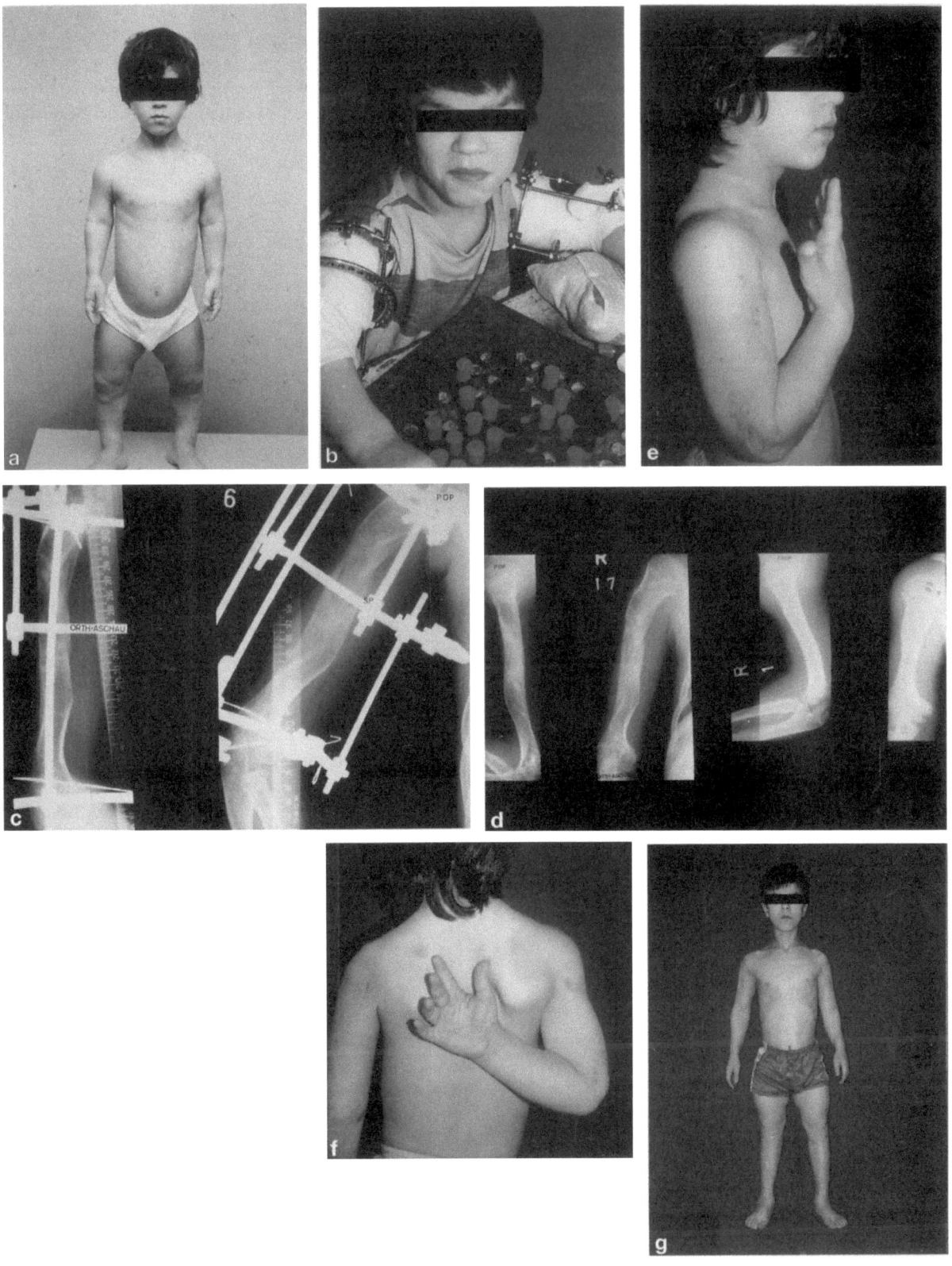

Tabelle 1. Ergebnisse (statistische Übersicht)

	Verlängerung [cm]			Prozentuale Verlängerung [%]			Healingindex [Tage/cm]		
	Minimum	Maximum	Mittelwert	Minimum	Maximum	Mittelwert	Minimum	Maximum	Mittelwert
Einseitige Verlängerung	1,4	13,5	5,5	3,8	52,0	17,0	25,5	104,2	48,9
Beidseitige Verlängerung	4,0	14,5	9,8	14,0	70,7	39,8	19,7	89,5	31,5

Auch bei Lähmungsverkürzungen war entgegen anderslautenden Meinungen eine Verlängerung bis zum Beinlängenausgleich möglich.

Die beidseitige Unterschenkelverlängerung wurde bei dysproportioniertem Minderwuchs durchgeführt. Sie zielte auf einen maximalen Längengewinn hin.

Wir führten die Verlängerung simultan an beiden Unterschenkeln durch. Das Cross-leg-Verfahren mit Verlängerung z.B. des rechten Oberschenkels und des linken Unterschenkels wenden wir nicht an, da bei einem Verlängerungsabbruch auf jeden Fall eine weitere Verlängerung in umgekehrter Konstellation notwendig wäre (Abb. 5).

Ein Beinlängenausgleich bei einseitiger Verlängerung konnte in 90% der Fälle erreicht werden. Hierbei betrug die mittlere Verlängerungsstrecke 5,5 (Minimum 1,4, Maximum 13,5) cm. Die prozentuale Verlängerung bezogen auf die präoperative Unterschenkellänge betrug durchschnittlich 17,0 (Minimum 3,6, Maximum 52,0)%.

Der als Vergleichsparameter erstellte Healingindex bezeichnet die Tragezeit des Apparats von der Apparatanlage bis zur -abnahme dividiert durch die erreichte Verlängerungsstrecke. Er betrug bei der einseitigen Verlängerung im Mittel 48,9 (Minimum 25,5, Maximum 104,2) Tage/cm.

Bei der beidseitig simultanen Verlängerung lag die durchschnittliche Verlängerung bei 9,8 (Minimum 4,0, Maximum 14,5) cm, was 39,8% der präoperativen Unterschenkellänge entsprach (Minimum 14,0%, Maximum 70,7%). Der Healingindex lag mit 31,5 Tage/cm erheblich unter dem Wert der einseitigen Verlängerungen. Erklärung hierfür bieten die oftmals notwendigen Korrekturen bei den einseitigen Verlängerungen, die durchschnittlich höheren Verlängerungsstrecken bei beidseitiger Verlängerung, welche nach unseren Studien rascher konsolidieren, sowie die fehlende Möglichkeit der beidseitig verlängerten Patienten, die Extremität zu entlasten. Hierdurch besteht eine permanente zyklische Kompression des Autoregenerats, welche sich als positiv für die rasche Konsolidierung erwiesen hat.

Probleme und Komplikationen

Die bei der Extremitätenverlängerung aufgetretenen Schwierigkeiten wurden in Abänderung des Schemas von Paley in Probleme und Komplikationen aufgeteilt [7], (Abb. 6). Probleme stellen solche Schwierigkeiten dar, welche unter der Behandlung beseitigt werden konnten und keinen Einfluß auf das Behandlungsergebnis hatten. Als Komplikationen definieren wir Schwierigkeiten, welche das Behandlungsergebnis gefährdeten, über das Behandlungsende hinaus fortbestanden oder eine Nachoperation notwendig machten.

Bei den Problemen überwog die korrigierte Achsenabweichung, welche bis zum Behandlungsabschluß durch asymmetrische Distraktion beseitigt werden konnte, und die Drahtaustrittsreizung, welche bei Infektion auch eine Antibiotikagabe notwendig machte. Bei mangelhafter radiologischer Dichte des Autoregenerats führten wir eine reduzierte Verlängerung mit weniger als 1 mm/Tag oder einen Drehstopp durch. Zusätzlich wird die Belastung durch Intensivierung der krankengymnastischen Übungsbehandlung erhöht. Ein reduzierter Bewegungsumfang der angrenzenden Gelenke, zumeist eingeschränkte Kniestreckung und Fußextension, erfordert ebenfalls eine Intensivierung der Krankengymnastik.

Bei den Komplikationen (Abb. 7) waren u.a. in 19 Fällen Nachoperationen erforderlich. Es handelte sich hierbei z.T. um Rekortikotomien bei vorzeitigem Durchbau des Autoregenerats. Eine vorzeitige Konsolidierung der Fibulakortikotomie, welche anfangs in 2 Fällen aufgetreten war, konnte im weiteren durch die Entnahme eines ca. 1 cm langen Fibulaknochenzylinders vermieden werden.

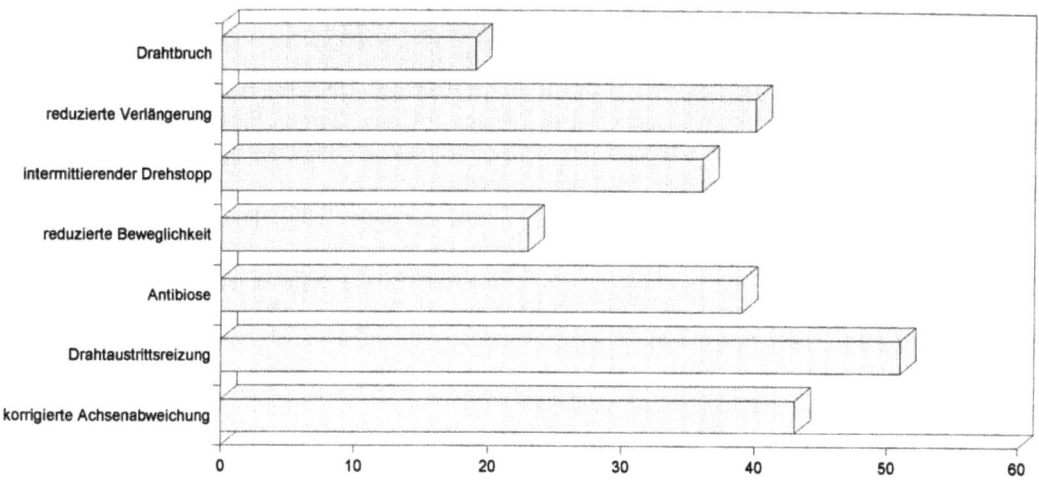

Abb. 6. Probleme bei der Extremitätenverlängerung

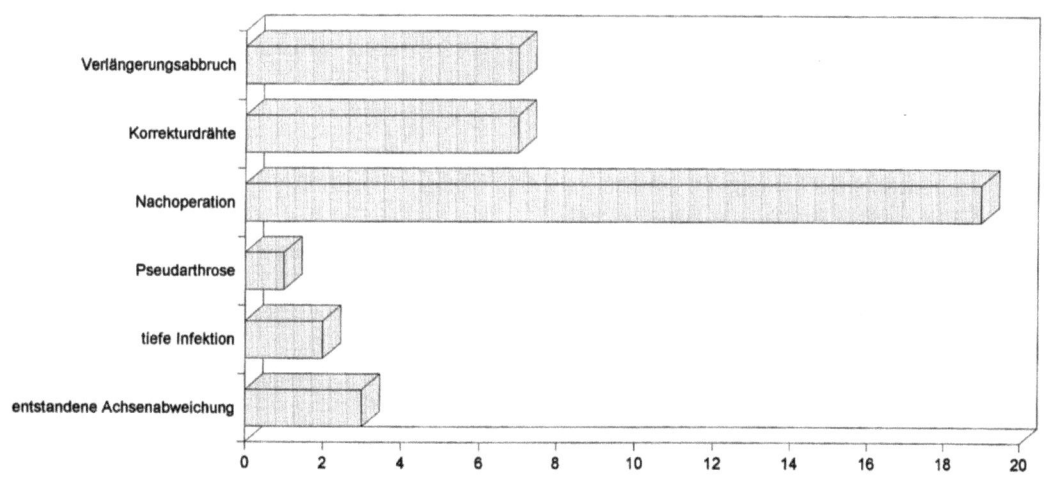

Abb. 7. Komplikationen bei der Extremitätenverlängerung

Zusätzlich waren Apparatneuanlagen bei mangelnder Autoregeneratfestigkeit bzw. Pseudarthrosenbildung notwendig.

Zur Vermeidung führen wir deshalb eine Dynamisierung des Apparats vor Abnahme um mehrere Millimeter durch, um die Festigkeit des neugebildeten Knochens zu testen.

Ein Verlängerungsabbruch erfolgte bei ungenügender Autoregeneratbildung bzw. mangelnder Patientenkooperation in 7 Fällen.

Eine Osteitis trat in 1 Fall durch eine fortgeleitete Drahtinfektion auf. Im 2. Fall kam es zum Wiederaufflackern einer vorbestehenden Osteomyelitis.

In 2 Fällen konnte eine entstandene Achsabweichung nicht mehr ausreichend korrigiert werden, in 1 Fall trat sie nach Apparatabnahme auf.

Korrekturdrähte waren nach multiplen Drahtbrüchen und einer dadurch bedingten Apparatinstabilität notwendig. Sie konnten in den meisten Fällen in Lokalanästhesie eingebracht werden.

Diskussion

Die Ilisarow-Methode hat sich bei uns in über 225 Fällen bewährt. Das Verfahren hat gezeigt, daß es auch in Fällen, in denen mit herkömmlichen Mitteln keine sinnvolle Verbesserung einer Deformität zu erreichen ist, eingesetzt werden und gute Ergebnisse zeitigen kann.

Die Variabilität der Montage, die optimalen biomechanischen Eigenschaften und die geringe

Traumatisierung durch den Fixateur externe sprechen für seinen Einsatz [1,5,6]. Die zahlreichen Komplikationsmöglichkeiten, auf die wir schon früher hingewiesen haben, sprechen in der Hand des Erfahrenen nicht gegen einen Einsatz des Verfahrens. Im Gegenteil: die intraoperativen Komplikationen sind im Vergleich zu herkömmlichen Methoden gering, wie wir anhand unserer Ergebnisse darstellen konnten [7].

Während der Verlängerung ist eine stete Betreuung und Führung des Patienten erforderlich. Oberstes Ziel muß es sein, die Funktion der operierten Extremitäten zu verbessern, zumindest aber zu erhalten. Jede Verringerung einer Gelenkbeweglichkeit muß zu intensiven Anstrengungen führen. Vermehrte krankengymnastische Behandlung ist unerläßlich, evtl. muß auch ein Drehstopp, zumindest vorübergehend erfolgen.

Die Ilisarow-Methode bringt häufig eine starke psychische Belastung des Patienten neben der physischen mit sich. Aus diesem Grund werden unsere Patienten während des Verfahrens psychologisch betreut.

Der Einsatz des ringförmigen Fixateur externe eröffnet neue Möglichkeiten der Behandlung. In Fällen, wo wir ohne die Ilisarow-Methode keine Möglichkeit hätten, eine Besserung zu erreichen, können wir helfend eingreifen. Dies gilt ganz besonders für die komplexen Fehlbildungen [4]. Diese werden im angelsächsischen Sprachraum immer noch häufig amputiert [2, 8]. Wir halten ein derartiges Vorgehen nur noch in ganz extremen Einzelfällen für gerechtfertigt. Der Anwender, genauso aber auch der Patient, müssen um die Risiken und Gefahren wissen. Die Methode soll die herkömmlichen Verfahren nicht ersetzen, sondern sie sinnvoll ergänzen.

Zusammenfassung

Die Ilisarow-Methode hat mittlerweile ihren festen Platz in der Behandlung orthopädischer Krankheitsbilder an der Orthopädischen Kinderklinik in Aschau.

Trotz der positiven Behandlungsergebnisse möchten wir jedoch vor einer unkritischen oder euphorischen Anwendung warnen, insbesondere in Anbetracht der dargelegten Komplikationsmöglichkeiten.

Literatur

1. Bianchi-Maiocchi A (1986) Biomechanische Prinzipien des Ilisarow-Apparates. In: Chapchal G (Hrsg) Kongenitale Dysplasien und Defekte der unteren Extremität, 12. Internationales Symposium über spezielle Fragen der orthopädischen Chirurgie. Thieme, Stuttgart, S 94–97
2. Choi IH, Kumar SJ, Bowen JR (1990) Amputation or limb lengthening for partial or total absence of the fibula. J Bone Joint Surg [Am] 72:1391–1399
3. Correll J (1990) Die operative Therapie der Beinverkürzung. Med Orthop Tech 110/6:284–290
4. Correll J (1988) Die operative Verlängerung/Korrektur durch Fixateur externe bei angeborener und erworbener Gliedmaßendeformität. Med Orthop Tech 108:135–143
5. Ilisarow GA (1990) Clinical application of the tension-stress effect for limb lengthening. Clin Orthop 250:8–26
6. Paley D (1988) Current techniques of limb lengthening. J Pediatr Orthop 8/1:73–92
7. Paley D (1990) Problems, obstacles and complications of limb lengthening by the Ilisarow technique. Clin Orthop 250:81–104
8. Tachdjian MO (1990) Pediatric orthopedics, 2nd edn. Saunders, Philadelphia

Unilaterale Verlängerungstechniken und Achskorrektur

J. Pfeil

Einleitung

Unilaterale Fixateure werden seit langem in der Frakturversorgung eingesetzt. Seit 1971 werden unilaterale Systems zur Extremitätenverlängerung verwandt, zunächst lediglich als Distraktionsgeräte, später dann auch in der Technik der Kallusdistraktion [1, 13-15]. Für die hierbei in der unilateralen Technik konstant auftretenden Achsdeviationen wurden mittlerweile spezielle Techniken entwickelt, die diese bereits bei der Fixateuranlage berücksichtigen und somit ein 100%iges Ergebnis ermöglichen [9, 10-13].

Erst in den letzten Jahren werden unilaterale Fixateure auch zur Deformitätenkorrektur im großen Umfang verwendet. Die hierbei zur Anwendung kommenden Techniken werden im 2. Teil dieses Artikels beschrieben.

Oberschenkelverlängerung

Verlängerungen im Bereich des proximalen Oberschenkels (subtrochantär) sind gegenüber distalen Oberschenkelverlängerungen zu bevorzugen, da diese zu einer weitaus größeren Beeinträchtigung des Kniegelenks mit der Gefahr der Kniegelenkssubluxation führen [2]. Lediglich bei vorbestehenden Hüftgelenksdysplasien, Kindern mit kleinem Knochenquerschnitt in der subtrochantären Region oder bei Deformitäten im distalen Femur sollte die Verlängerung kniegelenknah durchgeführt werden. Der Nachteil bei proximalen Femurverlängerungen besteht lediglich in der durch die Spannung der Adduktoren entstehenden Varusdeviation im Bereich der Verlängerungsstrecke. Da dies ein konstantes Phänomen darstellt, kann dem bereits bei der Fixateuranlage begegnet werden, indem die Knochenschrauben paarig konvergierend zueinander gesetzt werden und nach der Knochendurchtrennung dann in einem geradlinig aufgebauten Fixateur eingezwängt werden, so daß zunächst eine Valgusfehlstellung entsteht. Da die Verbiegung der Knochenschrauben fast ausschließlich proximal zu beobachten ist, entsteht zusätzlich zu der Varusabweichung eine Medialisierung des distalen Fragments. Dem kann begegnet werden, indem die Knochenschrauben des distalen Fragments in der Fixateurbacke lateralisiert (3-5 mm) eingeklemmt werden. Empirisch hat sich gezeigt, daß eine initiale Valgisation von 5° bei Verlängerungsstrecken bis 5 cm bei darüber hinausgehenden geplanten Ver-

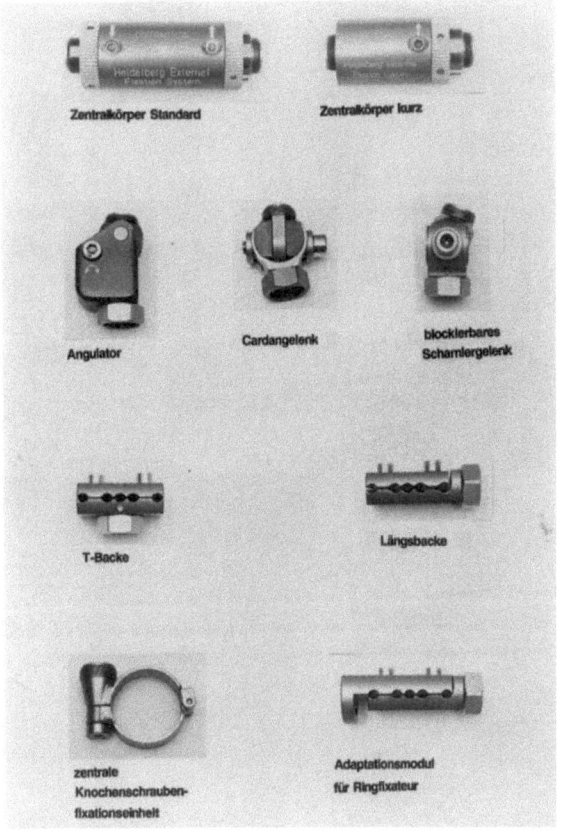

Abb. 1. Module des Heidelberg-external-fixation-Systems. Die einzelnen Module werden mittels rotationsgesicherter Schraubverbindungen aneinandergefügt. Der Angulator, das Kardan- und Scharniergelenk ermöglichen Achsveränderungen

längerungen eine Valgisation entsprechend der geplanten Verlängerungsstrecke in cm durchgeführt werden soll. Dementsprechend resultiert bei Abschluß der Verlängerung in der Schaftachse des Femurs ein geradliniges Kallusregenerat.

Bei Verwendung des Heidelberg-external-fixation-Systems (Abb. 1) wird zum Setzen der Knochenschrauben ein kurzer Zentralkörper mit einem proximal eingefügten Scharniergelenk verwendet, das um den vorgenannten Betrag konvergierend gekippt wird. Proximal und distal werden jeweils eine Längsbacke verwendet. Nach der Knochendurchtrennung wird anstatt des Scharniergelenks und kurzen Zentralkörpers ein Zentralkörperstandard eingefügt, an dem direkt die Längsbacken befestigt werden. Hierbei ist zu beachten, daß die Längsbacken in gleicher Rotationsausrichtung zueinander sowohl beim Einbringen der Knochenschrauben als auch im definitiv dann aufgebauten geradlinigen Fixateur eingebaut werden (Abb. 2, 3).

Unterschenkelverlängerungen

Bei Unterschenkelverlängerungen ist die Tendenz zur Entwicklung einer Fehlstellung geringer als beim Oberschenkel. Die Knochendurchtrennung sollte bei elektiven Verlängerungen direkt unterhalb der Tuberositas tibiae im metaphysären Bereich erfolgen. Eine Transfixation von Tibia und Fibula ist proximal und distal notwendig. Distal zum Schutz des oberen Sprunggelenks, proximal, um ein Tiefertreten der Fibula bei der Verlängerung zu vermeiden. Dies führt zur Anspannung des lateralen Kollateralbands und zu einer Auf-

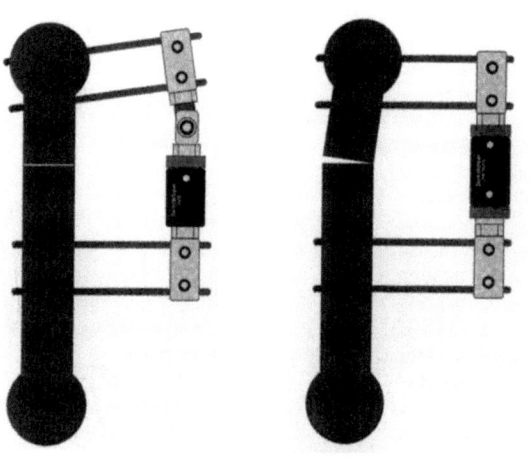

Abb. 2. Valgusvorgabe bei der proximalen Oberschenkelverlängerung. Setzen der Schrauben unter Verwendung des Zentralkörpers und des in der Frontalebene geschwenkten Scharniergelenks. Einzwängen der Schrauben in den mit dem Zentralkörper standardmäßig geradlinig aufgebauten Fixateur nach der Knochendurchtrennung. *Links* OP Schraubeneinbringung, *rechts* OP Fixation nach der Osteostomie
◁

Abb. 3. Distale Oberschenkelverlängerung beim Kind
▽

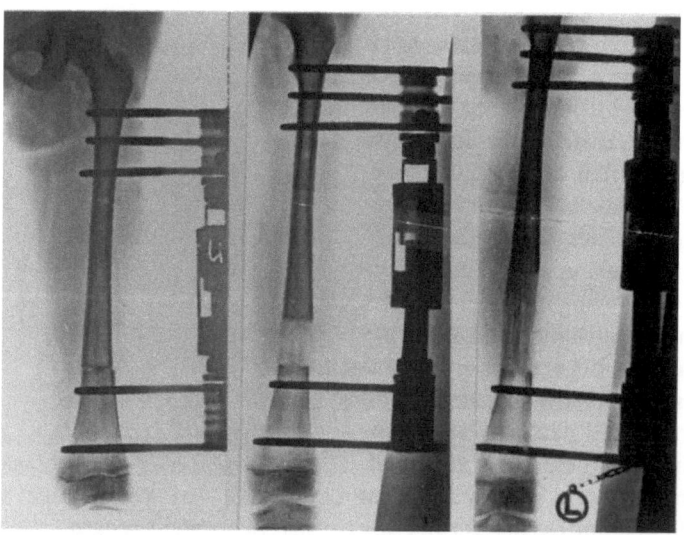

dehnung des M. bizeps, was wiederum ursächlich für eine Valgusfehlstellung und Beugekontraktur, durch die dadurch gesetzten propriozeptiven Reize ist.

Die Durchtrennung der Tibia sollte, um ein gutes Knochenregenerat zu erhalten, durch Durchmeißeln von ventral, evtl. zusätzlich von einem dorsomedialen Zugang zur Durchmeißelung der hinteren Kortikalis erfolgen. Die Fibuladurchtrennung wird hingegen im distalen Bereich des Unterschenkels durchgeführt, da in diesem Bereich die Gefahr einer Nervenschädigung nicht besteht und aufgrund der anatomischen Lage die Fibula dort gut zugänglich ist. Um eine vorzeitige Konsolidierung der Fibula (im Verhältnis zur Tibia) zu vermeiden, sollte die Fibuladurchtrennung mit einer oszillierenden Säge nach subperiostaler Darstellung erfolgen. Die Entnahme einer Scheibe im Bereich der Fibula ist dann nicht notwendig. Dieses „ausgewogene" Vorgehen vermeidet zum einen die vorzeitige Konsolidierung, zum anderen die Gefahr einer später fortbestehenden Fibulapseudarthrose.

Bei Verwendung des Heidelberg-external-fixation-Systems kann die Transfixation mittels Hohlschrauben mit einem durchgeführten, 2,2-mm-Kirschner-Draht erfolgen. Der Fixateur wird von anteromedial angebracht. Nach Markierung des Kniegelenkspalts, der Tuberositas tibiae, des Sprunggelenks und der Schaftachse der Tibia mittels Zeichenstift, Kirschner-Draht und Röntgenbildverstärker werden in den mit 2 Längsbacken und Zentralkörper aufgebauten Fixateur distal randständig, proximal mit dem zweitgrößten möglichen Abstand Gewebeschutzhülsen eingesteckt und der Sitz der Knochenschrauben auf der Haut, bei Ausrichtung des Zentralkörpers exakt in Längsachse der Tibia und Positionierung der proximalsten Schraube 1 cm distal des Kniegelenkspalts markiert.

Am festgelegten Sitz der distalen Schraube wird von anteromedialseitig in Tibiamitte ein 1-cm-Längsschnitt durchgeführt und mit Zielrichtung zur Fibula exakt 90°C zur Schaftachse die medialseitige Kortikalis aufgebohrt. Danach wird ein 2,2-mm-Kirschner-Draht in die Mitte des gebohrten Lochs in Richtung der Fibula mit exakt 90° Ausrichtung zur Schaftachse der Tibia eingesteckt. Durch Drehen des Beins gelingt im BV eine punktförmige Darstellung des Drahts. Dieser wird ggf. so lange korrigiert, bis er auf die Mitte der Fibula zielt. Danach wird der Draht durch die lateralseitige Kortikalis der Tibia als auch durch beide Kortikalis der Fibula gebohrt. Über diesen Draht wird dann mit einem Hohlbohrer die Kortikalis der Tibia 4,7 mm aufgebohrt und eine Hohlschraube über den Draht eingeschraubt. Danach Aufstecken des Fixateurs mit den eingesteckten Gewebeschutzhülsen und Einstecken einer Hohlschraube in die zweitoberste Gewebeschutzhülse, darüber Einbohren eines 2,2-mm-Kirschner-Drahts und Überprüfen im Bildwandler, ob dieser ebenfalls in Richtung der Fibula zeigt. Ist dies nicht der Fall, kann durch geringfügige Verkippung nach ventral oder dorsal oder Veränderung der Rotationsausrichtung der proximalen Klemme zur distalen dies erreicht werden.

Im Gegensatz zur distalen Transfixation wird bei der proximalen Transfixation, um Peronäusschäden zu vermeiden, der 2,2 mm dicke Kirschner-Draht nur bis zur lateralseitigen Kortikalisbegrenzung der Fibula eingebohrt, ohne aus der Fibula herauszuschauen. Über diesen Draht dann mit dem Hohlbohrer Aufbohren der Tibia. Anschließend Setzen durch die Gewebeschutzhülsen der beiden noch ausstehenden Knochenschrauben.

Nach der Knochendurchtrennung und Fixierung der Knochenschrauben mit dem Fixateur werden die aus den Hohlschrauben herausragenden Kirschner-Drähte umgebogen, abgezwickt und eine Versiegelung mit Knochenwachs und dem Aufstecken von Plastikschutzhülsen vorgenommen (Abb. 4, 5).

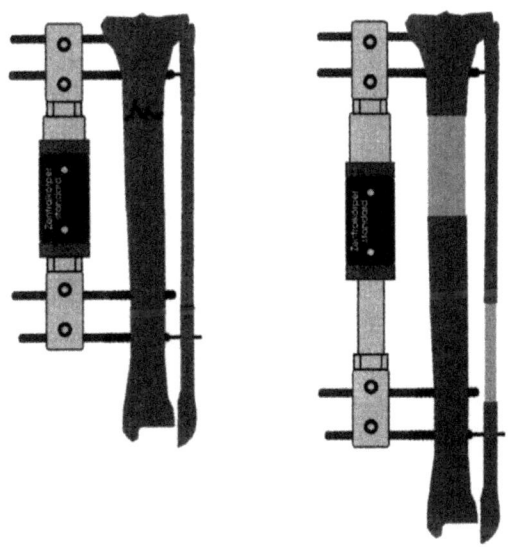

Abb. 4. Schematische Darstellung der Unterschenkelverlängerung. Proximale und distale fibulotibiale Transfixation mittels Kirschner-Drähten und Hohlschrauben. *Links* OP, *rechts* Behandlungsende

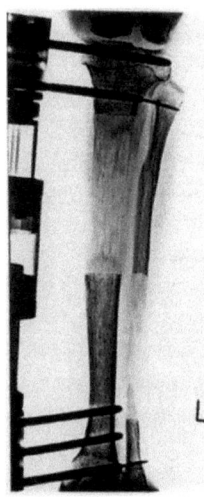

Abb. 5. Unterschenkelverlängerung von 12 cm bei einem Patienten mit Achondroplasie

Achskorrekturen

Achskorrekturen können in unilateraler Technik sowohl intraoperativ (Akutkorrektur) als auch kontinuierlich postoperativ erfolgen.

Akutkorrektur

Bei der Akutkorrektur sind 3 verschiedene Vorgehensweisen möglich:

1. Akutkorrekturen können vor der Fixateuranlage durchgeführt werden. Der nachfolgend angebrachte Fixateur dient dann nur der Stabilisation. Nach der Korrektur (z.B. durch Keilentnahme oder Derotation) wird diese zunächst mittels zweier perkutan eingebrachter dicker Kirschner-Drähte gehalten, die Haut verschlossen, der Fixateur angebracht und dann die Kirschner-Drähte wieder entfernt. Durch dieses Verfahren wird eine Verziehung der Haut an den Knochenschrauben durch die Korrektur in einfacher Weise vermieden.
2. Akutkorrekturen können mittels verkipptem Setzen der Knochenschrauben erreicht werden. Die proximalen und distalen Schraubenpaare werden verkippt (Varus/Valguskorrektur) oder verdreht (Rotationskorrektur) zueinander gesetzt. Nach der Knochendurchtrennung werden die Schrauben in einen geradlinig aufgebauten Fixateur eingeklemmt und somit die Korrektur erreicht. Dabei ist zu beachten, daß die Hautinzisionen an den Stellen erfolgen, an denen die Schrauben nach der Korrektur zu liegen kommen. Zum Setzen der Schrauben müssen die Weichteile durch die Gewebeschutzhülsen verschoben werden.
3. Akutkorrekturen können nach der Fixateuranlage durchgeführt werden. Hierzu wird auf Höhe der geplanten Korrektur in den Fixateur ein blockierbares Scharniergelenk mit Ausrichtung in der geplanten Korrekturebene (oder ein dreidimensionales Gelenk) eingefügt. Nach der Knochendurchtrennung (mit oder ohne Keilentnahme) werden die Knochenfragmente in die gewünschte Position zueinander reponiert und das Fixateurgelenk blockiert. Voraussetzung hierfür ist eine freie Beweglichkeit des Fixateurteleskops während der Reposition. Am Oberschenkel führen Varisationen zu Verlängerungen am Teleskop des Fixateurs, Valgisationen zu Verkürzungen. Am Unterschenkel sind die Verhältnisse durch die (anterio-) mediale Fixateurlage umgekehrt.

Mit dem unilateralen Fixateur kann hierbei auch auf der fixateurfernen Knochenseite eine Kompression erzeugt werden, ähnlich wie bei einer Plattenosteosynthese. Hierzu wird vor der Blockade des Gelenks des Fixateurs eine ca. 2° Überkorrektur bezogen auf die fixateurferne Kortikalis (d.h. vermehrte Varisation am Oberschenkel) durchgeführt. Nach der Blockade des Fixateurgelenks wird am Teleskop komprimiert bis die 2° Überkorrektur durch Durchbiegen der Knochenschrauben kompensiert werden.

Kontinuierliche unilaterale Achskorrektur

Kontinuierliche Korrekturen können durch eine asymmetrische Kallusdistraktion (oder Epiphysendistraktion) erfolgen. Hierzu wird eine langsame kontinuierliche postoperative Korrektur mit dem Scharniergelenk durchgeführt [3, 4, 6–8, 12].
Anhand der präoperativen Planung wird die Winkelhalbierende (Linie zwischen der von proximal und distal eingezeichneten physiologischen Beinachse) zur Korrektur der Deformität festgelegt. Die Knochendurchtrennung muß aber nicht obligat auf gleicher Höhe erfolgen. Ist an dieser Stelle beispielsweise mit einer schlechten Knochenheilung zu rechnen, kann die Knochendurchtrennung auch an einer anderen Stelle getätigt werden. Der Verlauf der mechanischen Achse ist nach Ab-

schluß der Korrektur unabhängig von der Höhe der Knochendurchtrennung. Sie wird alleinig durch den am Fixateur vorgegebenen Drehpunkt und dem Ausmaß der Korrektur beeinflußt.

Dieses Prinzip wird bewußt auch dann angewendet, wenn in Höhe des Drehpunkts keine Möglichkeit der Korrektur gegeben ist. Dies trifft beispielsweise bei allen Fehlstellungen zu, die in Gelenkebene gelegen sind. Die Korrekturosteotomien werden zwar gelenknah gemacht, dennoch muß zum Ausgleich der dadurch bedingten Verschiebung der mechanischen Beinachse zusätzlich eine Translation durchgeführt werden, um diesen Effekt zu kompensieren.

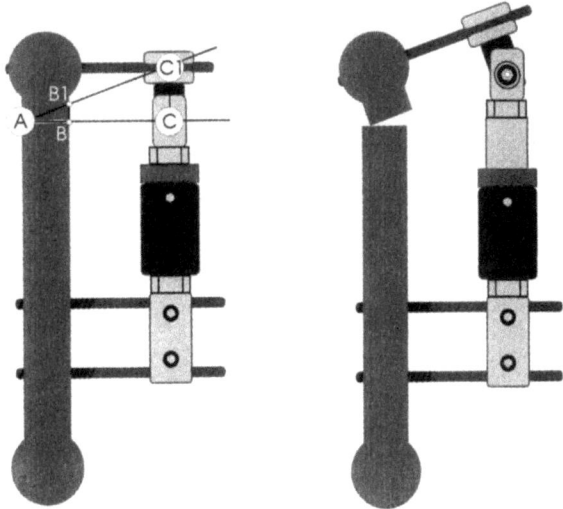

Abb. 6. Schematische Darstellung der aufklappenden Umstellung mit einem Scharniergelenk

Aufklappende Umstellung mit einem (blockierbarem) Scharniergelenk

Prinzip. An einem Fixateurende ist ein in einer Ebene schwenkbares Gelenk (Scharniergelenk) angebracht. Der Knochen wird auf Höhe dieses Scharniergelenks durchtrennt. Das Ausfahren des Teleskops bewirkt ein Verkippen der an dem Scharniergelenk befestigten Klemmbacke mit den zugehörigen Knochenschrauben und dem davon gehaltenen Knochenfragment. Die Achskorrektur erfolgt somit durch eine einseitige Kallusdistraktion [12].

Der Fixateur muß hierfür auf der Konkavseite der Deformität liegen. Aus anatomischen Gründen eignet sich diese Form der Umstellung mit einem unilateralen Fixateur für Varisationen am Femur, Valgisationen und antekurvierenden Umstellungen an der Tibia.

Das Scharniergelenk des Fixateurs wird auf Höhe der Deformität angebracht und beim Einbau in der Korrekturebene ausgerichtet. Hierbei ist die Rotationsausrichtung der am Scharnier befestigten Klemmbacke und damit der Knochenschrauben ohne Bedeutung für die Richtung der Umstellung. So kann bei der gleichen anteriomedialen Fixateurmontage an der Tibia je nach Einbaurichtung des Scharniergelenks eine Valgisation oder Antekurvation in dieser Technik erzielt werden. Sind die Schrauben 90° oder mehr zur anatomischen Achse des Knochens positioniert, erfolgt bei der Verkippung des Knochenfragments eine Translation in Richtung des Fixateurs, bei spitzem Winkel eine Translation weg vom Fixateur. Dies sollte bei höhergradigen Umstellungen mitbedacht werden.

Das Teleskop muß bei der Operation eingefahren sein, da die Umstellung postoperativ durch die Distraktion am Teleskop erfolgt.

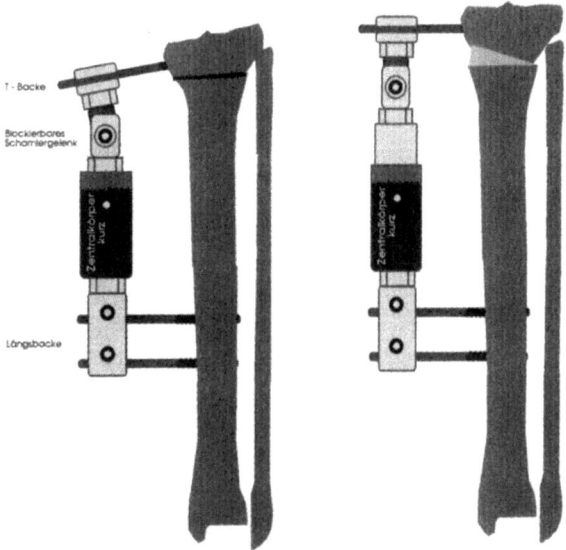

Abb. 7. Schematische Darstellung einer aufklappenden Valgisation an der proximalen Tibia. Eine Fibulaosteotomie ist bei diesem Vorgehen nicht notwendig. *Links* OP, *rechts* Behandlungsende

Nach der Knochendurchtrennung, die komplett oder unter teilweisem Belassen der fixateurfernen Kortikalis erfolgt, wird wie bei Verlängerungen 7–10 Tage abgewartet. Durch anschließendes Ausfahren des Teleskops verkippen die Knochenfragmente zueinander, was die gewünschte Achskorrektur bewirkt. Hierbei genügt bei der kompletten Knochendurchtrennung als Gegenpart der Weichteilzug, weshalb diese Art der Umstellung vom Pa-

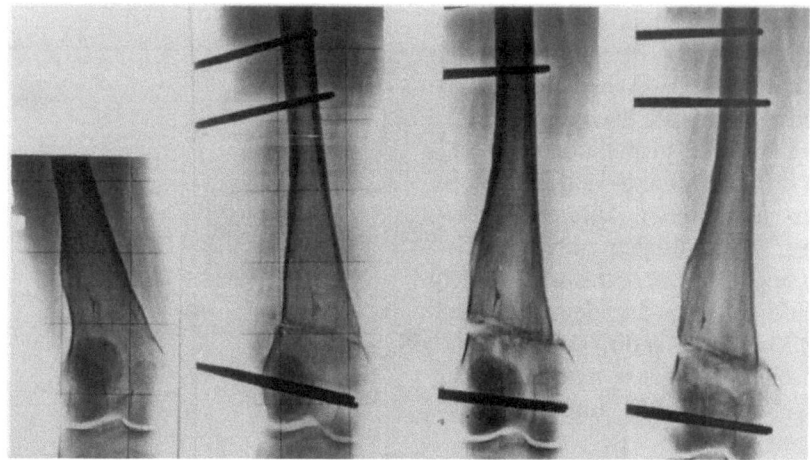

Abb. 8. Aufklappende Varisation am distalen Femur unter Verwendung des blockierbaren Scharniergelenks

tienten als „stabil" empfunden wird und an der Tibia auch während der Korrektur mit 30 kg die Extremität belastet werden kann. Nach erfolgter Korrektur kann das Scharniergelenk verschlossen werden. Dies fixiert die Winkelstellung und erlaubt eine frühe Dynamisierung des Teleskops (Abb. 6-8).

Umstellungen mit einem selbsthemmenden Schneckentrieb (Angulator)

Prinzip. In den Fixateur wird ein selbsthemmendes Schneckengetriebe (Angulator) eingebaut. Dies läßt sich gradgenau kontinuierlich verstellen und kann aufgrund seiner hohen Stabilität auch zur Achskorrektur bei Verlängerungen angewendet werden.
Anders als bei aufklappenden Umstellungen mittels Distraktion und Scharniergelenk können mit einem Angulator Achskorrekturen in alle Richtungen mit oder ohne simultane Verlängerung unabhängig von der Anbringungsseite des Fixateurs am Bein erfolgen. Ein Schneckengetriebe läßt sich kontinuierlich verstellen, blockiert sich aber selbst, so daß kein spontanes Verstellen eintritt. Wird ein solches Schneckengetriebe (Angulator) in den Fixateur eingebaut, ist die Richtung der Achskorrektur nur abhängig von der Rotationsausrichtung des Angulators. Die durch die Angulation bewirkte Längenänderung am Knochen muß durch Verstellen am Teleskop ausgeglichen werden. Deshalb ist diese Art der Umstellung planerisch aufwendiger als eine aufklappende Osteotomie mit einem Scharniergelenk.

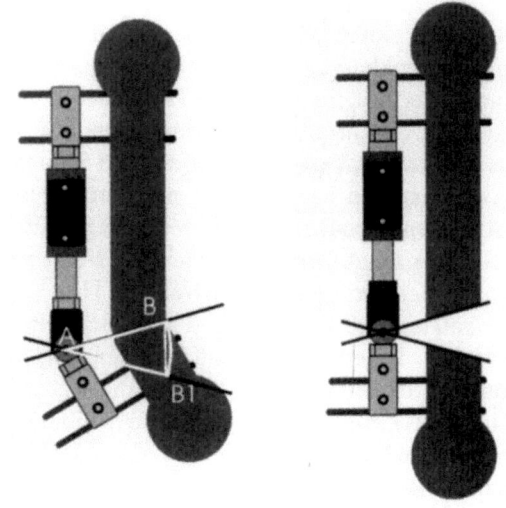

Abb. 9. Schematische Darstellung der Umstellung mit einem Angulator

Vorteilhaft wird der Angulator bei der Montage in einem der Fehlstellung entsprechenden Winkel angebracht. Sobald der Angulator dann ausgegradet ist, ist die Deformität korrigiert. Tritt während der Korrektur eine weitere Fehlstellung auf, kann der Angulator geschwenkt und die neu aufgetretene Achsabweichung damit noch korrigiert werden (Abb. 9, 10).

Berechnung der Umstellungs- bzw. Distraktionsgeschwindigkeit und Umstellungsdauer

Entscheidend für die Umstellungsgeschwindigkeit ist die Distraktionsrate auf der konkaven Seite der

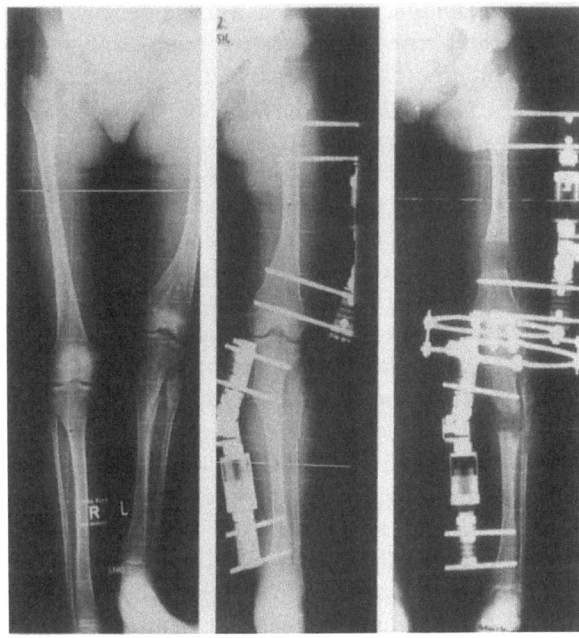

Abb. 10. Simultane verlängernde Valgisation des Femurs und Varisation der Tibia. Während der Distraktionsphase Überbrückung des Kniegelenks mit an Adaptationsmodulen angebrachten Ilisarow-Ringen

Krümmung. Analog zu Verlängerungsosteotomien sollte diese 1 mm/Tag betragen [4, 5]. Die Berechnung der Geschwindigkeit wird postoperativ anhand eines Röntgenbilds, das senkrecht zur Umstellungsrichtung angefertigt wird, graphisch ermittelt. Die Umstellungsgeschwindigkeit und Dauer läßt sich, mit einer für die Praxis hinlänglichen Genauigkeit, mittels gleichförmiger Dreiecke in einfacher Weise errechnen. Aufgrund der Elastizität der Knochenschrauben ist in der Praxis eher mit einer leichten Unterkorrektur gegenüber der Vorausberechnung zu rechnen.
Bei unilateralen *aufklappenden* Osteotomien wird in folgender Weise geplant (Abb. 6):

- Einzeichnen einer Linie (I) von der fixateurfernen Stelle der Knochendurchtrennung (A) zum Zentrum des Scharniergelenks (C). Diese Linie schneidet die fixateurnahe Kortikalis im Punkt (B).
- Einzeichnen einer 2. Linie (II) ausgehend vom Punkt A mit dem Winkel der geplanten Korrektur.
- Einzeichnen der Parallelen zur Längsachse des Fixateurs durch die Punkte B und C. Diese schneiden die 2. Linie in den Punkten B' und C'.

Die Umstellungsdauer (in Tagen) entspricht der Strecke B-B' (in mm), da in der Konkavität eine Distraktion von 1 mm/Tag geplant wird.
Die Distraktionsgeschwindigkeit (in mm/Tag) errechnet sich durch Division der Strecke C-C' (in mm) durch die Umstellungsdauer (in Tagen).
Interessiert nur die Distraktionsgeschwindigkeit, kann alternativ die 2. Linie mit einem willkürlich gewählten Winkel (z.B. 10°) eingezeichnet werden. Das Berechnungsverfahren bleibt ansonsten gleich.
Bei unilateralen *Angulationen* wird wie folgt geplant:

- Einzeichnen einer Linie ausgehend vom Drehpunkt des Angulators (D) zu der Knochendurchtrennung. Diese Linie schneidet den Knochen konkavseitig (Punkt B).
- Einzeichnen einer 2. Linie ausgehend von D mit dem Winkel der geplanten Korrektur.
- Einstecken eines Zirkels in (D) und Einzeichnen eines Kreises mit dem Radius D-B, der die 2. Linie im Punkt B' schneidet. Nach erfolgter Umstellung verschiebt sich der Punkt B nach B'.
- Einzeichnen der Strecke B-B'.

Die *Umstellungsdauer* (in Tagen) entspricht der Strecke B-B' (in mm) da in der Konkavität eine Distraktion von 1 mm/Tag geplant wird.
Die *Angulationsgeschwindigkeit* (in Grad/Tag) errechnet sich durch Division der geplanten Korrektur (in Grad) durch die Umstellungsdauer (in Tagen).
Zur präoperativen Planung (insbesonders bei frontalen Umstellungen am Oberschenkel, an welchem die Angulation die größten Längenänderungen bewirkt) ist es bedeutsam, ob der Fixateur mit ein- oder ausgefahrenem Teleskop angebracht werden soll. Hierfür können folgende Richtwerte herangezogen werden: Eine Umstellung von 1° in der Frontalebene bewirkt am Oberschenkel proximal eine Längenänderung von maximal 3 mm, am Oberschenkel distal von ca. 2 mm und an der Tibia von ca. 1 mm.

Korrektur von Drehfehlern in unilateraler Technik

Drehfehler können bei der Verwendung eines unilateralen Fixateurs nur durch eine Akutkorrektur, d.h. intraoperativ vorgenommen werden. Hierbei sind 3 unterschiedliche Techniken möglich:

- Durchtrennung des Knochens und Durchführen der Rotationskorrektur vor dem Einbringen der Knochenschrauben:
Die Osteotomie wird zunächst perkutan mittels Kirschner-Drähten gehalten und die Wunde geschlossen. Erst danach werden die Schrauben des Fixateurs eingebracht. Dies ist eine einfache Technik die bei allen ausgedehnten Rotationskorrekturen vorteilhaft angewendet wird.
- Durchführen der Rotationskorrektur nach dem Einbringen der Knochenschrauben:
Setzen der Knochenschraubenpaare proximal und distal in einem der erwünschten Korrektur entsprechenden Rotationswinkel. Nach der Knochendurchtrennung werden die Schraubenpaare im geradlinig aufgebauten Fixateur fixiert und somit die Rotationskorrektur erreicht. Die Inzisionen der Haut für die Knochenschrauben müssen an den Stellen erfolgen, an denen die Schrauben nach der Korrektur ihre Lage haben. Die Weichteile müssen beim Einbringen der Schrauben entsprechend verzogen werden. Nur so ist ein spannungsfreies Anliegen der Weichteile nach der Knochendurchtrennung erreichbar. Wird dies beachtet, kann die Rotationskorrektur, wie sonst bei Verlängerungen auch, perkutan erfolgen, und es besteht keine Gefahr, einen iatrogenen Achsfehler zu erzeugen, wie das bei dem vorgenannten Verfahren der Fall sein kann.

Ein Vorgehen, wie bei der Frakturversorgung mit einer Fixateurmontage mit Kardangelenken proximal und distal und freier Rotationsdurchführung nach der Knochendurchtrennung, sollte bei elektiven Eingriffen insbesondere wegen der Gefahr der Schaffung iatrogener Achsfehlstellungen nicht durchgeführt werden.

Translationskorrektur in unilateraler Technik

Vier unterschiedliche Verfahren stehen zur Verfügung:
- Die planerische Festlegung des Drehpunkts des Fixateurs bestimmt die Translation. Wird der Drehpunkt (die Drehpunkte) unter Zuhilfenahme der proximalen und distalen „physiologischen Beinachsen" ermittelt, wird bei der Achskorrektur die Translationsfehlstellung mitkorrigiert.
- Nach der Knochendurchtrennung besteht die Möglichkeit der Akutverschiebung entlang der Knochenschrauben und Fixierung derselben in den Klemmbacken in der „verschobenen" Position. Soll eine intraoperative Translation in einer anderen Ebene als der der Knochenschrauben erfolgen, kann dies nur zu Operationsbeginn vor Einbringen der Knochenschrauben erfolgen (temporäre perkutane Kirschner-Drahtfixation wie bei Rotationskorrekturen)
- Postoperativ kann eine Translationsfehlstellung in der Achse der Knochenschraube ohne Narkose korrigiert werden. Hierzu wird an das Ende der Knochenschrauben temporär eine 2. Klemmbacke fest angeschraubt und der Deckel der korrespondierenden Schrauben leicht gelöst. Mit Hilfe einer komprimierenden oder distrahierenden Zange (Wirbelsäuleninstrumentarium oder kleine Schraubzwinge) können dann die Klemmbacken zueinander verschoben werden. Diese Translationskorrektur sollte bei Verlängerungen direkt nach Abschluß der Distraktion durchgeführt werden, da dann der Kallus noch mobil ist.
- Mittels eines proximal und distal eingefügten Angulators können alle Translationsfehlstellungen durch gegensinnige Angulation vom gleichen Ausmaß kontinuierlich ausgeglichen werden. Praktisch wird diese Möglichkeit durch den Längenbedarf der Angulatoren aber eingeschränkt.

Operationsskizze

Bei unilateralen Systemen ist die exakte Bestimmung der Schraubenpositionen wichtig. Eine präoperative Planung ist deshalb (außer bei der Frakturversorgung) notwendig. Hierzu dient das a.-p.-Röntgenbild des interessierenden Knochens mit seinen angrenzenden Gelenken sowie eine Planungsfolie mit den einzelnen Modulen des Fixationssystems. Die Module sind im Maßstab 1,1:1 abgebildet, was in etwa der Vergrößerung durch die Röntgenprojektion entspricht.
Zur Planung der Korrektur von Deformitäten wird im Röntgenbild die Winkelhalbierende der Deformität festgelegt und darauf der Drehpunkt entweder des Angulators oder eines Scharniergelenks eingezeichnet. Die Position des Zentralkörpers respektive der Klemmbacken ergibt sich daraus automatisch. Ist keine Deformitätenkorrektur geplant, wird zunächst die gelenknahste Schraube frei eingezeichnet. Die Position der Module des Fixateurs und der weiteren Knochenschrauben wird hierdurch festgelegt.

Literatur

1. Aldegheri R, Renzi-Brivio L, Agustini S (1989) The callostasis method of limb lengthening. Clin Orthop Relat Res 241:137–145
2. Bowen JR, Levy EJ, Donohue M (1993) Comparison of knee motion and callus formation in femoral lengthening with the Wagner or monolateral-ring device. J Pediatr Orthop 13/4:467–472
3. Catagni M, Cattaneo R, Villa A (1991) Correction of angular deformities about the knee. In: Bianchi Maiocchi A, Aronson J (eds) Operative principles of Ilisarow. Medi Surgical Video, Milan, pp 413–430
4. Herzenberg J, Waanders NA (1991) Calculating rate und duration of distraction for deformity correction with the Ilisarow technique. Orthop Clin North Am 22/4:601–611
5. Huppertz R, Pfeil J, Kaps HP (1990) Sonographische Verlaufskontrollen von Verlängerungsosteotomien. Z Orthop 128:90–95
6. Ilisarow GA (1989) Angular deformities with shortening in. In: Coombs R, Green S, Sarmiento D (eds) External fixation and function bracing. Frederic, MD Aspen, pp 359–374
7. Ilisarow GA (1992) Transosseous osteosynthesis. Springer, Berlin Heidelberg New York Tokyo
8. Paley D (1989) The principles of deformity correction by the Ilisarow technique: Technical aspects. Tech Orthop 4/1:15–29
9. Pauschert R, Pfeil J (1993) Achskorrigierende Verlängerungen in unilateraler Technik. Orthop Prax 11:737–742
10. Pfeil J, Schneider E (1989) Aktueller Stand der operativen Extremitätenverlängerung. Dtsch Ärztebl 86/42:3090–3100
11. Pfeil J (1993) Heidelberger Erfahrungen mit der Kallusdistraktion am traumatisierten Ober- und Unterschenkel. Hefte Z Unfallchir 232:826–828
12. Pfeil J (1994) Technik der unilateralen Kallusdistraktion am Femur und Tibia Operat. Orthop Traumatol 6:1–28
13. Pfeil J (1994) Unilaterale Fixateurmontage. Thieme, Stuttgart New York
14. Wagner H (1971) Operative Beinverlängerung. Chirurg 42:260–266
15. Wagner H (1972) Technik und Indikation der operativen Verkürzung und Verlängerung von Ober- und Unterschenkel. Orthopäde 1:59–74
16. White SH, Kenwright J (1991) The importance of delay in distraction osteotomies. Orthop Clin North Am 22/4:569–579

Zentrale Zugsysteme zur Behandlung knöcherner Defekte

R. Baumgart, A. Betz und L. Schweiberer

Die Methode der Kallusdistraktion hat in den letzten Jahren zunehmend an Bedeutung gewonnen, da sie auf einzigartige Weise das biologische Regenerationspotential des eigenen Knochens nutzt und sich damit auch zur Behandlung großer knöcherner Defekte eignet. Im krassen Gegensatz zu diesen Vorteilen stehen die vielfach verwendeten externen Fixateure, die die Hauptfragmente zueinander stabilisieren und den Segmenttransport ausführen. An erster Stelle ist hier der Ringfixateur zu nennen, der zwar in besonderen Situationen, wie z.B. einem gelenknahen Defekt, vorteilhaft eingesetzt werden kann, der jedoch bei der überwiegenden Zahl der Knochendefekte eine unnötige Belastung für den Patienten darstellt. Die hier vorgestellten zentralen Zugsysteme sind durch einen situationsangepaßten minimalen mechanischen Aufbau gekennzeichnet, ein Querverzug von Metallteilen durch die Weichteile findet nicht statt, weiterhin ist der Segmenttransport motorgetrieben kontinuierlich und ohne ein Zutun des Patienten gewährleistet.

Die Bezeichnung „zentrale Zugsysteme" verdeutlicht, daß sich im Gegensatz zu den herkömmlichen Fixateuren der Kraftansatz im Knochenzentrum befindet. Erreicht wird dies durch eine funktionelle Trennung zwischen den stabilisierenden und den beweglichen Anteilen des Fixateurs, die den Segmenttransport bewerkstelligen. Stabilisiert werden die Hauptfragmente durch einen unilateralen leichten Monofixateur, der die beiden Hauptfragmente mit jeweils mindestens 2 Schanz-Schrauben faßt. Der Segmenttransport wird durch ein einziges Zugseil ausgeführt, welches auf der einen Seite mit der Spitze des kortikotomierten Verschiebesegmentes verbunden ist und nach Richtungsänderung über eine Umlenkrolle die Extremität an einer fixen Stelle verläßt. Der Zug er-

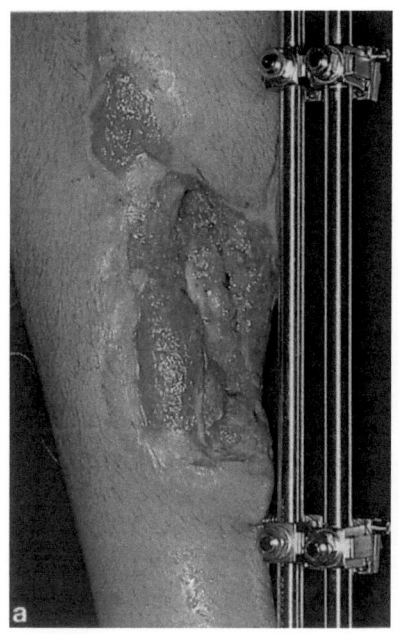 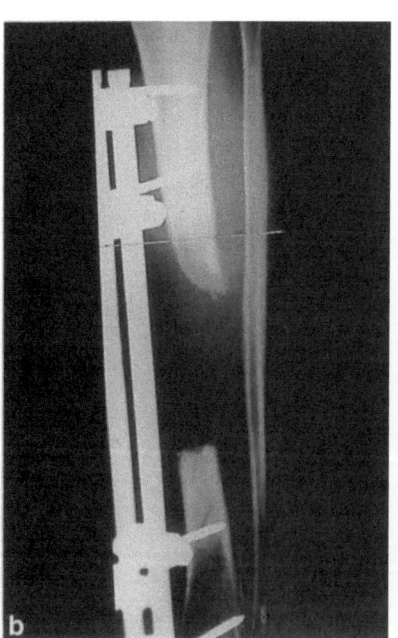 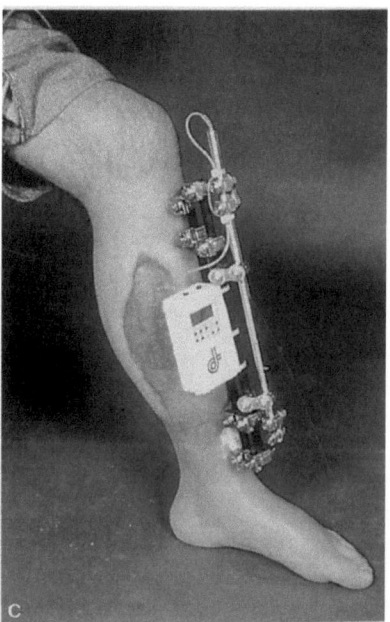

Abb. 1a–c. Legende s. S. 83

folgt angetrieben von einem kleinen Elektromotor, der gemeinsam mit der Energieversorgung sowie einer Steuereinheit an dem Fixateur angebracht ist, so daß die gesamte Verschiebung automatisch abläuft.

Hauptanwendungsgebiet sind Knochendefekte im Bereich der unteren Extremität, v.a. posttraumatische infizierte Defektpseudarthrosen oder Defekte nach Tumorresektion.

Bei infizierten Weichteillagern steht ein gründliches Débridement sämtlicher avitaler Strukturen im Vordergrund. Häufig läßt sich dann das eigentliche Ausmaß des knöchernen Defektes erst richtig erkennen. Nach externer Stabilisierung gilt es, die Lagerqualität richtig einzuschätzen. Beim ersatzschwachen Lager sind weichteilverbessernde Maßnahmen, vorzugsweise mit myokutanen Lappenplastiken (Latissimus dorsi), durchzuführen.

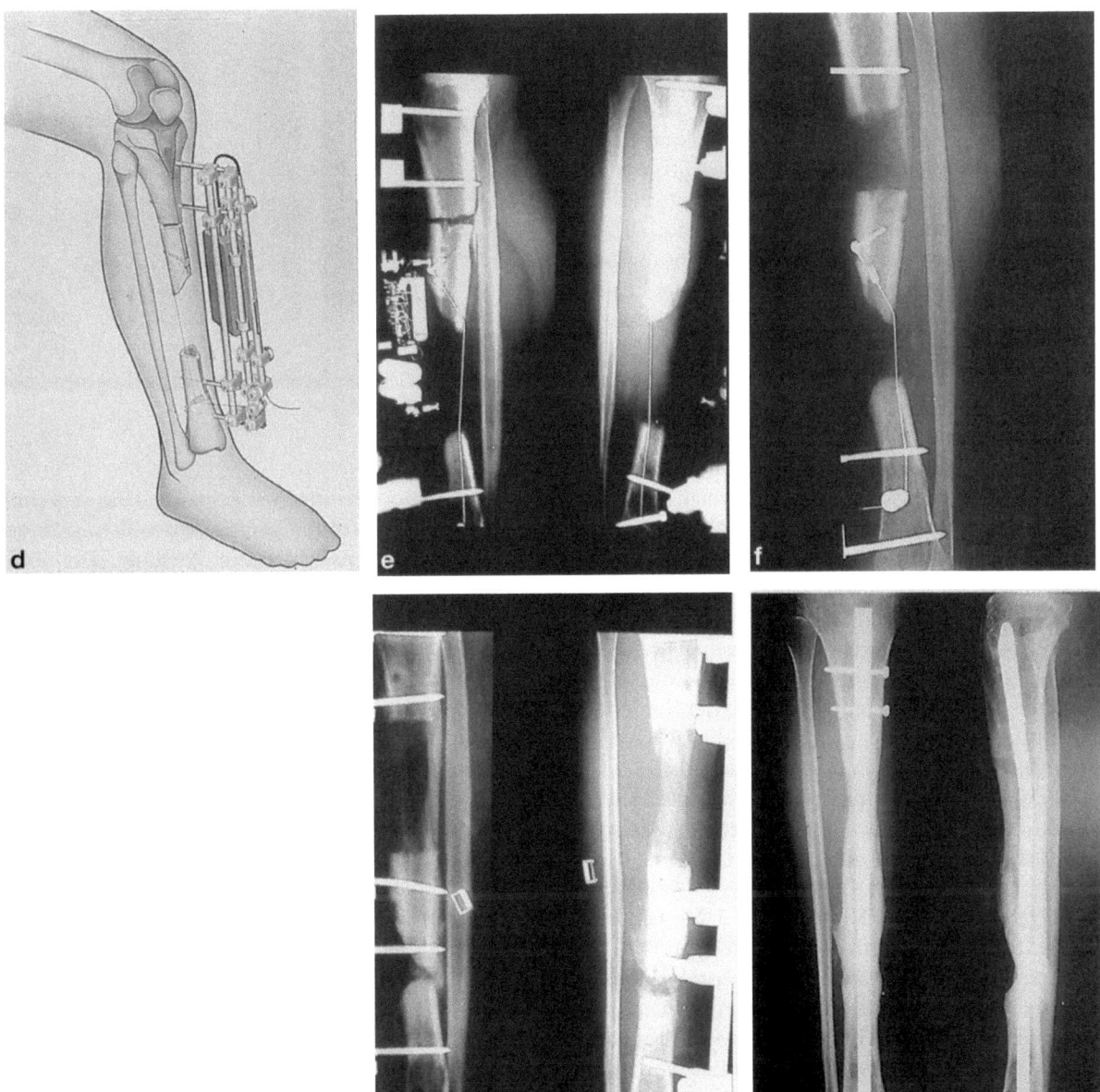

◁ **Abb. 1 a–h.** Knochen- und Weichteildefekt nach Schußbruchverletzung am Unterschenkel eines 30jährigen Patienten. Weichteilsanierung mit einem Latissimus-dorsi-Lappen und knöcherne Defektüberbrückung durch Segmentverschiebung

Hierdurch kann ein ersatzstarkes Lager geschaffen werden, so daß bei kleineren knöchernen Defekten auch die Möglichkeit einer Spongiosaplastik nicht außer acht bleiben sollte.

Größere Defekte lassen sich vorteilhafterweise nach der Methode der Kallusdistraktion behandeln, wobei die oben erwähnten zentralen Zugsysteme ein Minimum an Komfortbeeinträchtigung für den Patienten bedeuten.

In Abb. 1a ist der Unterschenkel eines 30jährigen Patienten nach Schußbruchverletzung dargestellt. Nach Knochen- und Weichteildébridement entstand ein tiefer Weichteilkrater sowie ein knöcherner Defekt von 8 cm Länge (Abb. 1b). Nach Stabilisierung mit einem externen Fixateur und Weichteilsanierung mit einem Latissimus-dorsi-Lappen (Abb. 1c) wurde ein Verschiebesegment vom proximalen Hauptfragment kortikotomiert und mit einem zentralen Zugseil verbunden (Abb. 1d). Der Transport nach distal verläuft richtungsstabil (Abb. 1e,f) durch die Weichteile. An der distalen Kontaktstelle wird bei Metallentfernung nach Anfrischung etwas Spongiosa angelagert (Abb. 1g). Die Abb. 1h zeigt die knöcherne Konsolidierung nach Verfahrenswechsel auf einen ungebohrten Tibiamarknagel.

Bei einem 31jährigen Patienten bestand nach Radiatio eines Ewing-Sarkoms im Bereich der proximalen Tibia seit über 10 Jahren ein tiefes überriechendes Ulkus mit einem darunterliegenden, nicht tragfähigen nekrotischen Tibiakopf. Nach Débridement verblieb eine Defektstrecke von 7 cm, so daß auch hier in gleicher Vorgehensweise zunächst das Weichteil mit einem Latissimus-dorsi-Lappen saniert und anschließend der knöcherne Defekt mit einer Segmentverschiebung über ein zentrales Zugseil geschlossen wurde (Abb. 2).

Daß diese Methode nicht nur am Unterschenkel funktioniert, zeigt das Beispiel eines 24jährigen Motorradfahrers mit einer langstreckigen (15 cm) gelenknahen Defektpseudarthrose, wobei das Kniegelenk bereits auswärts über 3 Monate ruhig gestellt war. Aufgrund der schwierigen Verankerungsmöglichkeiten im Femurkondylenbereich wurde ein Hybridfixateur gebildet, der distal mit 2 Ringen das kurze Kondylensegment drehstabil faßte. Die Verbindung nach proximal wurde über einen Rohrfixateur hergestellt und mit einem zentralen Zugseilsystem ergänzt, welches vom proximalen Femur ein kortikotomiertes Segment nach distal problemlos transportierte. Nach Erreichen der distalen Kontaktstelle erfolgte auch hier eine Spongiosaanlagerung sowie der Verfahrenswechsel

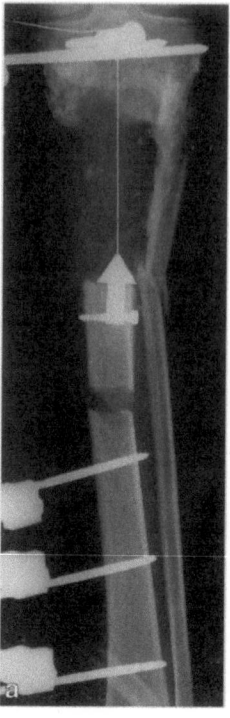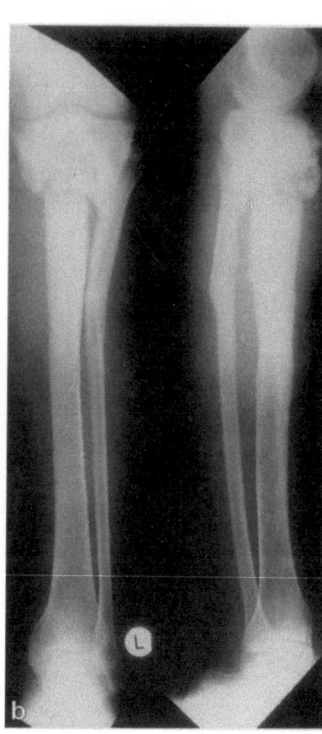

Abb. 2 a, b. Segmentverschiebung nach Knochendefekt der proximalen Tibia

auf eine modifizierte Winkelplatte. Das Ergebnis nach Metallentfernung zeigt einen voll tragfähigen Knochen bei achsengerechter Stellung. Die Kniegelenkfunktion konnte bei einer schmerzfreien Beugefähigkeit bis 60 Grad weitgehend erhalten werden (Abb. 3).

Die zentralen Zugsysteme sind in ihrem beweglichen Anteil nicht von Biegemomenten belastet, so daß sie klein und leicht unmittelbar am Fixateur befestigt werden können. Der Segmenttransport ist bei maximaler Sicherheit gegen Seilriß richtungsstabil, das Seil verläßt die Haut immer an der gleichen Stelle, wobei die Seilaustrittsstelle keine Problemregion darstellt. Neben den biologischen Vorteilen bezüglich der besseren Knochenneubildung konnten Messungen mit integrierten Dehnmeßstreifen belegen, daß der kontinuierliche Segmenttransport auf einem deutlich niedrigeren Kraftniveau abläuft. Hierdurch können die Bauteile ebenfalls günstiger dimensioniert werden, so daß letztendlich das Gesamtsystem ein Maximum an Behandlungskomfort für den Patienten ergibt.

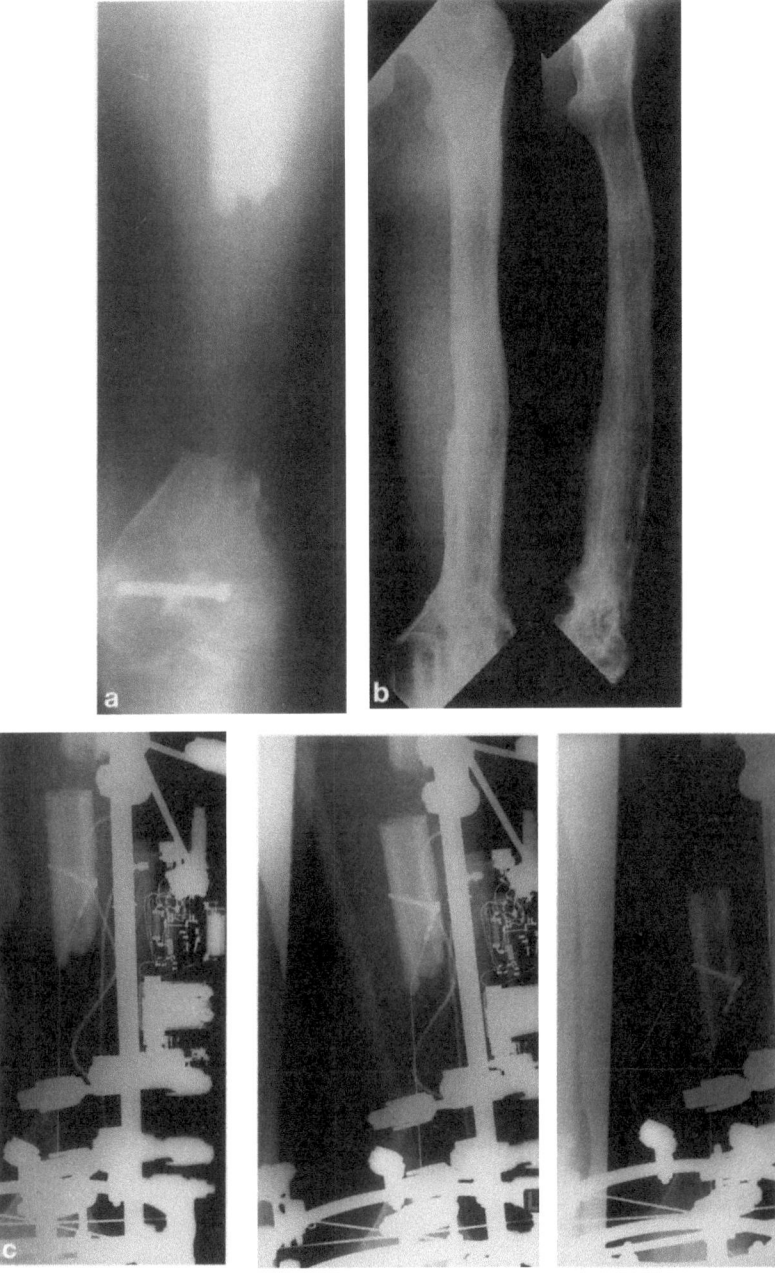

Abb. 3. a,b Langstreckiger gelenknaher Oberschenkeldefekt und Ausheilungsergebnis. c Phasen der Segmentverschiebung

Teil III. Besondere Indikation und Anwendung

Endoprothetik bei hoher Hüftluxation: Zweizeitige Operationstechnik unter Verwendung des Fixateur externe

W. Thomas

Das Bewegungszentrum des Hüftgelenks ist immer der Mittelpunkt der Radien der normal anatomisch positionierten Hüftgelenkpfanne. Nur so ist eine störungsfreie Funktion möglich. Diese wird garantiert durch die zirkulär wirkenden Muskelkräfte. Bei der Hüftluxation werden durch die Trennung der beiden Bewegungskörper, Hüftpfanne und Hüftkopf, Probleme ausgelöst:

- Das inkongruente Gelenk ist nicht dauerbelastbar, so daß eine frühzeitige, oftmals schwere Arthrose mit hochgradiger Gelenkdeformierung resultiert und
- die Resultierenden der Muskelkräfte sind verlagert, wodurch erhebliche Kräfteverschiebungen und Schwingbewegungen provoziert werden, welche eine ovale Gelenkverformung mit Dezentrierung zur Folge haben.

Die Implantation einer Endoprothese im Bereich der Sekundärpfanne ist zwangsläufig zum Scheitern verurteilt, nicht nur, weil das knöcherne Pfannenlager dort extrem hypotrophisch angelegt ist, sondern v.a., weil die hier wirksamen, nicht zentrierten Muskelkräfte Kippungen und Schwingungen verursachen, welche eine frühzeitige Lockerung zur Folge haben müssen.
Für die endoprothetische Versorgung eines arthrotischen Luxationsgelenks besteht deshalb eine zwangsläufige Konsequenz: Die Endoprothese muß am Ort des primären Pfannenzentrums implantiert werden.
Rubash [3] hat in Simulatorversuchen gezeigt, daß hohe Implantationen bis zu 2 cm toleriert werden können, wenn das Azetabulum der Endoprothese nicht lateralisiert und dorsal positioniert wird. Wir streben in jedem Fall die Endoprothesenpfannenimplantation im Bereich der knöchernen Primärpfanne an. Bei weniger starken Luxationen der Grade I und II ist dies meist mit einer einzeitigen Operationstechnik möglich. Das Pfannenzentrum wird hierbei identifiziert, vertieft und evtl. durch Knochentransplantationen rekonstruiert.

Ein derart gestaltetes Endoprothesenpfannenzentrum garantiert eine störungsfreie und dauerstabile Funktion der Endoprothese.
Besteht jedoch eine sog. hohe Luxation der Grade III oder v.a. IV, dann ist eine einzeitige Implantationstechnik fast nie technisch sicher und ohne Risiko möglich. Dies gilt insbesondere für die Fälle, in denen durch Voroperationen (Pfannendachplastik, Osteotomie, sog. blutige Einrenkung etc.) die periartikulären Weichteile hochgradig kontrakt sind. Um auch in diesen Fällen einen kompletten Beinlängenausgleich ohne Schädigung der Glutealmuskulatur und des Ischiasnerven zu erzielen, ist eine zweizeitige Operationstechnik zu empfehlen, bei der wir folgendes Vorgehen bevorzugen.

Ersteingriff

1. Gedeckte Tenotomie der Adduktoren.
2. Freilegung des luxierten Hüftgelenks über einen lateralen Längsschnitt mit proximaler Erweiterung zur Crista iliaca anterior superior.
3. Mobilisation der Glutealmuskulatur von der Außenfläche des Os ileum.
4. Resektion der schlauchförmigen Gelenkkapsel.
5. Resektion des Hüftkopfes und Zubereitung für sterile Aufbewahrung in der Knochenbank (für den Zweiteingriff).
6. Aufsuchen der primären Gelenkpfanne, Entfernung des Bindegewebes, bestmögliche Vertiefung des Pfannenbodens mit Meisel und Endoprothesenpfannenfräse.
7. Applikation eines Fixateurexterne mit Verlängerungsmechanik (Typ Wagner, De Bastiani) – 2 Schrauben parallel in a.-p.-Richtung oberhalb des Pfannenerkers im Os ileum, 2 Schrauben parallel in Längsrichtung im Femur möglichst weit distal der späteren Endoprothesenstielspitze.
8. Maximal mögliche Primärverlängerung des Systems.
9. Wundschluß.

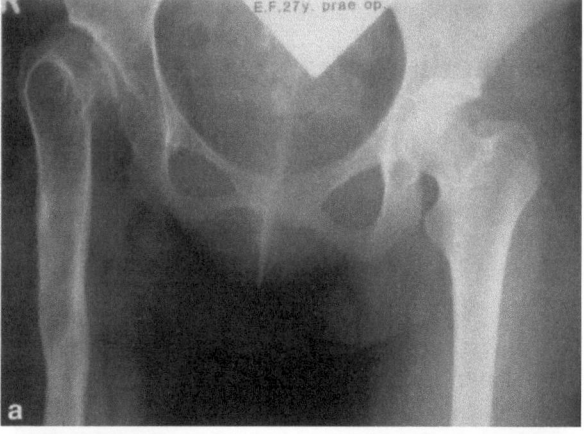
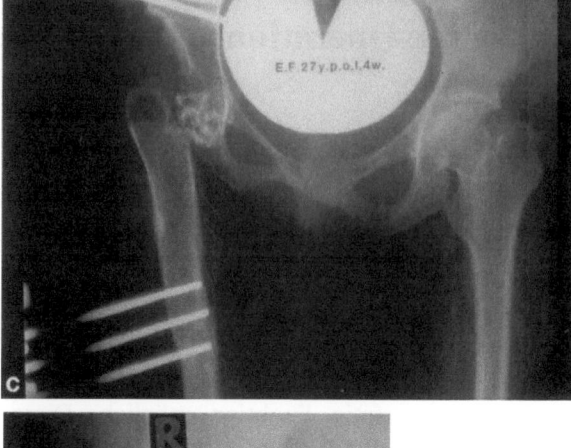
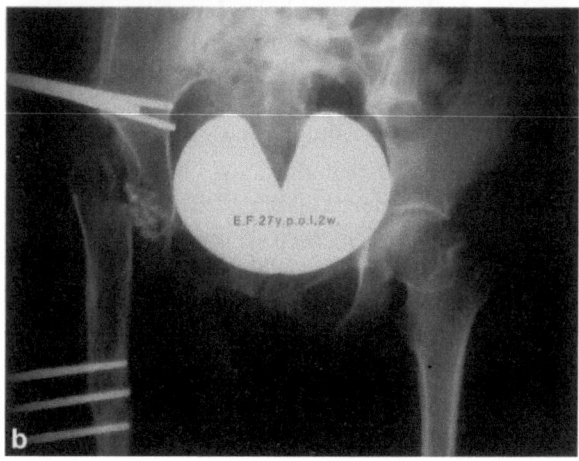
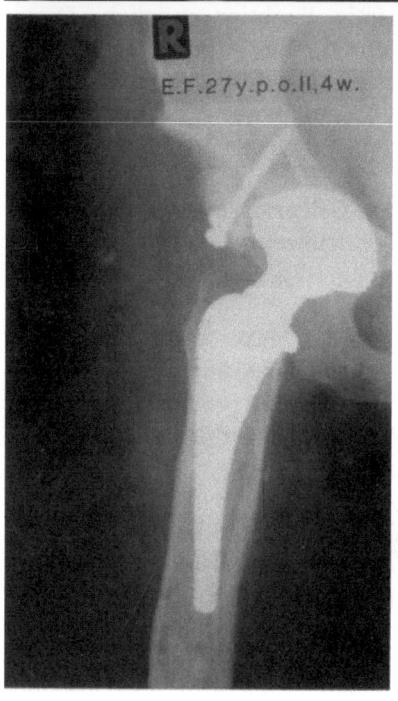

Abb. 1a–c. Verlängerungstechnik mit Fixateur externe. **a** Hohe Hüftluxation. **b** Fixateur externe montiert. **c** Fixateur externe nach Verlängerung. **d** Endoprothese implantiert

In der Intervallphase wird das Verlängerungssystem bei Bettruhe unter regelmäßiger Durchblutungs- und Innervationskontrolle täglich schrittweise distrahiert, bis der Femurschaft mit der Trochanterspitze ausreichend tief getreten ist. Nach Röntgendokumentation dieser Situation erfolgt der 2. Eingriff.

Zweiteingriff

1. Entfernung des Fixateur externe.
2. Freipräparieren des Pfannenerkers.
3. Nach Entfernung des Bindegewebes, erneutes Fräsen des Pfannenbodens.
4. Zurichten des autologen Knochens (Hüftkopf aus der Knochenbank) und Applikation am Pfannenerker mit Malleolarschrauben.
5. Implantation der Endoprothesenpfanne mit Unterfütterung von Spongiosabrei-Fibrinkleber-Sulmyzinimplant-Gemisch.
6. Herrichten des Femurschafts und Implantation des Endoprothesenstiels. Applikation des Endoprothesenkopfes.
7. Reposition des Endoprothesengelenks.
8. Wundschluß.
9. Übliche Nachbehandlung mit 6-wöchiger Teilbelastung durch Bodenkontakt, danach Steigerung der Belastung und Erweiterung des Bewegungsspielraums unter krankengymnastischer Anleitung (Abb. 1).

Kasuistik

Vor 1984 haben wir bei der Endoprothesenversorgung hoher Hüftluxationen (Grad IV) ausschließlich das einzeitige Vorgehen gewählt. Bei den 6 langfristig nachuntersuchten Patienten mit einem Followup von 6–10 Jahren ergaben sich hierbei 2 besonders gravierende Komplikationen (Tabelle 1): 3mal verblieb eine rezidivierende Luxation bei Gewohnheitsbewegungen, welche wiederholt in Narkose reponiert werden mußte und zu Unsicherheit der Patienten im Alltagsleben geführt hat. Diese Komplikation ist offensichtlich auf eine erhebliche Schädigung der Glutaealmuskulatur während des Eingriffs mit starkem Kraftaufwand bei der Präparation und Reposition des Endoprothesengelenks zurückzuführen.
In 4 Fällen trat postoperativ eine Peronäuslähmung auf, welche in 2 Fällen irreversibel blieb. Der Grund hierfür liegt in der einzeitigen Dehnung des N. ischiadicus über das Toleranzmaß hinaus.

Seit 1984 haben wir uns aus diesem Grund für das oben beschriebene zweizeitige Vorgehen entschieden, wobei durch die kontrollierte und graduelle Verlängerungsprozedur diese Komplikationen nicht mehr aufgetreten sind. Eine Peronäusparese war nach 6 Monaten komplett normalisiert (Tabelle 1). Die Patienten erreichten mit dieser Methode ein hohes Maß an Beugemöglichkeit des operierten Hüftgelenks ohne wesentliche Beugekontrakturen (Tabelle 2).

Da die Patienten zur Versorgung mit einer Endoprothese bei hoher Hüftluxation ausschließlich jüngeren Alters sind (eignen Kasuistik: Durchschnitt: 46,5 Jahre), bevorzugen wir die S+G-Spongiosametallendoprothese ohne Zementfixation. Diese Endoprothese verwenden wir v.a. deshalb, weil das technische und biologische Hauptproblem bei den Luxationspatienten in der Rekonstruktion der azetabulären Komponente liegt.

Die S+G-Spongiosametallendoprothese besteht aus einem hemisphärischen Metallsockel, der mit einem Polyäthyleninlay ausgekleidet wird. Es steht zur Verbesserung evtl. unzureichender Primärstabilität eine Metallsockelvariante mit Löchern zur Schraubenfixation zur Verfügung. Außerdem kann ein exzentrisches Polyäthyleninlay eingebracht werden (Abb. 2).

Der Endoprothesenstiel hat im proximalen Bereich eine Spongiosametalloberfläche zur biologischen Fixation und Krafteinleitung im intertrochantären Femurschaftbereich. Die proximale Teilstrukturierung ist asymmetrisch gestaltet, wodurch die mechanische Stabilität des Stiels erhöht wird (Abb. 3).

Der Endoprothesenstiel hat eine anatomisch adaptierte Form, wodurch eine optimale Füllung des Spongiosaraums und ein kompletter Flächenkontakt zwischen Spongiosametall und knöcherner Verankerungsfläche verwirklicht wird. Auf den ko-

Tabelle 1. Endoprothese bei Hüftluxation

	Einzeitig 6	Zweizeitig 8
Verlängerung [mm]	30–40	40–80
Luxation	3	0
Peronäusläsion	4	1
Bleibend	2	0

Tabelle 2. Endoprothese bei Hüftluxation, zweizeitiges Vorgehen. Der durchschnittliche Funktionsscore nach Harris lag bei 91 Punkten (sehr gut) (Tabelle 3)

	Bewegungsmaß [Grad]	n
Extension	0	5
	5	2
	10	1
Flexion	70	2
	80	2
	90	3
	100	1

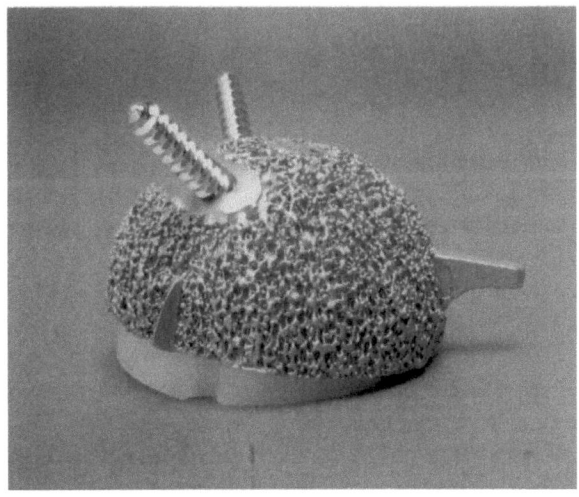

Abb. 2. Spongiosametallpfanne (Revisionsvariante mit Schrauben-exzentrisches Polyäthylen-Inlay)

Tabelle 3. Endoprothese bei Hüftluxation, zweizeitiges Vorgehen

n 8	Männlich 3	Weiblich 5
Rechts:links	3:5	
Alter [Jahre]	42–51	Durchschnitt 46,5
Follow up	24–72 Monate	
Scoring N. Harris	präoperativ 42	postoperativ 91

nischen Endoprothesenhals können Köpfe unterschiedlicher Diameter, Halslängen und Materialien (Metall-Keramik) aufgesteckt werden.
Spongiosametall hat sich seit nunmehr 10 Jahren experimentell und klinisch in großen Langzeitstudien bewährt. Es verwirklicht die beiden wesentlichen Bedingungen für eine zementlose Fixation:

- Mechanische Primärstabilität und
- Dauerstabilität durch biologische Fixation (bone ingrowth)

Die biologische Fixation durch Knocheneinwuchs gelingt deshalb, weil Spongiosametall eine makroporische Struktur besitzt, welche die normalanatomische Knochentrabekelstruktur respektiert und somit Knocheneinwuchs entsprechend den Experimenten von Galante et al. [2] induziert (Abb. 4).
Ein besonderer Vorteil ist die ungestörte Durchblutung im Bereich der Implantat-Knochen-Grenze (transendoprothetische Zirkulation, Abb. 5).
Die eindrucksvollsten Experimente zur Belegung dieser endoprothetischen Eigenschaften waren die von Wicke-Wittenius [5] mit Hundespongiosametallendoprothesen und die Untersuchung von Dufek [1] an Humanexplantaten (Abb. 6).
Der trabekuläre Knocheneinwuchs erlaubt eine isoelastische Dämpfung der Mikrobewegungen unter Belastung.

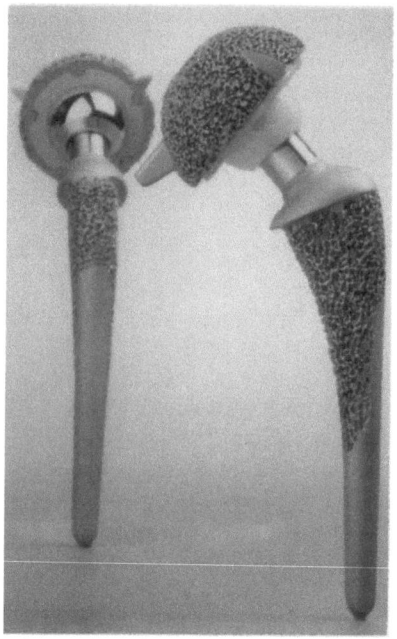

Abb. 3. Spongiosametallendoprothese – Stiel teilstrukturiert

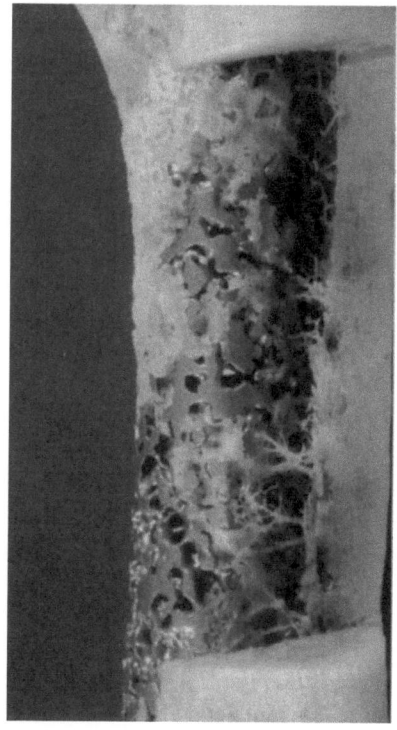

Abb. 4. Knocheneinwuchs in Spongiosametalloberfläche (Explantat 9 Monate nach Operation Infarkttod)

Zusammenfassung

Bei der endoprothetischen Versorgung der hohen Hüftluxation (Grad III und IV) können bei der einzeitigen Operation erhebliche Probleme entstehen (Schädigung der Muskulatur, schwierige Repositionen, bleibende Peronäusläsion). Zur Erzielung einer risikoarmen, gewebeschonenden, spannungsfreien Rekonstruktion mit komplettem Beinlängenausgleich kann nach unseren Erfahrungen das zweizeitige Vorgehen empfohlen werden:
Nach Präparation des Situs mit Resektion des Hüftkopfes, der Luxationskapsel und der kontrak-

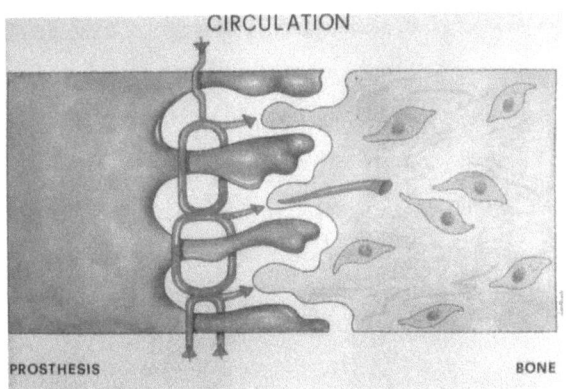

Abb. 5. Transendoprothetische Zirkulation (Schema)

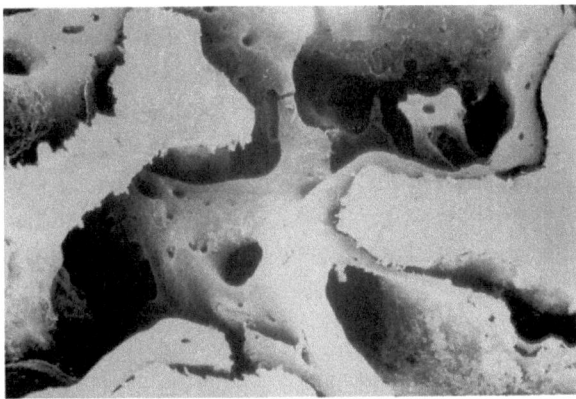

Abb. 6. Vaskularisierte Knochentrabekel im Spongiosametallnetz (elektronenmikroskopisches Präparat [1])

ten Weichteile wird ein Fixateur externe mit Verlängerungsmechanismus angelegt. Durch kontinuierliche Verlängerung kann ohne Schädigung der Glutaealmuskulatur und des N. ischiadicus voller Beinlängenausgleich erreicht werden.

Im Zweiteingriff wird dann ohne besondere technische Schwierigkeiten die Endoprothese implantiert. Wir verwenden hierfür die S+G-Spongiosametallendoprothese, welche durch ihre biomechanischen und strukturellen Eigenschaften eine dauerstabile Fixation durch Knocheneinwuchs ermöglicht.

Literatur

1. Dufek P (1993) Knocheneinwuchs in Metallimplantate mit spongioeser Struktur der Oberfläche. Biermann, Zülpich (Jahrbuch der Orthopädie)
2. Galante J, Rostocker W, Lueck R, Ray RD (1971) Sintered fiber metal composites as a basis of attachment of implants to bone. J Bone Joint Surg [Am] 53:101–114
3. Rubash HE (1992) High hip Center – clinical and biomechanical aspects. Sixth Annual Vail Course 1992
4. Sprick O, Dufek P (1993) Biologische Fixation und klinische Ergebnisse der zementfreien Lübecker Totalendoprothese aus Spongiosametall. Z Orthop 131:524–531
5. Wicke-Wittenius S (1992) Experimentelle Untersuchungen zum zementfreien Hüftgelenkersatz beim Hund unter besonderer Berücksichtigung der Spongiosametalloberfläche. Dissertation, Technische Universität München

Weichteilrekonstruktion der Fußsohle durch Gewebedehnung

F. Neudeck und W. Klaes

Die Rekonstruktion posttraumatischer Weichteildefekte der Fußsohle ist technisch anspruchsvoll und schwierig. Im Gegensatz zur Haut an anderen Körperregionen toleriert die Fußsohle aufgrund der besonderen anatomischen Struktur ihrer septierten Unterhautschicht, auch über einen längeren Zeitraum, schadlos Druck- und Scherbelastungen. Sind tiefe Weichteildefekte in der Belastungszone der Fußsohle entstanden, muß durch Gewebetransfer über den Wundverschluß hinaus eine protektive Sensibilität und physiologische Dauerbelastbarkeit erreicht werden.
Zur Defektdeckung der Fersenregion werden neben der Spalt- und Vollhauttransplantation aufwendige Rekonstruktionsverfahren wie lokale Lappen, Crosslappen und freie Lappen von unterschiedlichen Körperregionen beschrieben [5, 7, 9–11, 14, 17]. Dabei werden unterschiedlich strukturierte Gewebe wie kutane, fasziokutane oder muskulokutane Lappen zur Defektdeckung verwandt. Neben der Transplantation von rein vaskulär gestielten Lappen ist auch der Transfer von neurovaskulär gestielten Transplantaten beschrieben [5, 7, 10, 14, 16, 17].
Nachteile des lokalen oder freien Gewebetransfers an der Fußsohle sind

- die fehlende plantarspezifische Septierung der Subkutis,
- die reduzierte oder fehlende Sensibilität,
- die unterschiedliche Gewebestärke zur Restfußsohle,
- die kosmetischen Defizite an Fuß und Hebeort.

Im Gegensatz zu den bisherigen Techniken des Gewebetransfers stellt die kontinuierliche Gewebedehnung der restlichen verbliebenen Fußsohlenhaut eine Defektdeckung durch induzierte Neubildung von ortsständigem Gewebe dar.

Operationstechnik

Der Patient wird auf den Rücken gelagert und der Unterschenkel unterpolstert, so daß die Fußsohlenregion von allen Seiten frei zugänglich ist. Je nach Defektbreite werden 10–15 Kirschner-Drähte (Durchmesser 1,25 mm) an der Spitze mit einer Zange semizirkulär in einem Radius von ca. 5 mm umgebogen.
Falls nicht bereits aufgrund einer gleichseitigen Frakturversorgung vorhanden, wird ein unilateraler ventraler AO-Klammerfixateur unter temporärer Transfixierung des Fußes mit einem dorsalen Rahmen, der den Gegenpol für die Distraktionskräfte bildet, an die Tibia montiert (s. Abb. 3).
An der Defektgrenze der Restfußsohle werden Hautnekrosen sparsam reseziert, der vitale, unregelmäßig begrenzte Wundrand wird nicht begradigt, unterminiert oder präpariert. Die gebogenen Kirschner-Drähte werden in einem Abstand von ca. 3–4 mm zueinander mit Hilfe eines Nadelhalters so durch die gesamte Haut und das septierte subkutane Fettgewebe gestochen, daß der Abstand der Einstichstelle zum Hautrand alternierend ca. 5 und 8 mm beträgt. Die „harfenartig" von der Fußsohle herabhängenden Kirschner-Drähte werden parallel ausgerichtet, zwischen 2 AO-Platten eingeklemmt und umgebogen. Bei unregelmäßig begrenztem Wundrand und somit unterschiedlicher Länge der Kirschner-Drähte zwischen Haut und Platten ist so bei der gesamten Distraktion eine gleichmäßige Verteilung der Zugkraft am Wundrand gewährleistet, wodurch ein Ausreißen oder Durchschneiden der Drähte vermieden wird. Die beiden Platten mit den eingeklemmten und umgebogenen Kirschner-Drähten werden mit Fixationsklemmen und Gewindestangen aus dem Ilisarow-Instrumentarium an den dorsalen Rahmen befestigt (s. Abb. 2, 3).
Am 2. postoperativen Tag wird mit der Distraktion der Fußsohle begonnen, anfangs 2mal 1/4 mm täglich (morgens und abends), ab dem 3. postoperativen Tag 4mal 1/4 mm täglich, bis die gesamte

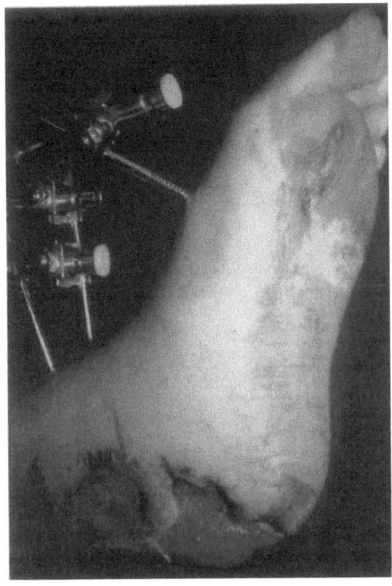 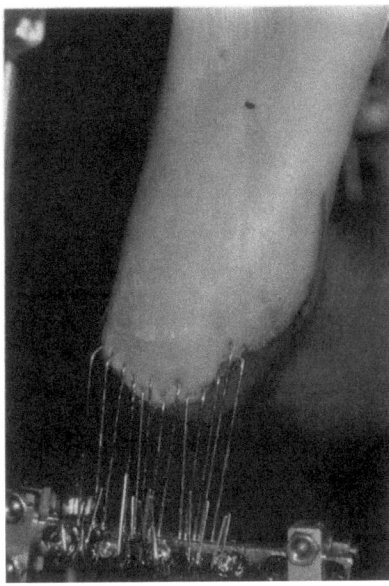 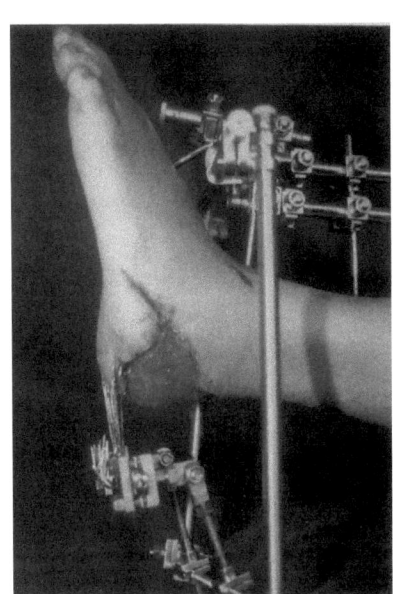

Abb. 1 (*links*). Fußsohlendefekt in der dorsalen Belastungszone der Ferse bis über den Tuber calcanei. Transfixierung des Fußes am ventralen Fixateur externe

Abb. 2 (*Mitte*). Die im Abstand von 3–4 mm zueinander und alternierend 5–8 mm von Hautrand entfernt eingebrachten Kirschner-Drähte. *Unten* Fixierung der umgebogenen K-Drähte zwischen 2 AO-Platten

Abb. 3 (*rechts*). Die beiden Platten mit den eingeklemmten Drähten sind mit Fixationsklemmen und Gewindestangen an den dorsalen Rahmen montiert

gewichttragende Fußsohle und der Fußrand gedeckt sind. Gegebenenfalls muß im Laufe der Distraktion in Höhe des Fußrandes die Zugrichtung der Haut korrigiert werden. Die notwendigen Korrekturen können schmerzfrei ohne Narkose ausgeführt werden. Verbliebene Restdefekte außerhalb der Tragzone können mit einem Spalt- oder Vollhauttransplantat gedeckt werden.

Fallbeispiel 1. Eine 30jährige Fußgängerin erlitt bei einem Verkehrsunfall u.a. eine offene Unterschenkelfraktur und ein tiefes Décollement am linken Fuß. Primär wurde die Tibia und der Fuß mit einem gelenkübergreifenden unilateralen ventralen AO-Fixateur stabilisiert. Der stark verschmutzte Weichteildefekt am linken Fuß wurde revidiert, Hautnekrosen unter der Ferse wurden entfernt. Es resultierte ein 5 cm langer Fußsohlendefekt in der dorsalen Belastungszone der Ferse sowie ein Hautdefekt über der Achillessehne (Abb. 1).
Zur Weichteilrekonstruktion wurde in der beschriebenen Weise der Zugmechanismus zur Gewebedehnung angebracht und die Fersenhaut zunächst 35 mm (1 mm/Tag) dorsalwärts gezogen (Abb. 2). Nach Änderung der Zugrichtung wurde die Haut weitere 15 mm nach kranial gezogen, bis die gesamte Ferse und der Tuber calcanei mit Fußsohlenhaut gedeckt war (Abb. 3). Der verbliebene Restdefekt über dem Achillessehnenansatz wurde mit Spalthaut gedeckt.
Zum Abschluß der Behandlung resultiert am linken Fuß eine vollständige Deckung der Ferse in der belastungstragenden Zone mit distrahierter Fußsohlenhaut bei erhaltener Sensibilität und gutem kosmetischem Ergebnis (Abb. 4a,b). Die Patientin trägt Konfektionsschuhe und zeigt ein unauffälliges Gangbild.

Fallbeispiel 2. Ein 35jähriger Motorradfahrer erlitt links eine III° offene Unterschenkeltrümmerfraktur und einen ausgedehnten Weichteilschaden am Mittelfuß mit Verlust der lateralen Fußsohle und der V. Zehe. Nach primärer Stabilisierung der III° offenen Tibiafraktur mit einem unilateralen sprunggelenkübergreifenden Fixateur externe erfolgte sekundär die Weichteildeckung lateral am linken OSG und Fuß mit einem freien M.-latissimus-dorsi-Transfer. Ausgedehnte Areale des Transplantates wurden nekrotisch und mußten entfernt werden. Es resultierte ein ca. 3 cm breiter, unregelmäßig begrenzter lateraler Fußsohlendefekt vom Kalkaneus bis zum V. Mittelfußköpfchen (Abb. 5a,b).

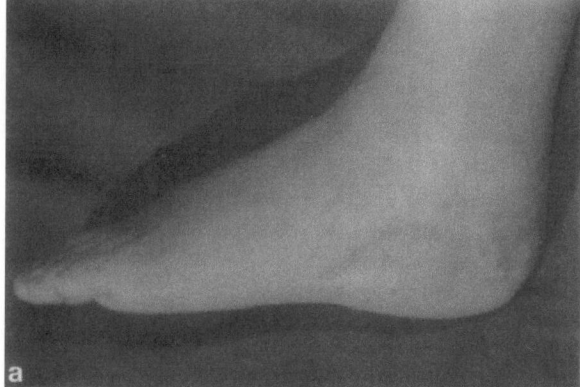
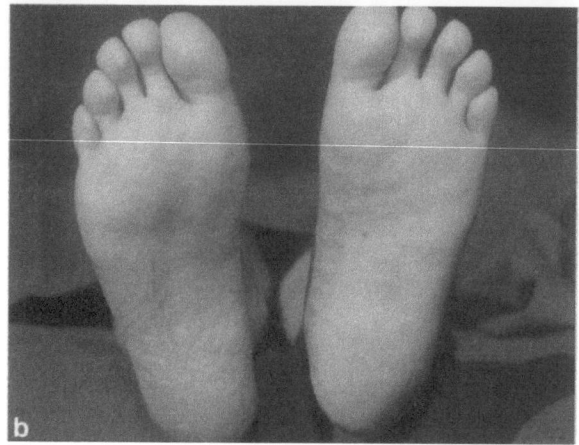

Abb. 4a, b. Seitenansicht linker Fuß (a) und beide Fußsohlen im Vergleich (b) nach Abschluß der Behandlung

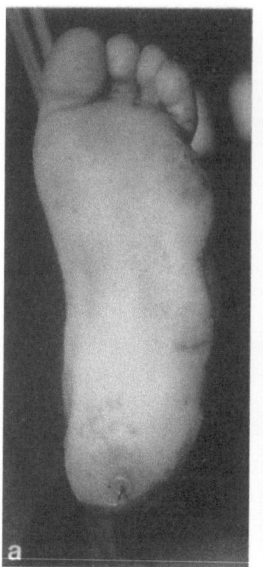
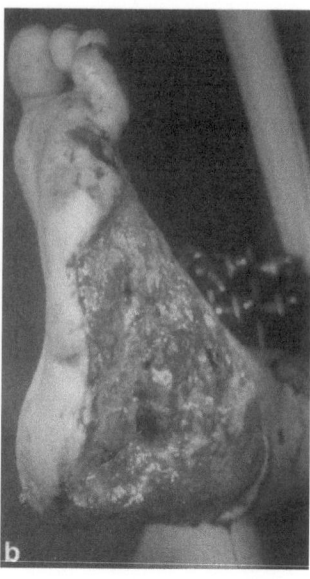

Abb. 5a, b. Ausgedehnter Weichteildefekt am lateralen linken Fußrand mit Verlust des V. Zehs; (a) Fußsohlen- und (b) Seitansicht

Abb. 6 (*unten links*). „Harfenartiger" Zugmechanismus nach lateral während der Behandlung

Abb. 7 (*unten rechts*). Am Ende der Behandlung komplette Deckung der Fußsohle und des lateralen Fußrandes
▽

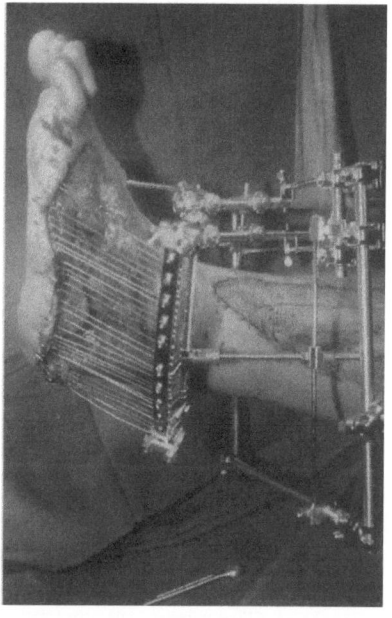
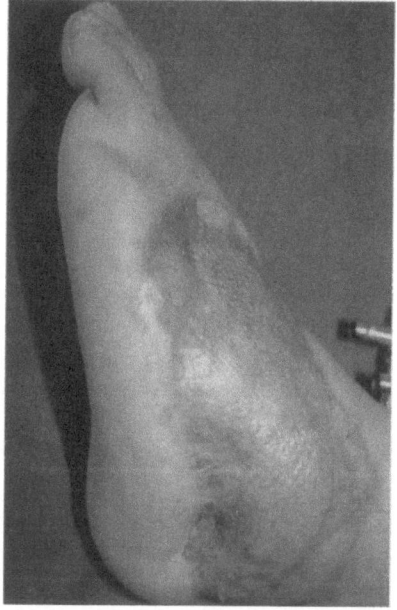

Nach mehrmaligem Débridement erfolgte zur Deckung des lateralen Fußsohlendefekts die Montage des Distraktionsrahmens an den liegenden Fixateur externe, das Einbringen der Kirschner-Drähte in den lateralen Fußsohlenrand und die Distraktion der Restsohle nach lateral (Abb. 6). 40 Tage später (1 mm/Tag) war der gesamte laterale Fußrand von der Ferse bis zum V. Mittelfußköpfchen mit Fußsohlenhaut gedeckt. Nach Abnahme des Zugmechanismus wurde der Fußsohlenrand an den bereits mit Spalthaut gedeckten Weichteilen am Fußrücken fixiert. Zum Abschluß der Behandlung resultiert eine über den lateralen Fußrand hinausragende belastbare Fußsohle mit voller Sensibilität und gutem kosmetischem Ergebnis (Abb. 7). Der Patient trägt wegen des Zehenverlustes Konfektionsschuhe mit einer Fußbettung nach Maß.

Diskussion

Zur Rekonstruktion von ausgedehnten Weichteildefekten der Ferse und der Fußsohle wurden verschiedene Techniken des lokalen oder freien Gewebetransfers beschrieben [6, 13, 16, 18–20, 22]. Die Dehnung von ortsständigem Gewebe ist eine Alternative zu Lappenplastiken, Beispiele für die Distraktion der Fußsohlenhaut zur Deckung von Weichteildefekten finden sich in der Literatur nicht. An anderen Körperregionen wird die Gewebedehnung bereits routinemäßig durchgeführt, so werden z.B. zur Brustrekonstruktion nach Ablatio mammae die verbliebenen Weichteilstrukturen mit einem passageren Expander vorgedehnt, um anschließend die Kontur der Brust wiederherzustellen [1, 4, 8, 12, 15].

Histologische und experimentelle Untersuchungen haben gezeigt, daß die durch Dehnung gewonnene Haut i.allg. eine unauffällige Morphologie der Epidermis, der Dermis und der Subkutis besitzt sowie ihre sensorische Funktion behält [2, 3, 21, 23]. Die Weichteildehnung mit dem Expander sowie die kontinuierliche Distraktion der Haut führen zu einer Proliferation der Zellen und nicht zu einem Stretching mit „Ausdünnung" des verbliebenen Weichteilgewebes. Da es sich bei der Hautdistraktion nicht nur um eine Dehnung von ortsständigem Gewebe handelt, sondern um einen realen Zugewinn an neuem Weichgewebe, zieht sich die neu gewachsene Fußsohle nach Abnahme des Distraktionsmechanismus nicht wieder zurück. Die auf diese Weise durch Distraktion gewonnene Fußsohlenhaut ist makroskopisch von der restlichen Haut nicht zu unterscheiden, besitzt eine protektive Sensibilität und hat eine volle Druck- und Scherbelastbarkeit. Obwohl auch einige frei transferierte Lappen eine partielle Sensibilität aufweisen, werden leichte Berührungen und Temperaturdifferenzen in der Regel nicht wahrgenommen und ein Schmerz nicht adäquat empfunden [13].

Intraoperativ ist beim Einbringen der Kirschner-Drähte darauf zu achten, daß die Insertionspunkte alternierend weit, insgesamt aber nicht zu nah am Hautrand liegen. Um die Zugkräfte gleichmäßig auf den gesamten Hautrand zu verteilen, müssen die unterschiedlich langen Kirschner-Drähte in einem Abstand von ca. 3–4 mm zueinander in den Wundrand eingebracht und zwischen den beiden Platten fixiert werden. Die Distraktionsrate von 1 mm/Tag, aufgeteilt in 4 Schritten á 0,25 mm, sollte nicht überschritten werden. Die tägliche Distraktion der Haut ist schmerzfrei und wird vom Patienten selbständig durchgeführt. Falls es die übrigen Verletzungen zulassen, kann die Behandlung, wie auch alle anderen Therapien nach Ilisarow, ambulant durchgeführt werden.

Zur Dehnung der Haut in der beschriebenen Weise ist eine externe Fixierung am Unterschenkel und Fuß erforderlich. Voraussetzung zur Anlage der Kirschner-Drähte an der Fußsohle und für den Beginn der Distraktion ist, daß nach dem Trauma eine definitive Demarkation zwischen durchbluteter und nekrotischer Haut erkennbar ist und somit Defektrand und Defektgröße feststehen. Der Hautrand muß vital und gut vaskularisiert sein.

Die Dehnung der Sohlenhaut im gewichttragenden Anteil des Fußes durch Zug mit multiplen eingebrachten Kirschner-Drähten kann als ein neuer Weg in der Rekonstruktion von Weichteildefekten der Fußsohle bezeichnet werden. Im Gegensatz zu den aufwendigen Operationstechniken der lokalen und freien Lappenplastiken ist die beschriebene Methode wenig aufwendig und technisch einfach durchzuführen. Vorteilhaft ist weiterhin, daß kein Spendeareal für einen lokalen oder freien Lappen erforderlich ist und somit der Hebedefekt entfällt. Das kosmetische Ergebnis ist sehr gut, die wiederhergestellte Fußsohle ist gleich der unverletzten kontralateralen Seite. Nachteilig ist die bei großen Defekten erforderliche lange Therapiezeit, da pro Tag nur maximal 1 mm Fußsohlenhaut gewonnen werden kann.

Schlußfolgerung

Als Alternative zu lokalen oder freien Gewebetransfers ist die kontinuierliche Distraktion der Haut in der Belastungzone der Fußsohle technisch einfach durchzuführen und für den Patienten schmerzfrei. Es wird eine Fußsohlenhaut mit protektiver Sensibilität, voller mechanischer Belastbarkeit und gutem kosmetischem Ergebnis erzielt. Die vorgestellte Gewebedehnung ist mit technischen Modifikationen auch zur Weichteilrekonstruktion an anderen Körperstellen durchführbar.

Literatur

1. Adamson JE (1988) Nasal reconstruction with the expanded forehead flap. Plast Reconstr Surg 81:12-20
2. Austad ED, Thomas SB, Pasyk K (1986) Tissue expansion: Dividend or loan? Plast Reconstr Surg 78:63-67
3. Austad ED, Pasyk KA, McClatchey KD, Cherry GW (1982) Histomorphologic evaluation of guinea pig skin and soft tissue after controlled tissue expansion. Plast Reconstr Surg 70:704-710
4. Bashir AH (1987) Wound closure by skin traction: an application of tissue expansion. Br J Plast Surg 40:582-587
5. Chicarilli ZN, Price GJ (1986) Complete plantar foot coverage with the free neurosensory radial forearm flap. Plast Reconstr Surg 78:94-98
6. Hartrampf CR, Scheflan M, Bostwick J (1980) The flexor digitorum brevis muscle island pedicle flap: A new dimension in heel reconstruction. Plast Reconstr Surg 66:264-270
7. Kaplan I (1969) Neurovascular island flap in the treatment of trophic ulceration of the heel. Br J Plast Surg 22:143-148
8. Manders EK, Oaks TE, Au VK, Wong RKM, Furrey JA, Davis TS, Graham WP (1988) Soft-tissue expansion in the lower extremities. Plast Reconstr Surg 81:208-217
9. Masquelet AC, Beveridge J, Romana C, Gerber C (1988) The lateral supramalleolar flap. Plast Reconstr Surg 81:74-81
10. May JW, Halls MJ, Simon SR (1985) Free microvascular muscle flaps with skin graft reconstruction of extensive defects of the foot: A clinical and gait analysis study. Plast Reconstr Surg 75:627-639
11. Morris AM, Buchan AC (1978) The place of the cross-leg flap in reconstructive surgery of the lower leg and foot: A review of 165 cases. Br J Plast Surg 31:138-142
12. Neumann CG (1957) The expansion of an area of skin by progressive distention of a subcutaneous balloon. Plast Reconstr Surg 19:124-130
13. Noever G, Brüser P, Köhler L (1986) Reconstruction of heel and sole defects by free flaps. Plast Reconstr Surg 78:345-350
14. Partecke BD, Buck-Gramcko D (1984) Deckung von Gewebedefekten an den unteren Extremitäten durch frei übertragene Haut- bzw. Hautmuskellappen und Insellappen. Handchirurgie 16:11
15. Radovan C (1984) Tissue expansion in soft-tissue reconstruction. Plast Reconstr Surg 74:482-492
16. Serafin D, Georgiade NG, Smith DH (1977) Comparison of free flaps with pedicled flaps for coverage of defects of the leg or foot. Plast Reconstr Surg 59:492-499
17. Shanahan RE, Gingrass RP (1979) Medial plantar sensory flap for coverage of heel defects. Plast Reconstr Surg 64:295-298
18. Shaw WW, Hidalgo DA (1986) Anatomic basis of plantar flap design: Clinical applications. Plast Reconstr Surg 78:637-649
19. Snyder GB, Edgerton MT (1965) The principle of the island neurovascular flap in the management of ulcerated anasthetic weightbearing areas of the lower extremity. Plast Reconstr Surg 36:518-528
20. Sommerlad BC, McGrouther DA (1978) Resurfacing the sole: Long-term follow-up and comparison of techniques. Br J Plast Surg 31:107-116
21. Stark GB, Jaeger K, Rhades JC (1992) Histomorphologische Befunde humanen expandierten Gewebes. Handchir Mikrochir Plast Chir 24:50-54
22. Taylor GA, Hopson WLG (1975) The cross-foot flap. Plast Reconstr Surg 55:677
23. Wood FM, McMahon SB (1989) The response of the peripheral nerve field to controlled soft tissue expansion. Br J Plast Surg 42:682-686

Kallusdistraktion an Hand- und Fußskelett

P. Preißer und B.-D. Partecke

Einleitung

Die Kallusdistraktion ist in den vergangenen Jahren zu einem etablierten Verfahren zum Aufbau langstreckiger Knochendefekte im Bereich der langen Röhrenknochen geworden [2].
Am Handskelett stellen die Distraktionsverfahren bewährte Methoden zur Verlängerung von Daumen- und Langfingerstrahlen dar [1, 3,-5].
Gegenüber dem Einsatz an den langen Röhrenknochen bestehen wesentliche Unterschiede bezüglich Indikation und Technik. Bei traumatischen oder ostitischen Knochendefekten ist die Defektdeckung mit autologem Knochen aufgrund der relativ geringen Defektgröße unproblematisch.
Die Vorteile der Distraktionsverfahren kommen an der Hand bei posttraumatischem Verlust oder angeborenem Fehlen von ganzen Gliedabschnitten zum Tragen. Neben der eigentlichen Kallusdistraktion mit Vermehrung des Knochengewebes ist hier die Vermehrung des Weichteilgewebes in gleichem Umfang notwendig.
Dies trifft im wesentlichen bei der Verlängerungs- und Korrekturosteotomie bei posttraumatischen Amputationsstümpfen sowie bei angeborenen Fehlbildungen zu [1-3, 6, 7].
Die therapeutischen Möglichkeiten sollen anhand einer Analyse der bisherigen Resultate bei 34 Kallusdistraktionen und einiger charakteristischer Fallbeispiele erläutert werden.

Fixateur nach Ilisarow

Für die besonderen Größenverhältnisse am Handskelett steht im Rahmen des Originalinstrumentariums nach Ilisarow ein eigenes Fixateursystem zur Verfügung.
Alle Konstruktionselemente sind auf die Erfordernisse der kontinuierlichen Stellungsänderung zugeschnitten. Sie sind mit dem großen Ringfixateur des Ilisarow-Instrumentariums und auch mit unilateralen Fixateuren frei kombinierbar.
Grundelement des Handinstrumentariums ist ein Ringfixateursystem, bestehend aus Halb- und 5/8-Ringen verschiedener Größe, die im Bedarfsfall auch zu Vollringen montiert werden können. Zusätzlich existieren breite Winkelrahmen zur Fixierung der Mittelhand.
Die Fixierung der Knochenfragmente erfolgt über gekreuzte Drähte oder gegenläufige parallele Drähte der Stärke 1,0 und 1,2 mm, die zur Verbesserung der Stabilität mit Stoppern ausgerüstet sein können.
Die Drähte werden mit Schlitzschrauben an den Ringen befestigt. Aus Gründen der Stabilität und damit auch zur Infektionsprophylaxe ist auf das spannungsfreie Anliegen der Drähte an der Montage besonderes Augenmerk zu richten, gegebenenfalls kann dies mit Unterlegscheiben erreicht werden. Die Stabilität der Montagen ist abhängig von der Materialstärke, der Spannung der Drähte sowie vom Winkel der Drähte zueinander. Die Stärke der Kirschner-Drähte ist mit 1,0-1,5 mm ausreichend bemessen.
Die Spannung der Drähte wird durch Drehen der verwendeten Fixationsschrauben oder durch eine Spannzange hergestellt. Kritisch ist an der Hand der Kreuzungswinkel der Kirschner-Drähte, der im Phalangenbereich zum Schutz der Gefäßnervenbündel und Beugesehnen unter Verzicht auf maximale Stabilität nur spitzwinkelig sein kann.
Die Ringe werden mit Gewindestangen verschiedener Stärke zum Fixateur verbunden. Lagekorrekturen jeder Art können mit kleineren Winkelstücken und Platten realisiert werden. Kleine Einzelfragmente werden mit zusätzlichen Stopperdrähten und Verbindungsstücken in die Montage integriert (Abb. 1a,b).
Zur unilateralen Fragmentfixierung bietet das Originalinstrumentarium den sog. dorsalen Miniapparat an. Er besteht aus 2 Montageeinheiten zur Aufnahme gewinkelter Kirschner-Drähte der Stärke 1,2 oder besser 1,5 mm. Die Drähte werden in einer queren Ebene von dorsal bis in die Gegenkortikalis eingebohrt und um 90° in sich geknickt

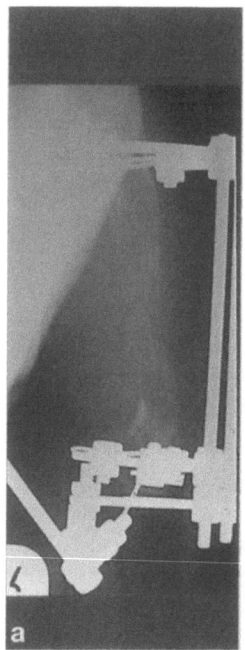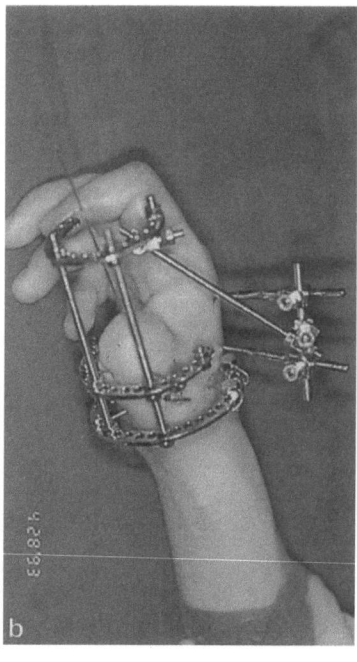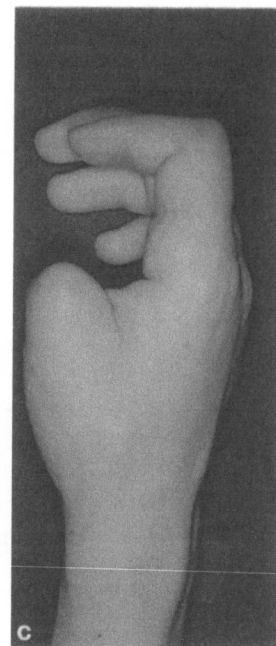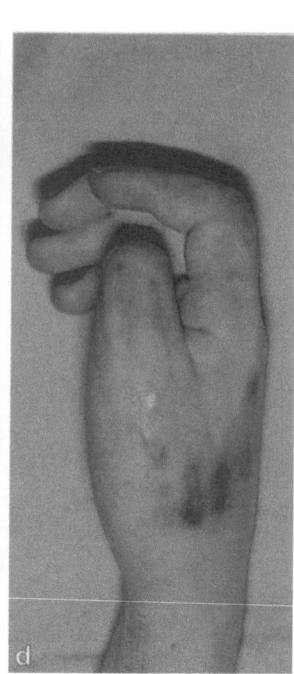

Abb. 1. a, b Ilisarow-Fixateur zur Distraktionsverlängerung des 1. Mittelhandknochens: Nach dem Ende der Distraktion ist das Regenerat partiell kalzifiziert.
c, d Daumenamputation in Höhe des proximalen Grundgliedes und Zustand nach Rekonstruktion durch Distraktionsverlängerung des 1. Mittelhandknochens. Der erzielte Längengewinn betrug 52 mm, die Distraktions- und Fixationszeit 233 Tage

an der Montageeinheit befestigt. Beide Montageeinheiten werden mit einer Gewindestange zum Fixateur verbunden (Abb. 2).

Kortikotomie und Distraktion

Wegen der Größenverhältnisse am Handskelett ist eine ausschließliche Kortikotomie oder eine subperiostale Osteotomie nicht zu realisieren.
Bei unseren Patienten erfolgte die Durchtrennung des Knochens bei komplett angelegter Montage und gelockerten Gewindestangen subtotal unter Aussparung der gegenseitigen Kortikalis, die dann zum Erhalt des Periosts frakturiert wurde. Auf eine Naht des Periosts wurde verzichtet.
Die Distraktion begann üblicherweise nach 1 Woche, die tägliche Distraktionsstrecke wurde auf mehrere Intervalle verteilt. Die Distraktionsgeschwindigkeit war abhängig von den lokalen Begebenheiten und betrug zwischen 0,5 und 1,0 mm/Tag. An die Distraktionsphase schloß sich eine Fixationsphase bis zur knöchernen Konsolidierung an. Bei noch liegendem Fixateur konnten die angrenzenden Gelenke aktiv beübt werden.
Röntgenkontrollen unmittelbar postoperativ und im Verlauf anfangs einmal wöchentlich dokumentierten den Fortschritt der Distraktion und der Kallusbildung. Nach Ablauf der Distraktionsphase wurde der Zeitpunkt der Materialentfernung nach radiologischen Kriterien festgelegt. Ein besonderes Problem war die fehlende Strahlentransparenz der Metallringe, die eine ausreichende Beurteilung oft erheblich behinderte. Eine Verbesserung wurde hier zuletzt durch die Einführung von kohlefaserverstärkten Kunststoffringen erzielt.
Nach Entfernung des Fixateurs wurde kurzzeitig eine Gipsschiene bis zur endgültigen Freigabe angelegt.

Indikationen

Von 1989–1993 wurden 34 Kallusdistraktionen bei 29 Patienten an Hand- und Fußskelett durchgeführt (Tabelle 1).
An den Phalangen standen die Verlängerungsosteotomien gegenüber alleinigen Korrekturen ganz im Vordergrund. Im Unterarmbereich führten wir Kallusdistraktionen sowohl zur Verlängerung als auch zum Aufbau langstreckiger posttraumatischer Knochendefekte durch.

Kallusdistraktion an Hand- und Fußskelett 101

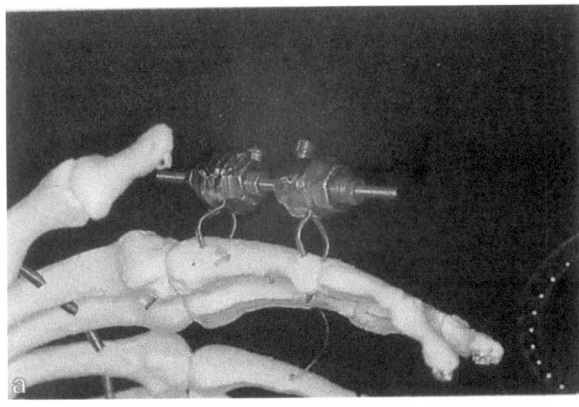

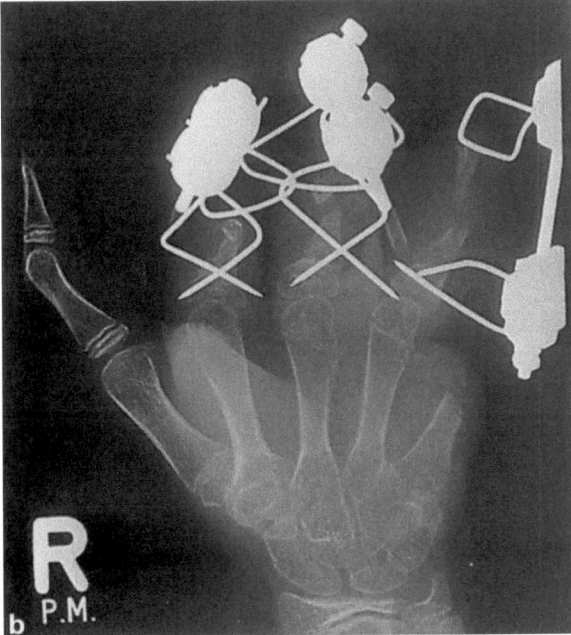

Abb. 2a,b. Liegender dorsaler Miniapparat nach Ilisarow zur Distraktionsverlängerung einzelner Fingerstrahlen

Tabelle 1. Indikationen zur Kallusdistraktion

	n
Daumenstrahl	
Verlängerungsosteotomie	10
Langfinger	
Verlängerung	12
Korrekturosteotomie	1
Defektaufbau	1
Unterarm	
Verlängerung	5
Defektaufbau	3
Korrektur	1
Fuß	
Verlängerung	1
Gesamt	34

Daumenrekonstruktion nach Amputationsverletzung

Zur Daumenrekonstruktion steht die Verlängerung des 1. Mittelhandknochens mit Erweiterung der 1. Zwischenfingerfalte den Verfahren der Zeigefingerpollizisation und der freien Zehentransplantation gegenüber.

Die Indikation zur Distraktionsverlängerung besteht bei posttraumatischen Verlusten hauptsächlich dann, wenn der Patient den genannten Verfahren ablehnend gegenübersteht. Wichtige Voraussetzungen sind die abgeschlossene Narbenauflockerung am Amputationsstumpf sowie eine ausreichende Stumpfpolsterung.

Wünschenswert ist ein erhaltener Grundgliedanteil; bei lediglich erhaltenem distalem Mittelhandstumpf ist die erzielbare Länge möglicherweise funktionell nicht ausreichend.

Die Distraktion erfolgt in Schaftmitte des ersten Mittelhandknochens. Es wird ein Ringfixateursystem mit gekreuzten Kirschner-Drähten und Halbringen ausreichenden Durchmessers verwendet.

Mit fortschreitender Distraktion ist mit einem zunehmenden Zug des M. adduktor pollicis und insbesondere der Haut der 1. Zwischenfingerfalte auf das distale Fragment zu rechnen. Zur Verhinderung der hierdurch entstehenden Adduktionskontraktur wird die Montage unter Verwendung zweier Schanz-Schrauben und einer Gewindestange auf den 2. Mittelhandknochen erweitert (Abb. 1b). Gleichzeitig muß ein eventuelles Grundgliedfragment zur Verhinderung einer progredienten Beugekontraktur fixiert werden. Die Distraktion beginnt nach einer Woche, die Geschwindigkeit beträgt 0,7 mm pro Tag (Abb. 1).

Bei 9 Daumenrekonstruktionen nach Amputationsverletzung wurde ein durchschnittlicher Längengewinn von 40,1 mm erzielt, dies entspricht 90 % der durchschnittlichen Ausgangslänge des 1. Mittelhandknochens von 44 mm. Bei 8 der 9 Rekonstruktionen ergab sich damit eine funktionell ausreichende Länge des distrahierten ersten Strahls.

Limitierend für die Distraktionsgeschwindigkeit und auch für den erzielbaren Längengewinn waren in erster Linie die Hautverhältnisse an der Stumpfnarbe, in zweiter Linie die Qualität der Kallusbildung im Distraktionsbereich.

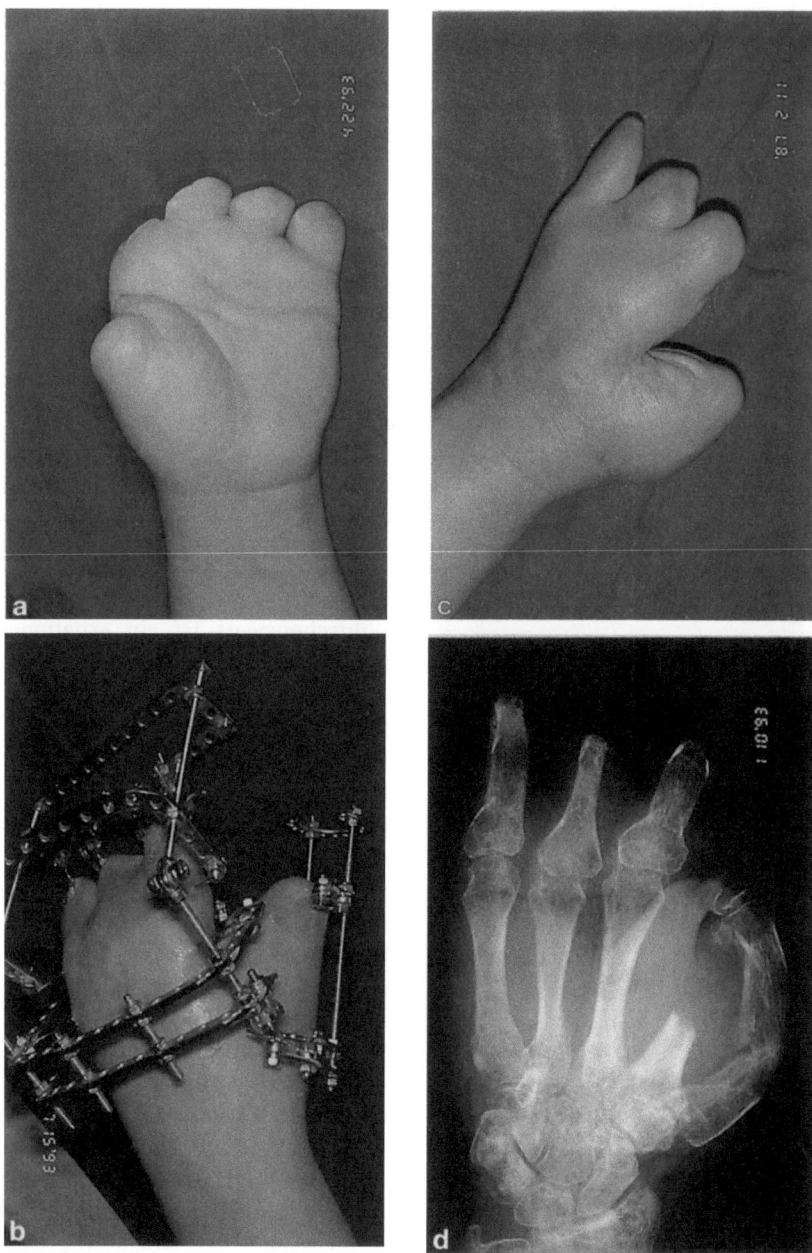

Abb. 3a–d. Verlust des Daumens und sämtlicher Langfinger (a). Nach Resektion des zweiten Strahls zur Vertiefung der 1. Zwischenfingerfalte Anlage des Ilisarow-Fixateurs zur gleichzeitigen Distraktionsverlängerung (b). Nach Abschluß der Distraktion ist eine Greiffunktion zwischen Daumen und Langfingern vorhanden (c, d)

Wurde zu weit distrahiert, war eine Hautverdünnung der Stumpfnarbe die Folge, die nach Beendigung der Distraktion nur in geringem Umfang reversibel war.
Wurde zu schnell distrahiert, riß das Regenerat ab oder verjüngte sich im mittleren Schaftbereich, konventionelle Folgeoperationen zur Konsolidierung waren notwendig.

Wird der Fixateur zu früh entfernt, kommt es zur Verkrümmung des Regenerats nach beugeseitig. Bei geringer Ausprägung kommt diese Krümmung der Gegenüberstellung von Daumen und Zeigefinger zugute, sie führt im stärkeren Umfang jedoch zum Längenverlust (Abb. 2b).
Die Gesamtzeit der Behandlung bis zur Entfernung des Fixateurs betrug bei den genannten 9

Patienten durchschnittlich 169 Tage, dies entspricht einem Zeitaufwand von 4,2 Tage/mm Längengewinn.
Es wurde eine Regeneratfraktur beobachtet, die eine offene Osteosynthese erforderte. Ursache war die vorzeitige Fixateurentfernung bei einem Pininfekt (Abb. 3a,b). Bei einem weiteren Patienten mußte ein vorzeitig entfernter Fixateur neu angelegt werden.
Nach Abschluß der Distraktionsverlängerung wurde bei 5 Patienten die operative Erweiterung der 1. Zwischenfingerfalte durchgeführt.

Langfingerverlängerung

Gegenüber der herausragenden Rolle des Daumens für die Greiffunktion besteht die Indikation zur Verlängerung von Langfingerstrahlen in der Regel nur bei Verlust mehrerer Fingerstrahlen. Insbesondere die fehlende interphalangeale Beweglichkeit; die vermindert belastbare Stumpfkuppe und die verminderte Sensibilität des distrahierten Fingers machen eine Stumpfverlängerung einzelner Finger bei erhaltenen Nachbarfingern in der Regel nicht sinnvoll.
Von 1991-1993 wurden 12 Langfingerstrahlen bei 7 Patienten 14mal distrahiert. Bei 9 Fingern handelte es sich um posttraumatische Amputationsstümpfe, bei 4 Patienten um den Verlust sämtlicher Langfinger. 2 Fingerstrahlen wurden in 2 Schritten verlängert.
Bei einem weiteren Patienten mußte die Distraktion wegen mechanischer Probleme mit dem Fixateur frühzeitig abgebrochen werden.
Die Distraktion erfolgte 11mal in Grundgliedhöhe und einmal in Mittelgliedhöhe. Bei 2 Patienten wurden zuvor zur primären Rekonstruktion frei übertragene Zehengrundglieder distrahiert.
Bei der Verlängerung einzelner Finger und bei weiter distal gelegener Amputationshöhe kamen klassische Ringmontagen zur Anwendung.
Bei Verlust sämtlicher Langfinger und kurzen verbliebenen Grundgliedstümpfen wurde der breite Mittelhandrahmen verwendet, die Grundgliedfragmente wurden mit einzelnen Stopperdrähten befestigt. Zugrichtung und Beugewinkel der Fingergrundgelenke waren dabei variabel, eine Transfixation der Grundgelenke oder ein gelenkübergreifender Zug bei kurzen Grundgliedfragmenten unumgänglich (Abb. 3).
Alternativ zur Verwendung des Mittelhandrahmens wurden bei längeren Grundgliedstümpfen dorsale Miniapparate getrennt für jeden Finger eingesetzt (Abb. 2).
Die Distraktionsgeschwindigkeit betrug bei den Langfingern 0,5 mm/Tag, dies trug der in der Regel schlechteren Dehnbarkeit der Stumpfnarben Rechnung.
Entsprechend den Verhältnissen am Daumen bestimmen auch hier die Weichteilverhältnisse an der Stumpfnarbe die mögliche Verlängerungsstrecke.
So wurde bei 9 Verlängerungen posttraumatischer Amputationsstümpfe ein durchschnittlicher Längengewinn von 19,1 mm erzielt; dies entspricht einem Zuwachs um 83% der durchschnittlichen Ausgangslänge der distrahierten Skelettabschnitte von 23 mm.
Ein dorsaler Miniapparat mußte nach einem Trauma bei liegendem Fixateur gewechselt werden, ein weiterer wegen primärer mechanischer Instabilität.
Bei einem Fingerstrahl trat keine knöcherne Konsolidierung ein, bei einem weiteren Patienten mußte die Verlängerung wegen technischer Probleme mit dem Fixateur vorzeitig abgebrochen werden. Die restlichen Stumpfverlängerungen führten ohne Folgeeingriffe zur knöchernen Konsolidierung des Regenerats.

Unterarmverlängerung

Bei den Distraktionen am Unterarm handelte es sich um 5 Patienten mit angeborener Klumphand bei Radiusaplasie, bei zwei Patienten wurde 2mal distrahiert.
Nach operativer Radialisation der distalen Elle und Sehnentransposition im Kleinkindesalter liegt im Rahmen dieser Fehlbildung weiterhin meist eine erhebliche Längenminderung des Unterarms vor.
Zur Verlängerung wurde hier das Unterarminstrumentarium mit großen Ilisarow-Ringen und Fixierung durch gekreuzte Kirschner-Drähte verwendet, die Osteotomie erfolgte im mittleren Ellenschaft (Abb. 4).
Die Distraktionsgeschwindigkeit betrug 1 mm täglich. Während der Distraktion entwickelten sich durch den zunehmenden Weichteilzug regelmäßig Bewegungseinschränkungen in Ellenbogen- und Fingergelenken, die trotz intensiver Physiotherapie erst im Laufe der Fixationsphase allmählich wieder reversibel waren. Trotz der bestehenden Weichteilprobleme waren die erzielten Län-

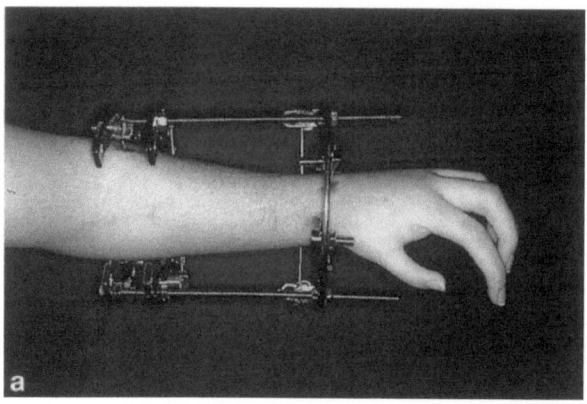
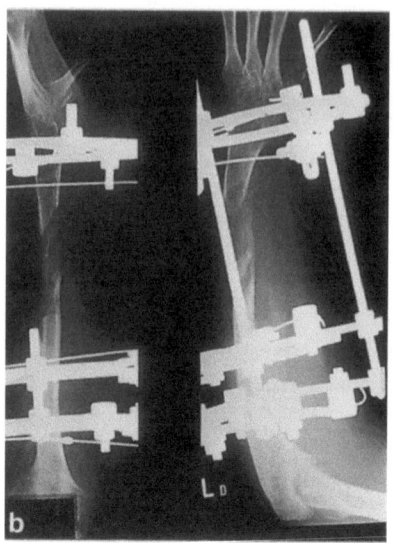

Abb. 4a, b. Angeborene Klumphand bei Radiusaplasie bei Zustand nach Radialisation des Ellenköpfchens (a). Liegender Fixateur nach Ilisarow und Röntgenbild am Ende der Distraktionszeit (b)

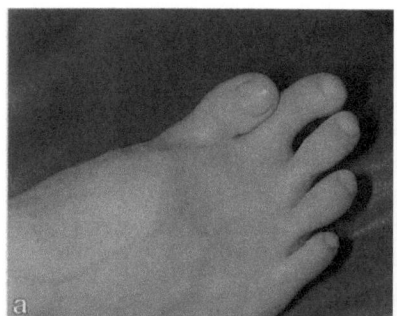
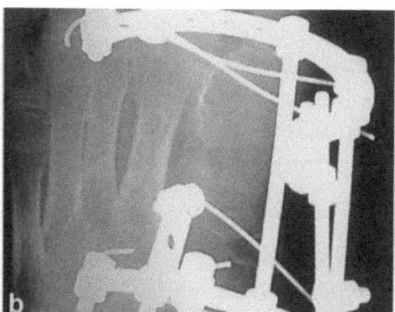
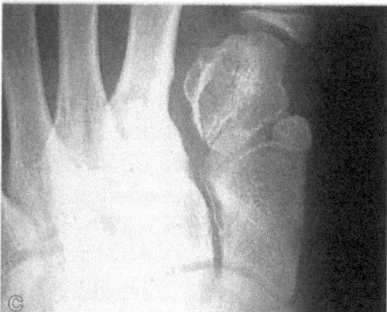
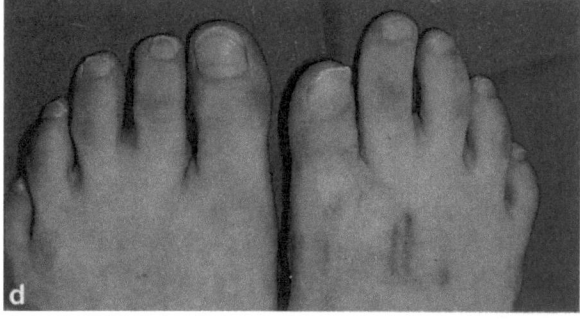

Abb. 5a–d. Brachymetakarpie I bei Deltaphalanx und Zustand nach vorangegangener offener operativer Achskorrektur. Nach Distraktion des kurzen Basisfragments konnte ein Aufbau des queren Fußgewölbes erzielt werden

gengewinne erheblich und betrugen durchschnittlich 58 mm oder 53% im Verhältnis zur durchschnittlichen Gesamtlänge der distrahierten Elle von 109 mm.

Die erheblichen Biegemomente der distrahierten Weichteile bewirkten bei einer Patientin eine Regeneratfraktur nach Abnahme des Fixateurs, die eine Kirschner-Draht-Osteosynthese notwendig machte. Bei einer weiteren Patientin kam es nach Entfernung des Fixateurs zu einer Verkrümmung des Regenerats, die aufgrund der erheblichen Biegekräfte nur durch die erneute Anlage eines Ilisarow-Fixateurs korrigiert werden konnte. Die durchschnittliche Fixationszeit betrug bei diesen Patienten 184 Tage, dies entspricht 3,2 Tage/mm Längengewinn.

Mittelfußverlängerung

Das einzige Beispiel einer Distraktion im Fußbereich betrifft eine 12jährige Schülerin. Es lag eine angeborene einseitige Fehlbildung des 1. Mittelfußknochens im Sinne einer Deltaphalanx vor. Voran-

gegangen war eine operative Korrektur der Achsabweichung, eine deutliche Längenminderung mit fehlendem distalen Fußgewölbe war verblieben.
Die Distraktion erfolgte im kurzen spongiösen 1. Mittelhandknochen. Es wurde ein halboffener Ringfixateur unter Verwendung von gekreuzten Drähten der Stärke 1,25 verwendet, das Tarsometatarsalgelenk wurde mit einem zusätzlichen Draht fixiert.
Der erzielte Längengewinn betrug 25 mm bei einer Ausgangslänge des 1. Mittelfußknochens von 35 mm und einer Liegezeit des Fixateurs von insgesamt 113 Tagen. Die Verlängerung führte zum Aufbau des queren Fußgewölbes sowie zu einem ästhetisch ansprechenden Ergebnis (Abb. 5).

Zusammenfassung

Bei 29 Patienten konnten insgesamt 34 Distraktionen an Unterarm- und Handskelett erfolgreich durchgeführt werden, lediglich bei 1 Patienten mußte die Distraktion frühzeitig ergebnislos abgebrochen werden.
Bei 26 von 29 Verlängerungsosteotomien verknöcherte das Regenerat spontan, lediglich bei 2 Patienten war eine zusätzliche Span- oder Spongiosaübertragung notwendig. Bei 1 Patienten blieb die resultierende straffe Pseudarthrose ohne Beschwerden. Häufigste postoperative Komplikationen waren Montagelockerungen, Pininfekte und Regeneratfrakturen (Tabelle 2).
Die Montagelockerungen betrafen dabei vorwiegend Montagen an Langfingerstümpfen, bei denen die Fixierung der oft sehr kleinen Fragmente problematisch ist. Eine zweite Ursache für Lockerungen insbesondere in der Anfangsphase war die unsachgemäße Montage des Ilisarow-Fixateurs insbesondere dann, wenn Kirschner-Drähte unter einer Biegung an den Ringen befestigt wurden oder die Drähte nicht ausreichend gespannt wurden.
Die angegebenen gravierenden Pininfektionen waren fast ausschließlich Folge gelockerter oder primär nicht ausreichend stabiler Montagen.
Pininfekte und Montagelockerungen konnten z. T. durch Neuanlage korrigiert werden; 4 Distraktionen mußten vorzeitig abgebrochen werden.
Regeneratfrakturen waren die Folge zu frühzeitiger Materialentfernung und sind damit in Zukunft grundsätzlich vermeidbar. Bei 2 Patienten mußte nach vorzeitiger Montageentfernung erneut ein Fixateur angelegt werden (Abb. 6).

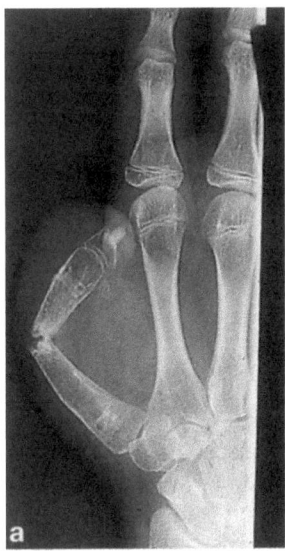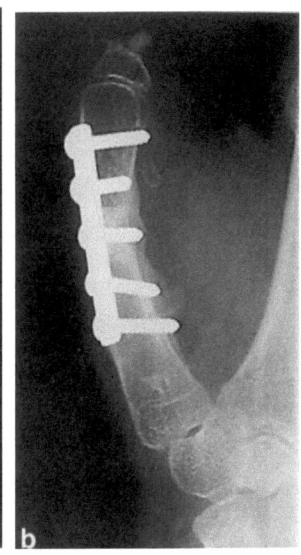

Abb. 6 a, b. Regeneratfraktur am 1. Mittelhandknochen, nach Kallusdistraktion und vorzeitiger Entfernung der Fixateurs wegen Pininfektion (a) und Zustand nach offener Osteosynthese mit Spaninterposition (b)

Tabelle 2. Komplikationen bei 34 Kallusdistraktionen

	n
Gravierende Pininfektion	5
Montagelockerung	2
Nervenreizung	1
Regeneratfraktur	3
Gesamt	11

Bei 1 Patienten trat eine Nervenreizung durch direkten Kontakt mit einem Kirschner-Draht auf, distraktionsbedingte Nervenläsionen und vaskuläre Komplikationen kamen nicht vor.

Diskussion

Die Kallusdistraktion nach Ilisarow bildet inzwischen ein bewährtes Verfahren zur Verlängerungs- und Korrekturosteotomie. Voraussetzung zum Erfolg ist an der Hand eine sorgfältige Indikationsstellung, eine präoperative Planung insbesondere der Weichteilverhältnisse und eine engmaschige klinische Überwachung des Patienten. Diese schließt auch intensive physiotherapeutische Maßnahmen bereits während der Distraktionsphase ein. Der funktionelle Gewinn hängt neben dem erzielten Längenzuwachs ganz entscheidend von der Beweglichkeit der angrenzenden Gelenke und den Hautweichteilverhältnissen ab. Die Indikation zur Kallusdistraktion muß besonders am Handskelett gegenüber anderen möglichen Rekonstruktionsverfahren abgewogen werden.

Vorteilhaft ist die fehlende Entnahmemorbidität der Knochentransplantationen sowie die gleichzeitige Knochen- und Weichteilvermehrung. Als nachteilig muß in erster Linie die lange Behandlungsdauer angesehen werden.

Der verwendete Ringfixateur nach Ilisarow bietet hohe Stabilität bei geringem Materialdurchmesser und damit minimaler Gewebetraumatisierung. Der Einsatz am Handskelett erfordert besondere Erfahrung mit dem Instrumentarium und der Anwendungstechnik und ist technisch kompliziert gegenüber unilateralen Fixateursystemen. Nach der Bewältigung anfänglicher technischer Probleme ist neben der Stabilität insbesondere die große Anwendungsvielfalt als Vorteil anzusehen.

Zusammenfassung

Zwischen 1991 und 1993 wurden 34 Kallusdistraktionen an Hand und Fußskelett mit dem Fixateur nach Ilisarow durchgeführt.

Der therapeutische Nutzen der Methode konnte besonders bei der Verlängerungsosteotomie nach Amputation oder bei angeborenen Fehlbildungen demonstriert werden.

Der Ringfixateur nach Ilisarow wird aufgrund der universellen Anwendungsmöglichkeiten bevorzugt.

Literatur

1. Kessler MD (1977) Experience with distraction lengthening of digital rays in congenital anomalies. J Hand Surg [Am] 2:394–401
2. Ilisarov GA (1992) Transosseous osteosynthesis. Springer, Berlin Heidelberg New York Tokyo
3. Matev IB (1970) Thumb reconstruction after amputation at the metacarpophlangeal joint by bone-lengthening. J Bone Joint Surg [Am] 52:957–965
4. Mantkelow RT, Wainwright DJ (1984) A technique of distraction osteosynthesis in the Hand. J Hand Surg [Am] 9:858–862
5. Paneva-Holevich E, Yankow E (1980) A distraction method for lengthening of the finger metacarpals: A preliminary report. J Hand Surg [Am] 5:160–167
6. Preißer P, Partecke B-D (1992) Erste Erfahrungen mit der ILISAROW-Methode am Handskelett. Unfallchirurg 95:547–550
7. Tetsworth K, Krome J, Paley D (1991) Lengthening and deformity correction of the upper extremity by the Ilisarow technique. Orthop North Am 22/4:689–713

In-vivo-Messung der Knochenheilung bei Fixateur-externe-Osteosynthesen

A. Wentzensen*

Einleitung und Fragestellung

Die Fixateur-externe-Osteosynthese hat sich für die Behandlung offener, geschlossener und infizierter Frakturen bewährt. Ob diese Methode für eine definitive Knochenbruchbehandlung geeignet ist oder ob sie nur bis zur Weichteilkonsolidierung und Verfahrenswechsel eingesetzt werden soll, um auf eine interne Osteosynthese umzusteigen, wird immer wieder kontrovers diskutiert und endet nicht häufig im Methodenstreit.

Ähnlich wie bei der Plattenosteosynthese stand auch bei der Frakturbehandlung mit dem Fixateur externe lange Zeit das Erreichen einer möglichst steifen Fixateurkonstruktion im Vordergrund, dabei wurden Messungen zur Steifigkeit verschiedener Montageformen durchgeführt [2, 4, 5].

Im Experiment konnte gezeigt werden, daß eine primäre Knochenheilung auch bei der Fixateur-externe-Osteosynthese möglich ist; dabei kann die Stabilität einer solchen Konstruktion durch Einbringen zusätzlicher Zugschrauben erhöht werden [4].

Dies deckt sich mit den histologischen Untersuchungen [11], bei denen man im Tierexperiment eine primäre Frakturheilung mit wenig Kallusbildung fand. Die Frakturspalte waren dabei nur teilweise durch laminären Knochen überbrückt und die Frakturheilungszeit verzögert.

Klinisch erfordert die Verwendung einer zusätzlichen Zugschraube die möglichst exakte Reposition der Fraktur, ohne daß dies jedoch Einfluß auf die Zeitdauer der Frakturheilung hat, wohingegen die Notwendigkeit einer zusätzlichen Spongiosaplastik und die Refrakturrate um das 2fache erhöht war [9].

Aus diesen experimentellen und klinischen Untersuchungen wird deutlich, daß eine sehr rigide Stabilisierung mit dem Fixateur nicht in der Lage ist, eine der Plattenosteosynthese vergleichbare primäre Frakturheilung zu erzielen. Ursache dafür dürfte auch sein, daß eine gleichsam wasserdichte Reposition der Fragmente, wie sie für die Kontaktheilung des Knochens zu fordern, ist beim Fixateur externe von außen nicht möglich.

Folgende Fragen sollten durch eine prospektive Studie geklärt werden:

Beeinflussen Bruchspaltweite, Frakturform und Weichteilschaden die Frakturheilung und zu welchem Zeitpunkt ist absehbar, ob eine Behandlung mit dem Fixateur externe aussichtsreich ist oder wann besteht möglicherweise der günstigste Zeitpunkt für das Umsteigen auf ein internes Verfahren?

In der Regel wird diese Entscheidung anhand empirischer Erfahrungen bestimmt und insbesondere auch die Tatsache berücksichtigt, daß bei längerer Tragezeit eines Fixateur externe beim Verfahrenswechsel das Risiko einer Knocheninfektion steigt.

Untersuchung

60 Patienten mit Fixateur-externe-Unterschenkelosteosynthesen wurden klinisch, radiologisch und biomechanisch bis zur knöchernen Heilung oder mindestens bis zur 18. postoperativen Woche untersucht (Tabelle 1).

Mindestens alle 6 Wochen erfolgte eine röntgenologische Kontrolle des knöchernen Heilungsverlaufs und eine klinische Untersuchung zur Prüfung der Stabilität der Schanz-Schrauben. Aus den Röntgenbildern wurden die maximale Frakturspaltbreite, die Achsfehlstellung und mögliche laterale Verschiebungen der Frakturflächen ausgemessen. Als quantitatives Verfahren zur Bestimmung des Heilungsverlaufs wurde ein spezielles Meßgerät (Fraktometer FM100, Fa. Hug, Umkirch) eingesetzt. Das Meßverfahren beruht auf der Verformung des Fixateur externe bei der Belastung der operierten Extremität (Abb. 1), [7].

---

* In Zusammenarbeit mit der Arbeitsgruppe Fixateur externe der Deutschen Sektion der Internationalen Arbeitsgemeinschaft für Osteosynthesefragen.

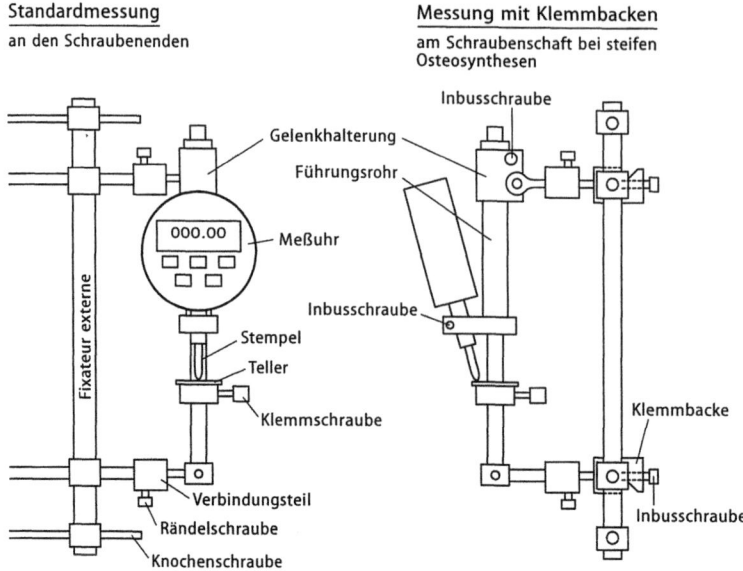

Abb. 1. Funktionsprinzip des Fraktometers

Tabelle 1. Zeitablauf der klinischen, radiologischen und biomechanischen Untersuchungen

Wochen	P.0	2	4	6	8	10	12	18
Röntgen	X			X			X	X
Fraktometer		X		X	X	X	X	X
Klinik	X	X	X	X	X	X	X	X

Das Fraktometer besteht aus einer elektronischen Meßuhr mit Spitzenwertspeicher, einer Meßuhrenhalterung mit kardanischer Präzisionsmechanik sowie 2 Klemmbacken und einem Sechskantschlüssel als Zubehör. Die Applikation ist an allen Knochenschrauben von 4–6 mm Durchmesser möglich.

Das Prinzip beruht auf der Tatsache, daß bei Frakturen, die mit einem Fixateur-externe-System stabilisiert werden, die Kraftübertragung vom distalen auf das proximale Knochenfragment ausschließlich oder überwiegend über den Fixateur externe erfolgt.

Diese Belastungen führen am Fixateur externe und an den Knochenschrauben zu, wenn auch geringen, Verformungen. Setzt die Knochenheilung ein und kann der Knochen selbst wieder Lasten übertragen, so treten entsprechend weniger Verformungen am Fixateur externe und den Knochenschrauben auf.

Kommt es im Verlauf der Knochenheilung zu einer Kallusbildung um die Fraktur, so kann in zunehmendem Maße die Tibia wieder Belastung aufnehmen; dadurch geht die Belastung des Fixateur externe zurück und damit auch seine Verformung. Durch wöchentliche Messungen mit einer definierten axialen Belastung des Unterschenkels kann auf diese Weise der Heilungsverlauf des Knochens protokolliert werden. Dazu werden die Patienten gebeten, auf einer Personenwaage eine axiale Belastung auf den Unterschenkel zu erzeugen unter der gleichzeitig die Verformung des Fixateur externe gemessen wird. Je nach der Steifigkeit der Fixateur-externe-Montage ergeben sich dabei Meßwerte, die für den jeweiligen Patienten individuell sind. Um die Meßwerte verschiedener Patienten miteinander vergleichen zu können, wurden die postoperativen Meßwerte als 100% definiert; für die Beurteilung des Heilungsverlaufs war dann der prozentuale Abfall der Meßwerte entscheidend. Als Zeitpunkt der knöchernen Konsolidierung wurde der Zeitpunkt definiert, zu dem das Meßsignal des Fraktometers unter 10% des postoperativen Ausgangswerts abgefallen war. Bei 60 Patienten liegt eine lückenlose röntgenologische Verlaufskontrolle vor. Aus diesen Bildern wurde der Frakturtyp entsprechend der AO-Klassifikation, die Repositionsergebnisse und die Kallusflächen ermittelt.

Die Messung der Fixateur-externe-Verformung unter definierter Belastung der stabilisierten Extremität läßt somit eine indirekte Messung des Knochenheilungsverlaufs zu. Sofern diese Messung regelmäßig unter standardisierten Bedingungen durchgeführt wird, ist eine objektive und quantifizierbare Bestimmung des Knochenheilungsverlaufs möglich.

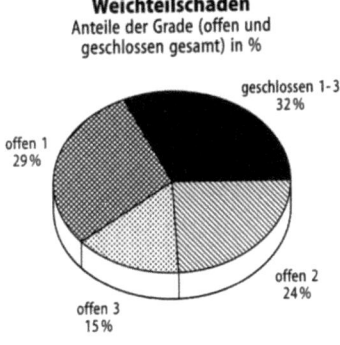

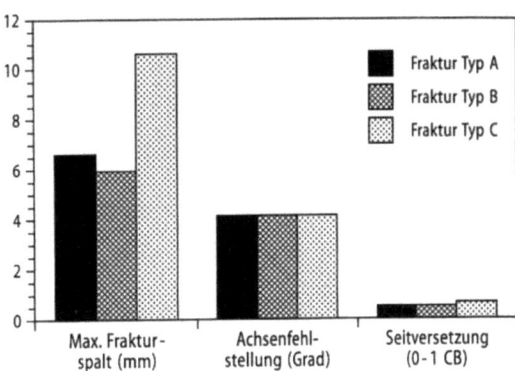

Abb. 3. Frakturspaltweiten nach Reposition bei den einzelnen Frakturtypen

Abb. 2. Frakturtypen und Weichteilschaden

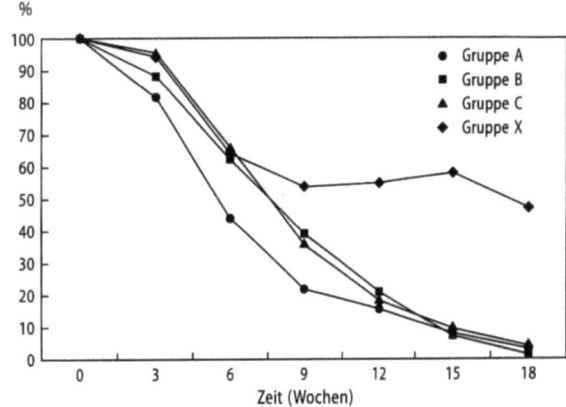

Abb. 4. Signalverlauf der Fraktometermessungen für die einzelnen Frakturtypen (Gruppe X = nicht geheilt)

Dabei erfolgte eine frühzeitige Dynamisierung der Fraktur dergestalt, daß die Patienten nach Abheilen der Weichteile und Rückgang der Schwellung bei liegendem Fixateur die Belastung bis zur vollen Belastung steigerten. Auf die Dynamisierung mittels Lösen von Backenmuttern wurde verzichtet, da der Teleskopeffekt bei leichter Divergenz des Doppelrohrs aufgehoben wird [7]. Nach experimentellen Untersuchungen bewirkt die Dynamisierung eine einheitlichere Kallusbildung, eine Verminderung der Pinbiegebelastung und sie beugt der Pinlockerung vor [1, 9, 11, 13].
Nach Erreichen der vollen Belastung erfolgte die Entfernung eines Doppelrohrs und erneute Belastungssteigerung bis zur vollen Belastung.

Ergebnisse

Von den 60 dokumentierten Unterschenkelosteosynthesen heilten 52 knöchern, bei den restlichen 8 Fällen wurde wegen der verzögerten Knochenbruchheilung ein zweiter operativer Eingriff, überwiegend eine Marknagelung, vorgenommen. Die geheilten Frakturen waren 12mal vom Typ A, 31mal vom Typ B und 9mal vom Typ C. Die Analyse der Patientendaten hinsichtlich der Frakturtypen ergab keine wesentlichen Unterschiede beim Frakturtyp A, B, C hinsichtlich des Durchschnittsalters (28 Jahre) und hinsichtlich des Ausmaßes des Weichteiltraumas (Abb. 2).
Das Repositionsergebnis in bezug auf Achsenfehlstellung und laterale Frakturverschiebung zeigte zwischen den verschiedenen Frakturtypen keine signifikanten Unterschiede. Deutliche Unterschiede bestanden jedoch bei den verbleibenden Frakturspalten. Die Frakturen vom Typ C wiesen signifikant größere Frakturspalten auf (Abb. 3).
Die Abb. 4 zeigt den Signalverlauf der Fraktometermessungen als Mittelwertkurven für die verschiedenen Frakturtypen und für die 8 Patienten mit verzögerter Knochenheilung. Für einige wenige Patienten kam es postoperativ zu einer temporären Zunahme des Meßsignals, bei den meisten Patienten war jedoch eine kontinuierliche Signalabnahme zu beobachten. Die Mittelwertkurven für die verschiedenen Frakturtypen zeigen alle einen kontinu-

ierlichen Kurvenabfall. Der 10%-Wert, der als knöcherner Konsolidierungszeitpunkt definiert wurde, unterschied sich jedoch. Mit zunehmender Verletzungsschwere der Fraktur lag dieser Zeitpunkt später. Typ-A-Frakturen unterschritten diesen Wert nach ca. 12 Wochen, Typ-B-Frakturen nach ca. 13 Wochen und Typ-C-Frakturen nach ca. 15 Wochen. Die Festlegung des knöchernen Heilungszeitpunkts auf der Basis der Röntgenbilder führte zu generell längeren Zeiträumen (Typ A 15 Wochen, Typ B 16 Wochen und Typ C 20 Wochen). Bei den 8 Frakturen mit einer verzögerten oder ausbleibenden Knochenheilung war in den ersten 6 Wochen ebenfalls ein Signalabfall zu beobachten, danach blieben die Signale jedoch annähernd konstant oder stiegen sogar wieder an.

Betrachtet man die Kurven der einzelnen Patienten in der Gruppe der verzögerten Heilung, so kann man sehen, daß in keinem Falle die Meßsignale unter 40% der postoperativen Ausgangssignale abfielen. Der Vergleich der Heilungszeiten mit den klinischen Parametern und den aus den Röntgenbildern bestimmten Repositionsergebnissen ergab Korrelationen nur mit der Frakturspaltbreite. Mit zunehmender Frakturspaltbreite kann eine Verlängerung der Heilungszeit beobachtet werden.

Diskussion

Die objektive und quantitative Beurteilung von Knochenheilungsvorgängen ist für Frakturen mit einer internen Osteosynthese bis heute nicht möglich. Bei Fixateur-externe-Osteosynthesen besteht jedoch die Chance für die Messung der Fixateurexterne-Verformung unter Belastung der operierten Extremität eine indirekte Messung des Knochenheilungsverlaufs durchzuführen. Solche Verfahren wurden schon früher vereinzelt durchgeführt [3, 4, 7]. Wegen der komplizierten Meßtechnik sind jedoch keine umfangreichen klinischen Studien durchgeführt und ausgewertet worden. Mit dem Fraktometer FM 100 steht ein Meßgerät zur Verfügung, das einfach einsetzbar und handlich ist und mit dem in dieser Multicenterstudie erstmals ein größeres Patientenkollektiv quantitativ und systematisch ausgewertet wurde.

Dieses Meßgerät kann die knöcherne Heilung bei Fixateur-externe-Osteosynthesen objektivieren. Unsere Untersuchungen lassen den Schluß zu, daß fast alle Frakturen am Unterschenkel erfolgreich mit dem Fixateur behandelt werden können. Unsere Ergebnisse zeigen, daß 84% der Unterschenkelfrakturen unter einer äußeren Fixation knöchern heilten. Bei den Typ-A- und Typ-B-Frakturen lag die Zeit bis zur vollen axialen mechanischen Belastbarkeit der Knochenheilungszone bei durchschnittlich 13 Wochen. Bei 2/3 aller ausgewerteten Fälle wäre damit nach etwa 3 Monaten eine Explantation des Fixateur externe möglich. Da der Knochen jedoch zu diesem Zeitpunkt noch nicht wieder seine volle Festigkeit erreicht hat, ist ein Überlastungsschutz in Form eines Braces oder einer Einsteckschiene angezeigt. Die von der Frakturgeometrie komplizierten Typ-C-Frakturen benötigten im Durchschnitt 4 Monate, heilten jedoch auch.

Die verbleibenden 8 Fälle mit ausbleibender oder verzögerter Knochenbruchheilung machten ca. 16% aller Frakturen aus. Für die Knochenheilungsverzögerung gibt es eine Reihe möglicher Ursachen, die hier im Detail nicht diskutiert werden können und auch nicht immer gesichert sind. Aufgrund der röntgenologischen Auswertung fällt jedoch auf, daß sowohl bei den langsamer heilenden Typ-C-Frakturen wie auch bei den nicht geheilten Frakturen häufiger schlecht reponierte Osteosynthesen mit großen Frakturspaltbreiten vorlagen.

Während bei den schneller heilenden Typ-A- und Typ-B-Frakturen maximale Spaltbreiten von 5–6 mm beobachtet wurden, betrugen diese bei den Typ-C-Frakturen und den verzögert heilenden Frakturen im Durchschnitt ca. 10 mm. Diese Ergebnisse zeigen, daß auch der guten Reposition einer Fraktur eine erhebliche Bedeutung für die Knochenbruchheilung zukommt und der größte Teil der Unterschenkelfrakturen im Fixateur externe zur knöchernen Heilung gebracht werden kann. Ein Umsteigen auf eine interne Osteosynthese nach der Weichteilkonsolidierung wäre damit bei diesen Patienten ein unnötiger Eingriff gewesen. Ein wichtiges Argument gegen den Versuch der Knochenheilung mit dem Fixateur externe und für den frühen Wechsel auf ein internes Verfahren sind jene Fälle, die lange Heilungszeiten von 6 Monaten und mehr aufweisen, sowie die Pseudarthrosen. Wichtig wäre es deshalb, möglichst früh zu erkennen, ob die mit einem Fixateur externe behandelten Frakturen eine hohe Wahrscheinlichkeit der knöchernen Heilung in einem vertretbaren Zeitraum haben. Aufgrund der von uns bisher ausgewerteten Daten läßt sich erst zur 12. Woche mit großer Sicherheit voraussagen, ob eine Fraktur heilt oder nicht. Alle gemessenen Frakturen, die zu diesem Zeitpunkt 40% ihres Ausgangssignals unterschritten hatten, heilten auch definitiv aus. Mit etwas größerem Irrtumsrisiko läßt sich auch in der 9. Woche bereits eine Prognose erstellen.

Zusammenfassung

Frakturspaltweite und Frakturklassifikation nehmen Einfluß auf die Dauer der Frakturheilung; der Weichteilschaden hatte nur geringen Einfluß auf die Frakturheilungsdauer. Soll die Fraktur im Fixateur ausheilen, ist eine möglichst exakte Reposition anzustreben.

Der Begriff Dynamisierung bedarf einer weiteren Analyse, möglicherweise werden histochemische und zelluläre Vorgänge angeregt, die die Knochenbruchheilung stimulieren.

Literatur

1. Aro HT, Kelly PJ, Lewallen DG, Chao EYS (1988) Comparison of the effects of dynamization and constant rigid fixation on rate and quality of bone. Osteotomy Union in External Fixation. 34th Annual Meeting, Orthopaedic Research Society, February 1-4, Atlanta 1988
2. Behrens F, Johnson W (1989) Unilateral external fixation. Methods to increase and reduce frame stiffness. Clin Orthop 241:48–56
3. Benirschke SK, Mirels SH, Tencer AF (1993) The use of resonant frequency measurement for the noninvasive assessment of mechanical stiffnes of the healing tibia. J Orthop Trauma 7:64–71
4. Burny F, Bourgois R (1972) Etude biomecanique du fixateur externe de Hoffmann. Acta Orthop Belg 38:265–279
5. Claes L, Burri C, Heckmann G, Rüter A (1979) Biochemische Untersuchungen zur Stabilität von Tibiaosteoynthesen. Aktual Traumatol 9:185–189
6. Claes L, Burri C, Gerngross H (1981) Vergleichende Stabilitätsuntersuchungen an symmetrischen und einseitig ventromedialen Fixateur-externe-Osteosynthesen an der Tibia. Unfallchirurgie 7:194–197
7. Claes L (1991) Die Messung der Knochenheilung bei Fixateur-externe-Osteosynthesen mit dem Fraktometer FM 100. Chirurg 62:354–355
8. Folman Y, Goshen E, Gepstein R, Sevi R, Liberty S (1993) Accelerometric assessment of osseous union. Arch Orthop Trauma Surg 112:193–197
9. Höntzsch D, Weller S (1987) Die Dynamisierung des Fixateur externe. Aktuel Traumatol 17:86–90
10. Kenwright J, Richardson JB, Cunningham JL et al. (1991) Axial movement and tibial fractures. A controlled randomised trial of treatment. J Bone Joint Surg [Br] 73:654–659
11. Krettek CH, Haas N, Tscherne H (1991) The role of supplemental lag-screw fixation for open fixation of the tibial shaft treated with external fixation. J Bone Joint Surg [Am] 73:893–897
12. Meadows TH, Bronk JT, Chao EYS, Kelly PJ (1990) Effect of weight-bearing on healing of cortical defects in the canine tibia. J Bone Joint Surg [Am] 72:1074–1080
13. Stürmer KM (•) Histologie und Biomechanik der Frakturheilung unter den Bedingungen des Fixateur externe. In: 5. Deutsch-Österreichisch-Schweizerische Unfalltagung. Hefte Unfallheilk 200:233
14. Wallace AL, Draper ERC, Strachan RK, McCarthy ID, Hughes SPF (1991) The effect of devascularization upon early bone healing in dynamic external fixation. J Bone Joint Surg [Br] 73:819–825

Können Zeitpunkt und Indikation zur sekundären Knochentransplantation bei verzögerter Knochenbruchheilung unter Fixateur-externe-Behandlung durch Fraktometermessung bestimmt werden?

B. Kisse und C. Eggers

Der Einsatz des unilateralen Fixateur externe, vornehmlich am Unter- und Oberschenkel, entspricht in unserer Klinik weitestgehend der klassischen Indikationsstellung [4] bei

- II.- und III.-gradig offenen Frakturen,
- geschlossenen Frakturen mit ausgedehnten Weichteilkontusionen (Fr.G. II und G III nach Oestern u. Tscherne [6],
- Frakturversorgungen beim Polytrauma.

Während wir am Oberschenkel in den allermeisten Fällen einen frühzeitigen Verfahrenswechsel anstreben, erfolgt am Unterschenkel in der Regel die Behandlung mit dem Fixateur externe [5]. Stellt der Fixateur externe in seiner unilateralen Montage im Rahmen der Primärversorgung ein einfaches und schnelles Verfahren dar [3], so treten im weiteren Behandlungsverlauf nicht selten Probleme auf; dabei sind der geringere Patientenkomfort sowie Pininfekte beim unilateralen Fixateur externe in den meisten Fällen zu beherrschen. Schwierigkeiten bereiten häufig die Beurteilung der Belastungsfähigkeit des Systems „Knochen-Fixateur externe", die Einschätzung des Frakturheilungsverlaufs sowie die Entscheidung über den Abnahmezeitpunkt des Fixateur externe [1].

Der Einsatz des von Claes entwickelten Fraktometers FM 100 [1, 2] zur Beurteilung des Frakturheilungsverlaufs stellt eine wesentliche Optimierung des Behandlungsverlaufs mit dem Fixateur externe dar. Über 2 Klemmbacken ist dieses einfache Meßgerät jederzeit auf allen Pins der Stärke 4–6 mm problemlos anzubringen (Abb. 1), der Meßvorgang ist einfach: Es wird lediglich eine Personenwaage benötigt, auf die der Patient mit genau festgelegter axialer Belastung auftritt (Abb. 2). Die in regelmäßigen Abständen unter definierten Belastungen erhobenen Meßwerte lassen sich zu sog.

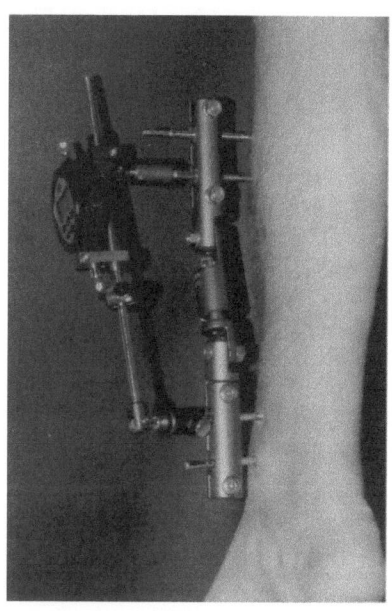

Abb. 1. FM 100 am unilateralen Fixateur externe montiert

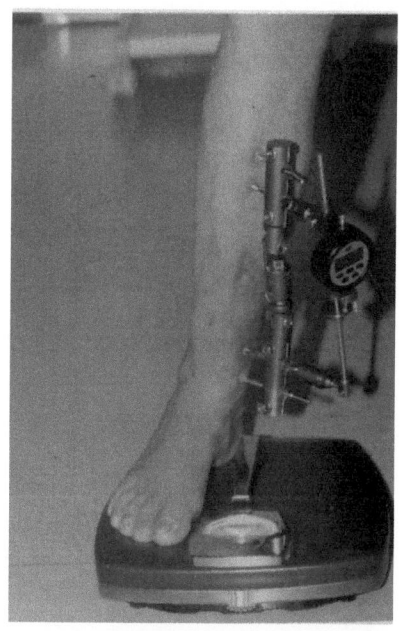

Abb. 2. Messung der Pinauslenkung mit dem FM 100 (definierte axiale Belastung durch Tritt auf Personenwaage)

Können Zeitpunkt und Indikation unter Fixateur-externe-Behandlung bestimmt werden? 113

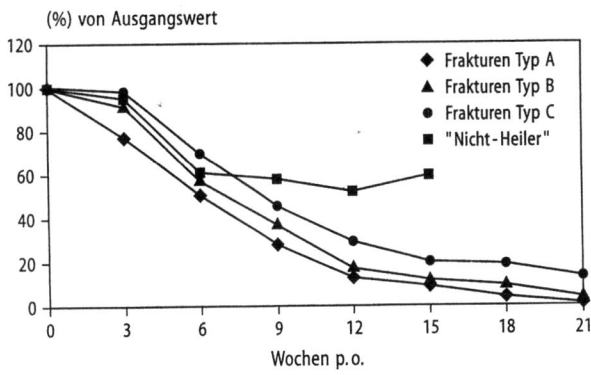

Abb. 3. Heilungskurvenverläufe für die Frakturtypen nach Klassifikation der AO bzw. für nicht zeitgerecht ausheilende Frakturen

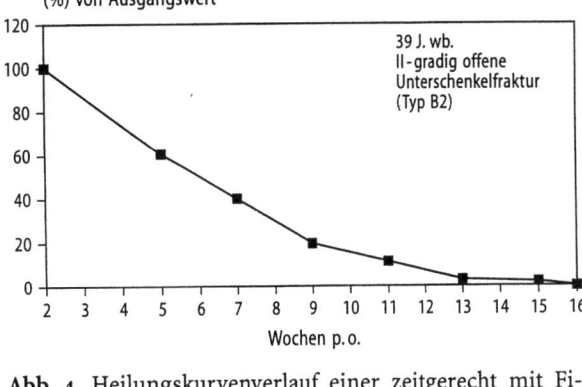

Abb. 4. Heilungskurvenverlauf einer zeitgerecht mit Fixateur externe ausgeheilten Fraktur

Frakturheilungskurven zusammenstellen. Hierzu wird das sich im Mikrometer bewegende Ausmaß der Pinauslenkung unter Belastung durch Tritt auf die Waage in Relation zum Ausgangswert (=100%) gesetzt. Im Rahmen einer Multicenterstudie unter Leitung von Claes in Ulm konnten so typische Heilungskurvenverläufe jeweils für die einzelnen Frakturtypen nach der Klassifikation der AO herausgearbeitet werden (Abb. 3).

Die Auswertung der Meßergebnisse ergab, daß

- zwischen der 1. und 6. Woche postoperativ keine signifikanten Unterschiede im Meßverhalten zwischen ausheilenden Frakturen und sog. „Nichtheilern" (Frakturen, die nicht mit dem Fixateur externe zur Ausheilung gebracht werden konnten) bestanden;
- nach der 6. Woche es bei den Nichtheilern zu keinem weiteren Abfall der Meßwerte unter 50% des Ausgangswerts kam, während bei Frakturen, die mit dem Fixateur externe ausbehandelt werden konnten, die Meßwerte deutlich unter 50% des Ausgangswerts fielen;
- bei Erreichen von 40% des Ausgangswerts für eine definierte Belastung (in den meisten Fällen zwischen der 6. und 10. Woche postoperativ) eine Ausheilung mit dem Fixateur externe prognostiziert werden konnte;
- wenn Auslenkungen von 10% des Ausgangswerts gemessen wurden, die Fraktur soweit als ausgeheilt bewertet wurde, daß sie als axial belastungsstabil anzusehen war.

Die Abb. 4 stellt den typischen Heilungskurvenverlauf einer mit dem Fixateur externe ausbehandelten II.gradig offenen Unterschenkelfraktur dar, in der 7. Woche betrugen hier die Meßwerte 40%

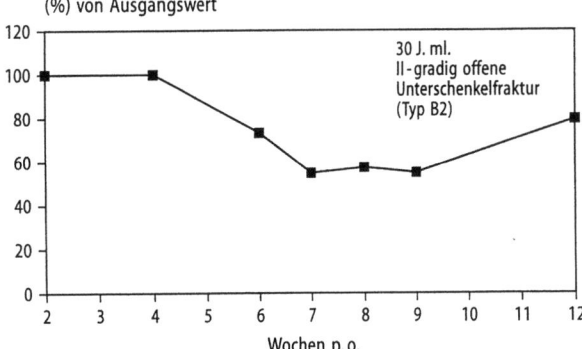

Abb. 5. Heilungskurvenverlauf einer nicht heilenden Fraktur (Spongiosaplastik nach 12 Wochen)

des Ausgangswerts, im weiteren Verlauf wurde trotz einer beherrschbaren Pininfektion der Fixateur externe termingerecht entfernt. Hingegen zeigt Abb. 5 einen Heilungskurvenverlauf einer nichtheilenden Fraktur, ebenfalls eine II.gradig offene Unterschenkelfraktur; hier hätte bereits in der 8. bis 9. Woche der Entschluß zur Spongiosaplastik fallen sollen.

Die Indikation zur Spongiosaplastik nach Versorgung von Frakturen der unteren Extremitäten mit dem Fixateur externe folgt in unserer Klinik einem zeitabhängigen Schema. Danach ist eine Spongiosaplastik in der ersten Phase (1. bis 6. Woche) nahezu immer indiziert, wenn:

- ein breiter Frakturspalt verbleibt, der trotz Reposition nicht vollständig aufgehoben werden kann;
- ein Knochendefekt besteht (z. B. nach Schußverletzungen).

Dieses Vorgehen erfolgt unabhängig von den Ergebnissen der Fraktometermessung.

In der 2. Phase, d.h. ab der 6. Woche postoperativ, ergibt sich die Indikation zur Spongiosaplastik aus dem Verlauf der Frakturheilungskurve für den jeweiligen Patienten. Kommt es nicht zu einem Abfall der Meßwerte unter 50%, muß die Spongiosaplastik erfolgen.

In der praktischen Anwendung des Fraktometers FM 100 zeigte sich ein klarer Informationsgewinn bei der Behandlung von Frakturen mit Fixateur externe. Durch Einsatz dieses Geräts konnte:

- eine frühzeitige Optimalbelastung mit günstigem Stimulus für die Kallusbildung der betroffenen Extremität festgelegt werden;
- der Zeitpunkt zur Abnahme des Fixateurs mit dem Meßgerät bestimmt werden;
- eine deutliche Reduktion von Röntgenaufnahmen, besonders von konventionellen Schichtaufnahmen, erfolgen,
- frühzeitig, weitgehend unabhängig von Röntgenbildern, ein gestörter Frakturheilungsverlauf erkannt werden, der dann zu einer Spongiosaplastik zwischen der 6. und 10. Woche postoperativ führte.

Literatur

1. Claes L (1991) Die Messung der Knochenheilung bei Fixateur externe Osteosynthesen mit dem FM 100. Chirurg 62:354–355
2. Gerngroß H, Claes L (1991) Objektive quantitative Erfassung der Frakturheilung unter Fixateur externe Osteosynthese. Langenbecks Arch Chir 215–219
3. Gotzen L, Haas N, Schlenzka R (1985) Fortschritte der externen Stabilisierung. Chirurg 56:705–711
4. Hierholzer G, Hax PM, Kuner EH, Tscherne H, Weller S, Burri C (1985) Indikationen für den Fixateur externe sowie dessen Anwendung. Langenbecks Arch Chir 367:75–83
5. Krettek C, Haas N, Tscherne H (1989) Behandlungsergebnisse von 202 frischen Unterschenkelschaftfrakturen, versorgt mit einem unilateralen Fixateur externe (Monofixateur). Unfallchirurg 92:440–452
6. Oestern HJ, Tscherne H (1983) Pathophysiologie und Klassifikation des Weichteilschadens. Hefte Unfallheilkd 162:1–9

Externe Stabilisierung von kindlichen Schaftfrakturen an der unteren Extremität als minimal-invasives Therapieverfahren

C. Feld, T. Koppelberg und L. Gotzen

Einleitung

Die vorherrschende Meinung im Schrifttum ist auch heute noch die, daß die operative Behandlung klinischer Schaftfrakturen an der unteren Extremität sich auf wenige Indikationen beschränken sollte, nämlich auf Frakturen mit schwerem Weichteilschaden, Frakturen im Rahmen eines Polytraumas sowie auf nicht reponierbare und konservativ schwierig retinierbare Frakturen. In der neueren Literatur [1–5] wie auch im eigenen Krankengut ist für Heranwachsende im späten Kindergartenalter und im Schulalter ein Trend zur vermehrten operativen Versorgung festzustellen. Dies trifft besonders für die Femurfrakturen, aber zunehmend für die Unterschenkelfrakturen zu.

Aktuelles Therapiekonzept bei Frakturen ohne dringliche Operationsindikation

Am Oberschenkel unterscheiden wir zwischen Kindern jünger als 5 Jahre, Kindern zwischen dem 5. und 12. Lebensjahr und Kindern älter als 12 Jahre. Kinder unter 5 Jahre erhalten bei stabilen subperiostalen Frakturen primär einen Becken-Bein-Gipsverband. Instabile Frakturen werden extendiert und zwar bei Kindern bis zum 2. Jahresjahr in der Overheadextension und bis zum 5. Lebensjahr im Weber-Bock. Bei Kindern zwischen dem 5. und 12. Lebensjahr verwenden wir heute bevorzugt die externe Stabilisierung. Ab dem 12. Lebensjahr entscheiden wir individuell, ob die Fraktur durch einen Fixateur oder eine Platte stabilisiert wird (Abb. 1, 2).

Bei Unterschenkelfrakturen legen wir, unabhängig vom Alter der Kinder, dann primär einen Ober-

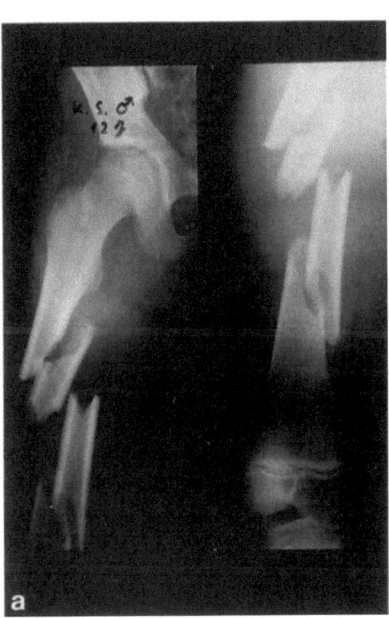
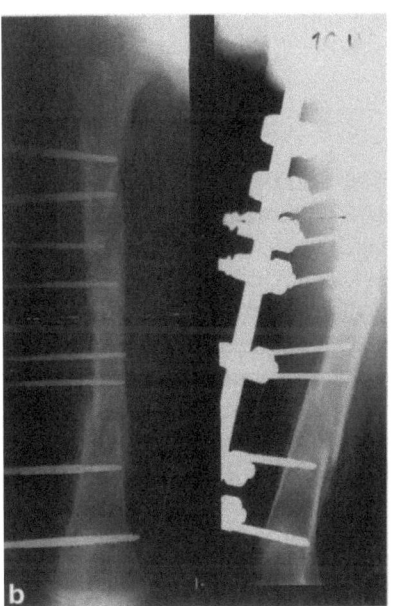
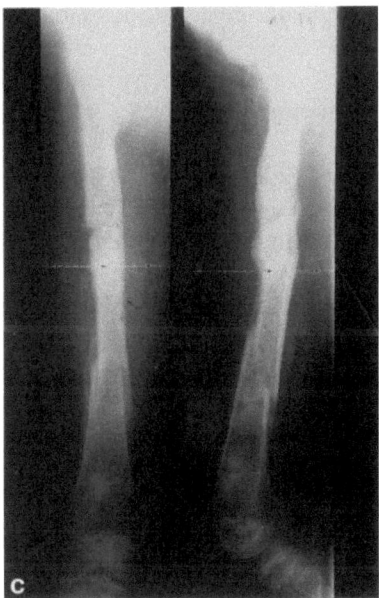

Abb. 1. a 13jähriger Junge mit geschlossener 3-Etagen-Fraktur des rechten Femurschafts. b Geschlossene Reposition und Stabilisierung mit Monofixateur. Fortgeschrittene Konsolidierung nach 10 Wochen. c Fixateurabnahme nach 12 Wochen

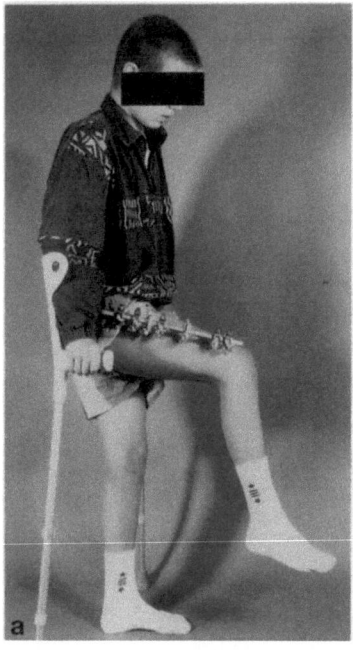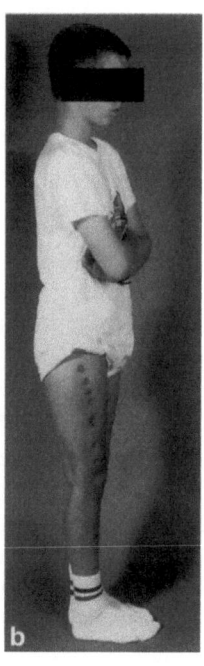

Abb. 2a,b. Derselbe 13jähriger Junge vor und nach Abnahme des Monofixateurs, bei liegendem Fixateur ist fast 90° Beugung im Kniegelenk möglich

schenkelgipsverband an, wenn es sich um stabile, nicht in Narkose repositionsbedürftige Frakturen handelt. Bedarf es dagegen einer Narkose zur Frakturreposition und/oder einer Extension, weil es sich um instabile Brüche handelt, so nehmen wir primär eine externe Stabilisierung vor.

Krankengut

In der Zeit von 1985–1993 wurden 390 Schaftfrakturen an der unteren Extremität bei 370 Kindern behandelt. Der Altersdurchschnitt lag bei 7,9 Jahren; 2/3 der Frakturen entfielen auf den Unterschenkel (256) und 1/3 auf den Oberschenkel (134); 95% der Kinder hatten eine Monoverletzung, also nur jeweils eine Unterschenkel- oder Oberschenkelfraktur; 19 Kinder hatten 2 oder mehrere Schaftfrakturen der unteren Extremität. Die häufigste Verletzungskombination lag bei 10 Kindern in Form einer Ober- und Unterschenkelfraktur derselben Seite vor. Der Anteil der polytraumatisierten Kinder betrug in unserem Krankengut 4,6%, das entspricht 17 Kindern.

Oberschenkelschaftfrakturen

Der Altersdurchschnitt der Kinder mit Oberschenkelschaftfrakturen lag bei 6,7 Jahren. 35% der Frakturen (47 von 134) wurden operativ behandelt, davon 27 mit einer Plattenosteosynthese und 22 mit einem Fixateur externe.

Nach externer Stabilisierung wurde bei 2 Kindern wegen unbefriedigender Frakturstellung ein frühzeitiger Wechsel zur Plattenosteosynthese vorgenommen. Bei weiteren 2 Kindern erwies sich die Fraktur nach Abnahme des Fixateurs als nicht ausreichend konsolidiert, so daß sekundär ebenfalls eine Plattenosteosynthese durchgeführt werden mußte. Es handelte sich beide Male um eine Querfraktur des distalen Femurschafts. Pininfektionen erwiesen sich als kein großes Problem. Es mußte deswegen kein Fixateur vorzeitig entfernt werden.

Fixateuranlage am Oberschenkel

Die korrekte Fixateuranlage ist nicht so einfach, wie dies auf den ersten Blick erscheinen mag. Es hat sich bei uns die Seitlagerung bewährt, wobei das verletzte Bein auf ein spezielles Kissen plaziert wird. Der Strahlenschutz der Beckenregion wird mit einer Bleihose sichergestellt. Die Seitlagerung auf dem Kissen erleichtert die Durchleuchtungs- und Repositionsmanöver ganz erheblich. Wir streben eine anatomische Reposition an, zum einen zur Vermeidung von Rotationsfehlern, zum anderen zur Vermeidung eines langandauernden Remodelings. Es genügen 2 Schanz-Schrauben in jedem Hauptfragment. Bei kleinen Kindern reicht es aus, 4-mm-Schrauben zu verwenden. Vor Ausleitung der Narkose wird das Bein in Hüft- und Kniegelenk mehrmals maximal durchbewegt, um Kulissenverschiebungen von Traktus und Muskulatur gegen die Schrauben zu bahnen. Zur Vermeidung von Schraubenkanalinfektionen sind die Hautinzisionen so zu korrigieren, daß die Schrauben die Haut spannungsfrei perforieren.

Unterschenkelschaftfrakturen

Von 296 Unterschenkelschaftbrüchen mit einem Durchschnittsalter der Kinder von 8,6 Jahren wurden nur 19 (7%) operativ behandelt. Eine Plattenosteosynthese wurde bei 7 Frakturen durchgeführt, während 12mal die externe Stabilisierung

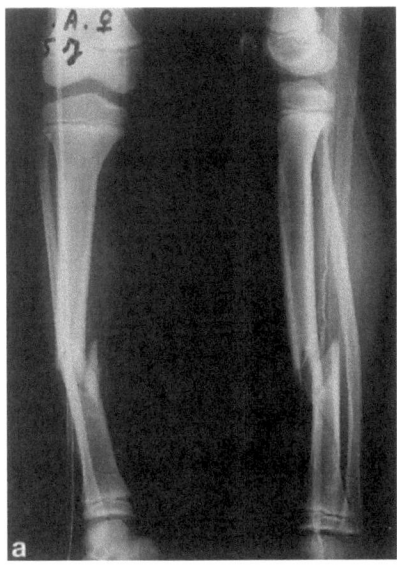 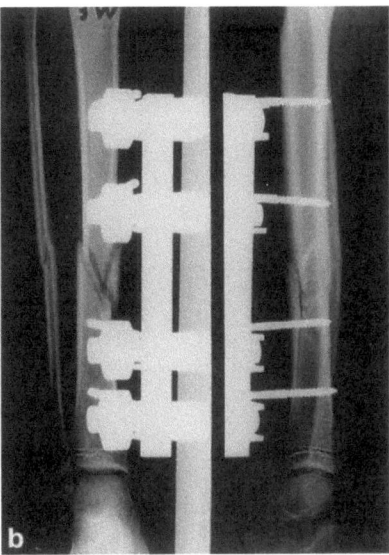 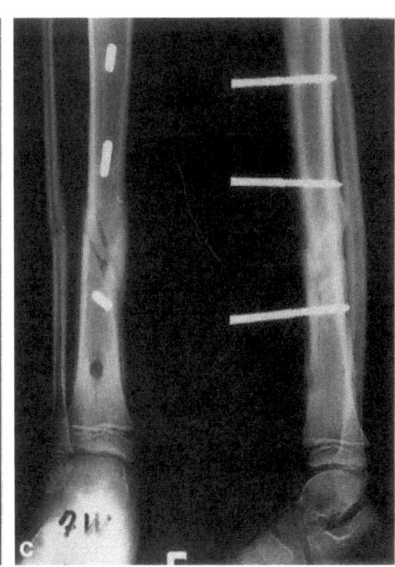

Abb. 3. a Komplette geschlossene linksseitige Unterschenkelschaftfraktur mit Biegungskeil der Tibia bei einem 5jährigen Mädchen nach Anfahrunfall durch einen PKW, zusätzlich Mittelfußfrakturen mit Kompartmentsyndrom der Fußsohle. **b** Achsgerechte Stellung mit dem Monofixateur 3 Wochen nach dem Unfall, die Transfixation des oberen Sprunggelenks war bereits entfernt. **c** Knöcherne Konsolidation und Abnahme des Fixateurs 7 Wochen nach dem Trauma, zuerst erfolgt die Abnahme Fixateurstange und Röntgenkontrolle, dann erst die Entfernung der Schanz-Schrauben

zur Anwendung kam (Abb. 3). Eine Patientin erlitt nach verfrühter Fixateurabnahme eine Refraktur, die anschließend im Sarmiento-Gipsverband ausbehandelt wurde.

Zusammenfassung

Wird die Indikation zur Osteosynthese bei Schaftfrakturen an der unteren Extremität im Kindesalter gestellt, so bevorzugen wir heute eindeutig die externe Stabilisierung. Die Vorteile sehen wir vor allem darin, daß sie als gedecktes Verfahren eine geringe operationsbedingte Traumatisierung verursacht, eine frühzeitige volle Belastung erlaubt und die Entfernung des Fixateurs ambulant vorgenommen werden kann. Die externe Stabilisierung beinhaltet damit die Vorteile der konservativen und operativen Behandlung. Sie erfüllt damit alle Kriterien eines biologisch, minimalinvasiven Therapieverfahrens.

Literatur

1. Feld C, Gotzen L, Hannich T (1993) Die kindliche Femurschaftfraktur in der Altersgruppe 6–14 Jahre – Ein retrospektiver Therapievergleich zwischen konservativer Behandlung, Plattenosteosynthese und externer Stabilisierung. Unfallchirurg 96:169
2. Gotzen L (1993) Externe Stabilisierung kindlicher Schaftfrakturen an der unteren Extremität – Marburger Erfahrung. Hefte Z Unfallchir 232:818
3. Hehl G, Kiefer H, Bauer G, Völck C (1993) Posttraumatische Beinlängendifferenzen nach konservativer und operativer Therapie kindlicher Oberschenkelschaftfrakturen. Unfallchirurg 96:651
4. Keller HW, Huber R, Rehm KE (1993) Die intramedulläre Schienung von Frakturen im Wachstumsalter mit einem neuen Implantat. Chirurg 64:180
5. Laer L v (1991) Frakturen und Luxationen im Wachstumsalter. Thieme, Stuttgart New York

Teil IV. Fixateur externe, Methodenwechsel

Sind Fixateur-externe-Systeme erste Wahl bei der Versorgung des Polytraumas?

V. Bühren

Stellenwert der frühen Osteosynthese

Zum Stellenwert der Osteosynthese in der Akutversorgung des Polytraumas lassen sich 2 Kontrapunkte definieren:

Pro. Die frühe Osteosynthese insbesondere der Rumpfinstabilitäten und der Frakturen der großen Röhrenknochen unterbindet die kontinuierliche Mediatoreinschwemmung aus den verletzten Gebieten und hat so einen positiven Einfluß auf den weiteren Globalverlauf!

Kontra. Das additive Trauma einer akuten und umfassenden operativen Frakturversorgung summiert sich zum lokalen und systemischen Schaden des Primärinsults und kann so zum Überschreiten jener Schwelle führen, die durch einen anhaltenden Schockzustand charakterisiert den „point of no return" für den Gesamtorganismus bedeutet.

In der klinischen Praxis der Versorgung Schwerstverletzter respektieren die führenden Traumazentren durchgehend beide Argumentationen, modifiziert durch die jeweilige Schule und die Gegebenheiten des Einzelfalls [1, 2, 20]. Allgemein akzeptiert, lassen sich für die knöchernen Verletzungen im Algorhythmus des Polytraumamanagements folgende Feststellungen treffen:

- Vital indiziert sind Maßnahmen zur Eindämmung von Massivblutungen mit dem wichtigsten klinischen Beispiel der Reposition und Retention weit dislozierter Beckenringverletzungen (Abb. 1, S. 122) [11, 15, 17].
- Hochdringlich sind Dekompressionen nervaler Strukturen, der muskulären Kompartments und des Haut-Weichteil-Mantels, um schwerwiegende verbleibende Funktionsausfälle zu minimieren.
- Dringlich ist die Stabilisierung der Frakturinstabilitäten mit den Zielen Weichteilprotektion, Schmerzausschaltung, Lagerungsmöglichkeit und Pflegeerleichterung. Die Punkte 2 und 3 lassen sich unter dem Begriff der Prophylaxe septischer Komplikationen subsummieren.
- Weniger dringlich ist das Ziel einer Belastungsstabilität der Osteosynthese, die erst in der Rehabilitationsphase nach überstandener Vitalgefährdung Bedeutung erlangt. In der Frühphase ist eine Lagerungsstabilität zu fordern, die v.a. alle Maßnahmen der modernen Intensivmedizin ermöglichen muß.
- Nicht dringlich in der Akutversorgung des Polytraumatisierten sind eine perfekte Reposition und ein optimales „Röntgenfinish" der Osteosynthese. Dies gilt um so mehr dann, wenn eine derartige Perfektion durch erweiterte Zugänge und erhöhten Zeitaufwand erkauft werden muß.

Pathophysiologische Abläufe nach schwerem Trauma

Die pathophysiologischen Abläufe nach schwerem Trauma und konsekutiver Therapie sind komplex und durch die gängigen klinischen Parameter nur unvollständig erfaßbar. Durch Blutverlust und Schock kommt es zur ausgeprägten (no flow) oder relativen (low flow) Ischämie essentieller Stromgebiete. Neuere experimentelle Daten belegen eindeutig, daß dem primären ischämischen Insult eine in der Bedeutung zumindest gleichrangige Schädigung in der Reperfusionsphase folgt.
Diesem initialen Schaden der Akutphase propfen sich typischerweise im weiteren Verlauf beim Polytraumatisierten wiederholt Episoden mit erneuter Ischämie bzw. Reperfusion auf (repeated reflow), so z. B. bei der operativen Frakturbehandlung durch Weichteilschädigung, Blutverlust, Auskühlung und Narkotikawirkung. In der Frühphase nach Trauma findet sich eine maximale Stimulierung der Immunantwort in allen zellulären und plasmatischen Systemen [7, 14]. Bei einer perpetuierenden Stimulation kann es zu einer überschießenden Reaktion kommen, die in ihrem klinischen Erscheinungsbild der klassischen Sepsis gleicht [9].

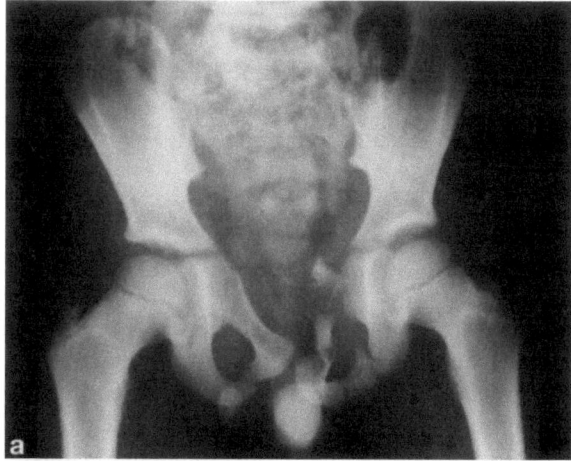
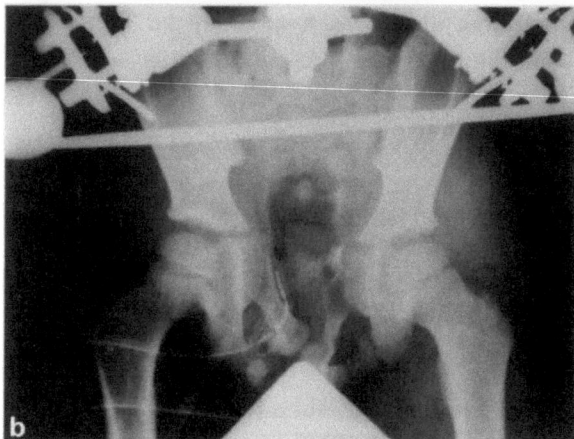
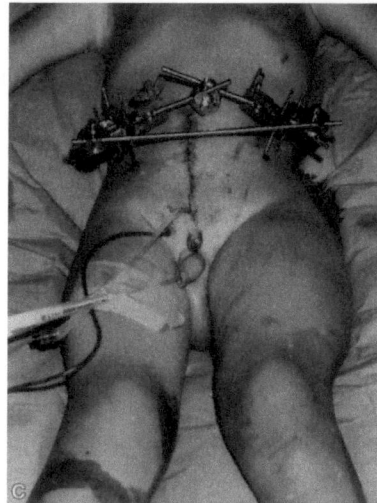

Abb. 1a–c. Überrolltrauma mit Traktor (**a**), komplexe kindliche Beckenringfraktur (**b**), Akutstabilisierung und Ausheilung mit Rahmenfixateur (**c**)

Während Entzündungsparameter wie Zytokine, C-reaktives Protein, Elastase und bisweilen auch Endotoxin stark erhöhte Spiegel zeigen, gelingt der Nachweis einer Bakteriämie in der frühen posttraumatischen Phase nur selten [18, 19]. Zur Differenzierung von der klassischen erregerinduzierten Sepsis hat sich in neuerer Zeit der Begriff des SIRS (systemic inflamatory response syndrome) eingebürgert. Gefürchtete Folge des SIRS ist das Einzelorganversagen, wie z. B. das ARDS (adult respiratory distress syndrome) oder das Multiorganversagen (MOF), wobei letzteres zudem mit einer hohen Letalität behaftet ist.

Im Hinblick auf die einzuschlagende Taktik der osteosynthetischen Versorgung lassen sich aus den skizzierten pathophysiologischen Abläufen folgende Schlüsse ableiten:

- Der wesentliche Insult durch Ischämie bzw. Reperfusion entsteht schon in der ersten Stunde nach Trauma. Ein freies Intervall, indem eine aufwendige osteosynthetische Rundumversorgung gefahrlos vorgenommen werden kann, existiert nicht. Der Startschuß für das SIRS ist schon vor jedweder operativen Interventionsmöglichkeit gefallen.
- Neuere Untersuchungen belegen eindeutig, daß das SIRS nach schwerem Trauma über 4–5 Tage auf hohem Niveau anhält und in der Folge nur langsam über Tage bis Wochen abklingt. Es existiert weder ein einzelner, besonders vulnerabler posttraumatischer Tag, noch ist die Gefährdung schlagartig nach Ablauf eines definierbaren Zeitraums beseitigt.
- Da instabile Frakturen über Schmerz und Weichteiltraumatisierung das posttraumatisch gesetzmäßig ablaufende SIRS verstärken und perpetuieren und weiterhin die Intensivtherapie behindern, ist die frühzeitige effektive Stabilisierung relevanter Frakturen unabdingbar [4, 13].
- Da das SIRS potentiell lebensbedrohlich ist, muß sich die Wahl des Osteosyntheseverfahrens im Hinblick auf die damit verbundene systemische Belastung dem vitalen Gesichtspunkt unterordnen.
- Die Therapie des SIRS besteht im Zusammenwirken vielfältiger intensivmedizinischer Ansätze wie Monitoring, Bilanzierung, Ventilation usw. Spezifische medikamentöse Therapien sind in der Erprobung. Die Osteosynthese ist lediglich ein – wenn auch sehr wichtiger – Baustein des Therapieplans, der in der interdisziplinären

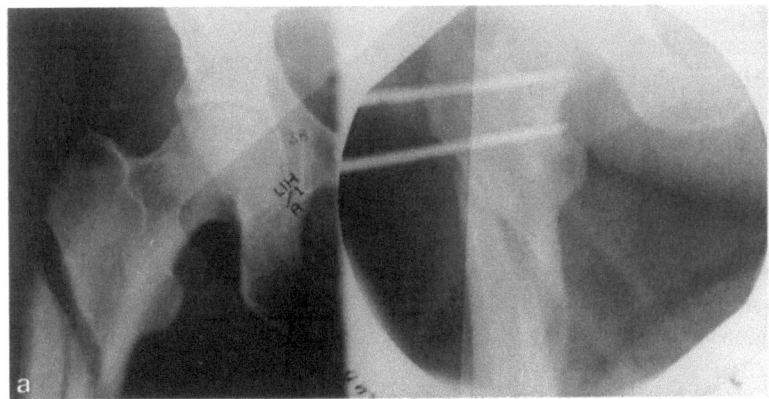 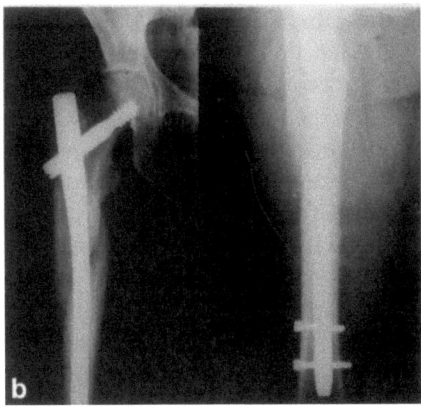

Abb. 2a,b. Polytrauma ISS 31, Akutstabilisierung der proximalen Femurfraktur mit unilateralem Fixateur (**a**), Definitivversorgung am 8. Tag posttraumatisch mit langem γ-Nagel in gedeckter Technik (**b**)

Zusammenschau aller Gegebenheiten angepaßt zur Anwendung kommen muß.

Vorteile – Nachteile

Für die elektive Versorgung von Frakturen treten in der Bewertung der Osteosyntheseverfahren die Möglichkeit einer anatomiegerechten Rekonstruktion und biomechanische Eigenschaften in den Vordergrund. Für die Praxis der Polytraumaversorgung haben aus den vorgenannten Gründen das verbundene Operationstrauma und ein rasches, einfaches und störunanfälliges Handling Priorität. Wegen des Notfallcharakters mit überdurchschnittlich häufiger Versorgungsnotwendigkeit außerhalb der Dienstzeiten spielt auch der logistische Aufwand eine wichtige, nicht zu vernachlässigende Rolle.

Die *Marknagelung* ist insbesondere an der unteren Extremität vom biomechanischen Standpunkt als überlegenes Verfahren zu betrachten, da es die definitive und früh belastungsstabile Versorgung darstellt. Dank hochentwickelter Verriegelungstechniken und der konstruktiven Kombination mit Schenkelhalsschrauben (Abb. 2) konnte das Indikationsspektrum deutlich erweitert werden. Nachteilig ist der hohe logistische Aufwand der Methode aufgrund des Bildwandler- und speziellen Lagerungsbedarfs. Die gedeckte und verriegelte Marknagelung ist technisch anspruchsvoll und entsprechend zeitaufwendig sowie störanfällig. Trotz gedeckter Technik muß eine weitere potentielle systemische Gefährdung des Polytraumatisierten durch Einpressung thrombogenen Materials sowie Fettmarks in die Lungenstrombahn diskutiert werden [16, 22].

Die *Plattenosteosynthese* ist prinzipiell universell und zudem in Rückenlage anwendbar. Der logistische Aufwand, der Zeitbedarf wie auch die additive systemische Belastung darf aufgrund der Notwendigkeit eines offenen präparativen Vorgehens nicht gering geschätzt werden. Die Störanfälligkeit steigt deutlich bei der Anwendung von Winkelplatten. An der unteren Extremität kann in der Regel über Wochen nur teilbelastet werden.

Gegenüber den vorgenannten Methoden besitzt der *Fixateur externe* klar definierte Nachteile: Komplex- und Gelenkfrakturen sind geschlossen oft nur unbefriedigend zu reponieren. Die Retentionseigenschaften sind mit steigender biomechanischer Belastung, z. B. am Femur, zunehmend ungünstiger zu bewerten. Die hohe Inzidenz von Pinkomplikationen und die für bestimmte Skelettabschnitte langen Frakturheilungszeiten schränken die Eignung als definitives Implantat mit längerer Standdauer ein [3, 8].

Gleichwohl besitzt der Fixateur externe Positiveigenschaften, die ihn für die Akutversorgung des Polytraumas geradezu prädestinieren:

- Die von verschiedenen Herstellern angebotenen Baukastensysteme sind universell für alle beim Polytrauma relevanten Skelettabschnitte anwendbar und damit in der Anschaffung und Anwendung kostengünstig [12, 21].
- Der logistische Aufwand, insbesondere der Personal- und Lagerungsbedarf, ist vergleichsweise gering. Mit einem Instrumentationssieb können in Rückenlage mit nur einer Assistenz die relevanten Frakturen quasi der Reihe nach abgearbeitet werden.
- Zeitbedarf und operativer Aufwand für die chirurgischen Zugänge sind konkurrenzlos gering.

- Die Implantationstechnik ist vergleichsweise einfach und wenig störanfällig und somit auch vom weniger Geübten oder nicht spezialisierten Chirurgen sicher durchführbar. Der Sicherheitsabstand zu bedeutsamen oder gar katastrophalen Komplikationen ist wesentlich größer als bei Platte oder Nagel.
- Insgesamt erfüllt die Fixateur-externe-Montage die Forderung nach einem minimierten additiven Ischämie- bzw. Reperfusionsschaden durch Osteosynthese beim Polytrauma in idealer Weise, allerdings mit deutlichen Abstrichen in bezug auf anatomiegerechte Reposition und Belastungsstabilität.

Verfahrenswechsel nach primärem Fixateur externe

Wegen der vorgenannten biomechanischen Vorteile wird im eigenen Krankengut an der unteren Extremität bei technischer Durchführbarkeit sowie am Humerus bei guter Indikation die Verriegelungsnagelung bevorzugt [5].

Andererseits gilt die schwere Mehrfachverletzung mit einem ISS>30 und die ausgedehnte Lungenkontusion als Kontraindikation für die primäre Marknagelung [10].

Seit 1991 kommt in den letztgenannten Fällen das Konzept des verzahnten Verfahrenswechsels vom Fixateur auf den Nagel zur Anwendung [6]. Nach Primärversorgung mit einfachen externen monolateralen Montagen wird nach Stabilisierung der Gesamtsituation in der Regel am 6. bis 10. posttraumatischen Tag einzeitig der Fixateur entfernt und die Marknagelung vorgenommen (Abb. 3).

Unter Respektierung des latent anhaltenden SIRS kommt dabei ausschließlich sowohl am Femur wie an der Tibia die Nagelung ohne kortikale Aufbohrung zur Anwendung. Verwendet werden kleinkalibrige (Tibia 9 oder 10 mm, Femur 10 oder 11 mm) hochstabile Vollrohrimplantate, die entsprechend der Bruchform statisch- oder primär aktiv kompressionsverriegelt werden.

Von 1991–1993 wurden im eigenen Krankengut (Universitätskliniken des Saarlandes, Homburg/Saar bzw. Berufsgenossenschaftliche Unfallklinik Murnau/Staffelsee) 87 Nagelungen als verzahnter Wechsel bei 61 Patienten vorgenommen. Bei einem Verhältnis Femur zu Tibia von 2:1 resultierte 1 Infekt bei zeitgerechter Frakturkonsolidierung in allen Fällen (Abb. 4). Ein ähnliches Konzept mit frühzeitigem Wechsel auf eine frakturgerechte

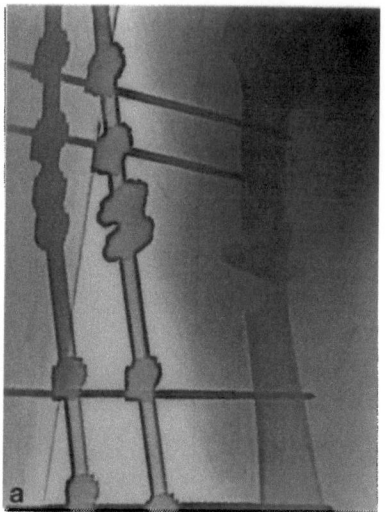

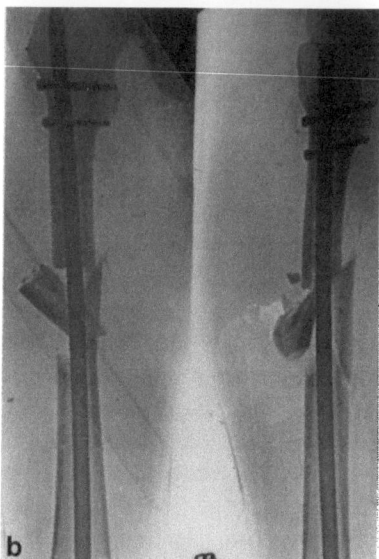

Abb. 3a,b. Polytrauma ISS 34, Akutstabilisierung der Femurschaftfraktur mit unilateralem Fixateur (a), statische Verriegelungsnagelung in gedeckter, unaufgebohrter Technik am 7. Tag nach Trauma (b)

interne Osteosynthese läßt sich auch für komplexe Becken- oder Gelenkfrakturen verwirklichen.

Schlußfolgerung

Fixateur-externe-Systeme sind aus folgenden Gründen erste Wahl bei der Versorgung des Polytraumas:

- Zur Optimierung der Intensivtherapie sollten fixierende Verbände und vor allem Extensionen vermieden werden. Fixateure bieten eine effektive Stabilisierung bei nur geringer Weichteilkompromittierung.

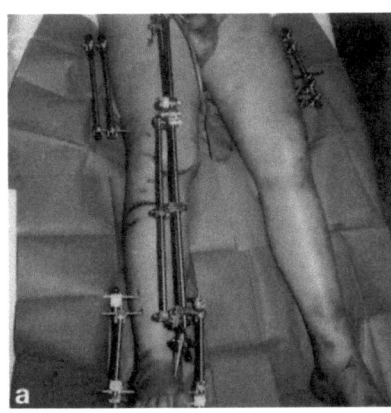

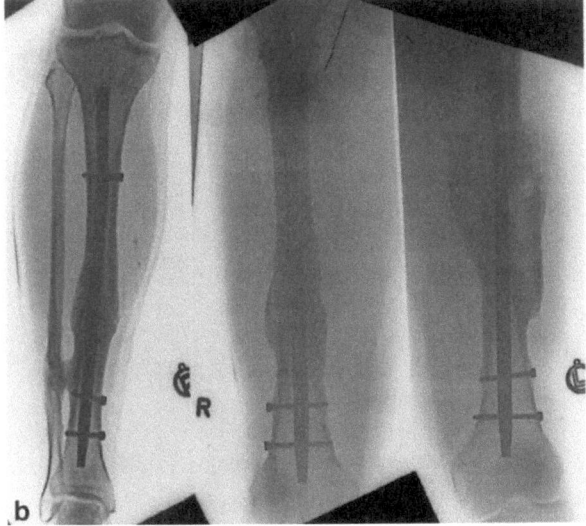

Abb. 4a,b. Akutversorgung beider unterer Extremitäten mit teilweise gelenküberschreitenden Fixateuren (a), Ausheilungsergebnisse der Frakturen nach verzahntem Verfahrenswechsel (b)

- Fixateursysteme haben gegenüber internen Osteosyntheseverfahren erhebliche logistische Vorteile: universelles Implantat, geringer Personalbedarf, minimaler Lagerungsaufwand, schnelle operative Montage, vergleichsweise einfache Handhabung.
- Die Fixateur-externe-Montage gewährleistet im Hinblick auf die pathophysiologischen Abläufe eine geringe additive Belastung für die hochaktivierten Defensivsysteme des polytraumatisierten Patienten.
- Das Konzept des verzahnten Verfahrenswechsels verbindet die Vorteile der für die Frühphase optimalen Fixateurmontage mit der in der Rehabilitationsphase günstigeren Marknagelosteosynthese.

Aber:

- Klassische interne Osteosyntheseverfahren haben in Abhängigkeit von verletzungsspezifischen Konstellationen unverändert dann Priorität, wenn diese Alternative besser indiziert ist und methodisch sicher beherrscht wird.

Literatur

1. Bone L, Buchholz R (1986) Current concepts review: The management of fractures in the patient with multiple trauma. J Bone Joint Surg [Am] 68:945-949
2. Bühren V, Marzi I (1992) Strategie der Versorgung des Mehrfachverletzten - Pathophysiologische Aspekte, die die Behandlungsstrategie beeinflussen. Unfallmedizinische Tagungen der Landesverbände der gewerblichen Berufsgenossenschaften 78:19-31
3. Bühren V, Marzi I, Trentz O (1990) Indikation und Technik des Fixateur externe in der Akutversorgung von Polytraumen. Zentralbl Chir 115:581-591
4. Bühren V, Potulski M, Braun C, Trentz O (1989) Behandlungskonzept mit Anwendung der externen Transfixation bei instabilen Defekttraumen des Kniegelenks. Aktuel Traumatol 6:238-245
5. Bühren V, Potulski M, Marzi I (1993) Konzept und Ergebnisse der primär komprimierten Verriegelungsnagelung ohne Kortikalisaufbohrung an Femur und Tibia. Langenbecks Arch Chir Suppl:937-939
6. Bühren V, Potulski M, Mittelmeier H, Mittelmeier W (1993) Klinische Erfahrungen mit einem neuen Kompressions-Verriegelungsnagel. Orthop Prax 29:588-590
7. Deitch EA (1988) The immunocompromised host. Surg Clin North Am 68:181-190
8. Eitenmüller J, Schmidt KH, Gutierrez F, Reichmann W (1984) Erfahrungen mit der Verwendung des Fixateur externe bei polytraumatisierten Patienten. Aktuel Traumatol 14:217-242
9. Goris RJA, Te Boekhorst TPA, Nuytinck KS, Gimbrere ISF (1985) Multiple organ failure. Arch Surg 120:1109-1115
10. Greenspan L, McLellan BA, Greig H (1985) Abbreviated injury scale and injury severity score: A scoring chart. J Trauma 25:60-64
11. Havemann D, Schroeder L (1982) Behandlung von Beckenringfrakturen mit Fixateur externe. Aktuel Traumatol 12:83-85
12. Hierholzer G, Allgöwer M, Rüedi T (1985) Fixateur-externe-Osteosynthese. Springer, Berlin Heidelberg New York Tokyo
13. Kwasny O, Orthner E, Hertz H (1986) Der Stellenwert der Primärstabilisierung von Oberschenkelschaftfrakturen bei einfach- und mehrfachverletzten Patienten. Aktuel Traumatol 16:55-57
14. Marzi I, Bühren V, Schüttler A, Trentz O (1993) Value of superoxide dismutase for prevention of mul-

tiple organ failure after multiple trauma. J Trauma 35:110–120
15. Mears DC, Fu F (1986) External fixation in pelvic fractures. Orthop Clin North Am 11:465
16. Pape HC, Dwenger A, Regel G et al. (1992) Pulmonary damage after intramedullary femoral nailing in traumatized sheep – Is there an effect from different nailing methods? J Trauma 33:574–581
17. Rüter A, Braun W (1988) Die Osteosynthese mit dem Fixateur externe bei frischen Beckenringverletzungen. Hefte Unfallheilkd 200:260–264
18. Strecker W, Gonschorek O, Bux R, Bühren V, Kinzl L (1993) High endotoxin-concentrations in the acute phase after thoracic trauma. Circ Shock [Suppl]2:39
19. Tikku R, Marzi I, Dike J, Trentz O, Bühren V (1991) Circulating phospholipase A2 and C-reactive protein after polytrauma – effect of superoxide dismutase. Acta Chir Austriaca 23:2–4
20. Tscherne H, Nerlich ML, Sturm JA (1988) Der schwerverletzte Patient – Prioritäten und Management. Hefte Unfallheilkd 200:394–410
21. Weber BG, Magerl F (1985) The external fixator. Springer, Berlin Heidelberg New York Tokyo
22. Wenda K, Ritter G, Degreif J, Rudigier J (1988) Zur Genese pulmonaler Komplikationen nach Marknagelosteosynthesen. Unfallchirurg 91:432–435

Verfahrenswechsel vom Fixateur externe zur intramedullären Stabilisierung

D. Höntzsch

Einleitung

Femur- und Tibiaschaftfrakturen können erfolgreich mit der Marknagelosteosynthese behandelt werden. Durch die vereinfachte Technik der Verriegelung konnte in den letzten Jahren die Indikation auf Frakturen im proximalen und distalen Drittel und schwerere Frakturformen wesentlich erweitert werden.

Die Marknagelung kann grundsätzlich zu 3 verschiedenen Zeitpunkten durchgeführt werden:

- primär als Erstversorgung,
- sekundär nach konservativer Behandlung (z. B. Extension und/oder Gipsbehandlung),
- sekundär nach Fixateur-externe-Behandlung (im Sinne des Verfahrenswechsels).

Die primäre Osteosynthese hat den Vorteil, daß der Patient mit einer übungsstabilen Osteosynthese versorgt ist. Grenzen sind allerdings gesetzt bei polytraumatisierten Patienten, Kettenfrakturen mit oder ohne Gelenkbeteiligung und bei Frakturen mit schwerem Weichteilschaden (offen oder geschlossen!).

Die Marknagelosteosynthese muß unter dem Aspekt der technischen Durchführung und Instrumentation als anspruchsvoller und aufwendiger Eingriff gewertet werden [16, 23, 31, 34, 39, 41, 52]. Diese Tatsache darf trotz optimistischer Berichte über schnelle und einfache Operationen aus speziellen Zentren [16, 23, 31, 34, 41, 52] nicht vernachlässigt werden. Selbst Techniken ohne Aufbohren müssen hierzu gezählt werden [18, 38, 49]. Die Marknagelung belastet den Gesamtorganismus besonders beim Aufbohren des Femurs. Wie weit dies bei unaufgebohrten Techniken weniger der Fall und daher signifikant ist, bleibt zunächst noch offen. Die Erfahrung zeigt zumindest, daß die unaufgebohrte Technik lokal und in ihrer Auswirkung auf den Gesamtorganismus schonender ist [16, 28, 31, 39, 41].

Beim Polytrauma stellt sich immer wieder die Frage, ob eine primäre Marknagelungsosteosynthese vorteilhaft und daher empfehlenswert ist [4]. Wenn es sich dabei um einen polytraumatisierten Patienten mit lediglich einer großen Schaftfraktur handelt, mag die innere Osteosynthese noch gut und unter speziellen Bedingungen schnell durchführbar sein. Beim Schwerverletzten mit mehreren großen Extremitätenfrakturen werden jedoch rasch die Grenzen der zulässigen Belastung für den Patienten erreicht [4]. Als Beispiel muß man sich dabei den zeitlichen, apparativen, instrumentellen und personellen Aufwand vorstellen bei einem Patienten, der mit 2 Oberschenkel- und 2 Unterschenkelschaftfrakturen am Unfalltag primär mit Marknagelosteosynthesen versorgt wird!

Die Erfahrungen und Meinungen im Hinblick auf die Versorgung von sog. großen Schaftfrakturen beim polytraumatisierten Patienten sind auch weiterhin unterschiedlich [4]. Obgleich die Plattenosteosynthese instrumentell und apparativ weniger aufwending ist als die Marknagelosteosynthese, ist der zusätzliche Weichteilschaden wesentlich größer [15]. Die Plattenosteosynthese muß im Hinblick auf die Heilung am Femur weniger, aber an der Tibia als vermehrt komplikationsträchtig und riskant bezeichnet werden [3, 6, 14]. Eine vorausgehende Behandlung auf konventionell konservative Weise z. B. mit Extension oder Gipsverbänden muß bei ausgedehnterer Weichteilschädigung als nachteilig gewertet werden [6, 11, 21, 26, 47].

Die Ansprüche an diagnostische Maßnahmen (CT, Spezialröntgen, Angiographie etc. mit entsprechenden Umlagerungen) sowie im Rahmen der Intensivpflege sind heute groß und können mit einer Extension nur sehr schwer erfüllt werden. Dies trifft ganz besonders für eine Intensivpflege mit konsequenter Behandlung von Lungenkomplikationen (ARDS), der Notwendigkeit zur regelmäßigen Umlagerung. Verwendung von Drehbetten oder gar Bauchlagerung zu. Eine solche Therapie ist mit einer Extension bei großen Frakturen nicht durchführbar.

Die Primärstabilisierung durch den Fixateur externe mit den erweiterten und vereinfachten Modulartechniken [10, 22] stellt ein Verfahren dar, mit welchem der polytraumatisierte Patient mit geringstem iatrogenem Aufwand (d. h. Ausrüstung, Personal- und Zeitbedarf) versorgt werden kann [5, 10, 11, 21, 51]. Diese Methoden mit dem Fixateur externe können nicht nur in großen Traumazentren, sondern v. a. in jedem Krankenhaus der Regelversorgung praktiziert werden. Die Technik ist relativ einfach und wenig aufwendig. Sie kann von jedem Arzt schnell erlernt und ohne größere Nachteile notfälligt angewendet werden.

Mit Fixateur externe können alle Frakturtypen einschließlich gelenknaher oder Gelenkfrakturen versorgt werden.

Isoliert oder in Gesellschaft mit Kettenfrakturen oder beim polytraumatisierten Patienten stellt der Weichteilschaden – geschlossen oder offen – primär und im Laufe der Weiterbehandlung ein ernstes Problem dar. Bei offenen Frakturen hat sich daher die konsequente Anwendung des Fixateur externe durchgesetzt. Auch Frakturen mit höhergradigem geschlossenem Weichteilschaden profitieren von der schonungsvollen Osteosynthese mit dem Fixateur externe [10]. Die Komplikationsrate ist signifikant geringer als bei primärer interner Osteosynthese [8-10, 17, 20, 24, 30].

Marknageltechniken ohne Aufbohren mit Verriegelung können möglicherweise in Zukunft, wenn sich die ersten Erfahrungen [15, 25, 32, 33] weiter bestätigen, mit Vorteil auch primär eingesetzt werden. Diese Technik ohne zusätzliche Aufbohrung aber mit Verriegelung kann auch für den Verfahrenswechsel genutzt werden.

Während sich die Hauptprobleme und Risiken mittels einer sog. internen Osteosynthese bei der Erstversorgung stellen [14, 28, 44], treten Komplikationen mit dem Fixateur externe vermehrt im Rahmen der Weiterbehandlung auf [11].

Grundsätzlich stehen 2 Wege offen:

- Ausbehandlung mit Fixateur externe,
- Verfahrenswechsel und Übergang auf eine interne Osteosynthese.

Der Ausbehandlung mit dem Fixateur externe sind in vielen Fällen Grenzen gesetzt durch:

- Festigkeit der Pins im Knochen [11, 24],
- Reizzustand und Infektionsgefahr im Bereich der Pinlöcher (sog. pin track infection) [11, 43],
- Transfixation der Weichteile mit Mitbeeinträchtigung der Muskel- und Gelenkfunktion (z. B. kniegelenknaher Oberschenkelbereich!) [11, 43],
- gelenküberbrückende Montagen über längeren Zeitraum [43],
- verzögerte Knochenbruchheilung bei zu starrer Fixateur-externe-Montage [24].

Der Verfahrenswechsel zur internen Osteosynthese als 2. Möglichkeit wird kontrovers diskutiert.

Problem- und Fragestellung

In der BG-Unfallklinik Tübingen hat sich seit Jahren der möglichst frühzeitige Verfahrenswechsel vom Fixateur externe auf den Marknagel – allerdings unter strenger Indikationsstellung – bewährt. Vereinzelt wurde hierüber bereits berichtet [25, 49]. Die eigenen guten Erfahrungen konnten andernorts bestätigt werden [5, 37]. Allerdings finden sich auch gegenteilige Auffassungen [9, 30].

In einer 3jährigen prospektiven Studie sollte anhand eines größeren Patientenguts die Fragestellung überprüft und die Ergebnisse kritisch ausgewertet werden.

Infektionsgefahr und sonstige Komplikationen beim Verfahrenswechsel vom Fixateur externe zur Marknagelosteosynthese wurden unter strengen Kriterien bei Frakturen wie Schaftfrakturen des Femur und der Tibia dokumentiert.

Der Verfahrenswechsel vom Fixateur externe zur Marknagelosteosynthese im Spektrum der Literatur (Tabelle 1)

In der Literatur finden sich größtenteils nur Einzelbeschreibungen. In den meisten Fällen handelt es sich um eine kleine Nebengruppe aus einem anderen Untersuchungsgut; z. B. handelt es sich bei den 16 Tibiaverfahrenswechseln von McGraw [37] um Patienten aus einem Krankengut mit 356 Patienten, welche im Fixateur externe ausbehandelt wurden. Bei den 16 Patienten handelt es sich somit um die Fehlschläge.

Ähnlich verhält es sich bei der Untersuchung von Krettek 89 [30]. Die 14 Tibiaverfahrenswechsel entstammen aus einem Krankengut von 202 Patienten, welche mit Fixateur externe ausbehandelt wurden.

Gezielt den Verfahrenswechsel haben Weise 87 [51], Höntzsch 90 [25], Heim 90 [19] und Kroitzsch 90 [33] beschrieben.

Eine Reihe der Veröffentlichungen sind lediglich Abstracts oder nicht vollständige Beschreibungen

Tabelle 1. Auflistung der Literaturangaben über Verfahrenswechsel vom Fixateur externe zur Marknagelosteosynthese. Bis auf wenige Ausnahmen müssen die Angaben als Einzelbeschreibungen angesehen werden. Nur bei den größeren Serien (n=25–69) sind die Prozente („vom Hundert") angegeben. Ansonsten ist in der Reihe Infekt von/n die Zahlenrelation aufgeführt (z. B. 7 Infekte bei n=16–7/16)

Autor	n	Infekt von/n	%	Zeit
Olerud 72 [42]	15 Tibia	0/15		?
Ahlers 83 [1]	13 Tibia	0/13		>16 Wochen
Aho 83 [2]	5 Tibia	0/5		?
Lindenmeier 85 [35]	28 Tibia	0/28	0	>20 Wochen
Weise 87 [51]	25 Tibia	0/25	0	<6 Wochen
	14 Tibia	5/14	30	>6 Wochen
Korkola 87 [25]	5 Tibia	4/5		
McGraw 83 [37]	16 Tibia	7/16		>8 Wochen
Hansis 88 [17]	39 Tibia	3/39	7,8	6 Wochen
Murphy 88 [40]	4 Femur	2/4		Spät
Krettek 89 [30]	14 Tibia	2/14		>12 Wochen
Maurer 89 [36]	17 Tibia	1/17		8 Wochen (ohne Pininfektion)
	7 Tibia	5/7		8 Wochen (mit Pininfektion)
Törnqvist 90 [45]	6 Tibia	4/6		Spät
Johnson 90 [27]	13 Tibia	0/13		Pseudarthrose
Heim 90 [19]	10 Tibia	1/10		2 Wochen
Höntzsch 90 [25]	48 Tibia	1/48	2,1	3–6 Wochen
Kroitzsch 90 [33]	62 Tibia	7/69	10	8 Wochen
	7 Femur	7/69	10	8 Wochen
Blachut 90 [5]	41 Tibia	2/41	5	<3 Wochen

(z. B. Aho [2], Lindenmaier [35], Korkala [29] u.a.). Sehr große Mühe und Vorarbeit haben Heim et al. 1992 [20] geleistet. Übereinstimmend mit Heim et al. zeigt das Literaturstudium eindeutig, daß „späte Verfahrenswechsel" ein hohes Infektrisiko haben. Alle Indizien sprechen aber dafür, daß der „frühe Verfahrenswechsel" durchaus mit einer niedrigen Infektionsrate verbunden sein kann. Für weitere Parameter ist die Literatur zu uneinheitlich und für die vorliegende Fragestellung nicht genügend exakt ausgerichtet.

Klinische Studie

Studiendauer: 1. August 1989 bis 31. Juli 1991
Nachkontrolle bis August 1992
Folgende Schaftfrakturen von Femur und Tibia wurden primär mit Fixateur externe versorgt:

- bei Monotrauma, geschlossene Frakturen Grad II und III (G II, G III nach Tscherne/Östern [47]),
- alle offenen Frakturen (O I, O II, O III nach Tscherne/Östern [47]) bzw. Gustilo [12, 14],
- bei Kettenfrakturen unabhängig vom Schweregrad,
- bei polytraumatisierten Patienten unabhängig vom Schweregrad.

Der Verfahrenswechsel mit Übergang zur Marknagelosteosynthese sollte jeweils so früh als vertretbar und möglich durchgeführt werden. Der Indikationsbereich für die Marknagelosteosynthese umfaßte alle Formen der guten und der erweiterten Indikation. Ausgeschlossen vom Verfahrenswechsel waren Frakturen an der Tibia, die infolge Weichteilschadens eine interne Osteosynthese zu keinem Zeitpunkt für ratsam erscheinen ließen (Grad III b+c nach Gustilo [14]). Diese Entscheidung wurde während der ersten 3 Wochen getroffen.

Standardisierte Bedingungen für den Verfahrenswechsel

- Einzeitiger Verfahrenswechsel nur bei völlig reizlosen Pineintrittsstellen,
- Verfahrenswechsel am Femur einzeitig ohne Zeitbeschränkung,

- Verfahrenswechsel an der Tibia unter 3 Wochen einzeitig und über 3 Wochen zweizeitig (freies Intervall nach Pinentnahme mit temporärer Ruhigstellung im Gipsverband bis zur Abheilung der Pinstellen),
- zweizeitiges Verfahren bei allen gereizten Pineintrittsstellen,
- Technik bei zweizeitigem Verfahrenswechsel: An der Tibia: nach Pinentnahme vorübergehende Ruhigstellung im Oberschenkelliegegipsverband (Fenster über Pinstellen) bis zur reizlosen Abheilung der Pinstellen;
- Am Femur: vorübergehende Ruhigstellung mit suprakondylärer Extension nach Jahna [26] entsprechend der „Böhler Schule" bis zur Abheilung der Pinstellen;
- beim Verfahrenswechsel antibiotische Prophylaxe bis zum bakteriologischen Ergebnis des Abstriches beim Verfahrenswechsel;
- antibiotische Therapie bei offenen Frakturen nach Keimspektrum der primären Kontamination, ansonsten nach dem hausintern bekannten und ständig kontrollierten Problemkeimspektrum [18];
- bei positivem Abstrich vom Verfahrenswechsel erfolgt Abstrichwiderholung aus der Drainageflüssigkeit am 3. bis 5. postoperativen Tag nach dem Verfahrenswechsel. Bei negativem Keimnachweis Entfernung der Wunddrainage unter kurzfristigem Antibiotikaschutz für 24 h. Bei Fortbestehen eines positiven Keimnachweises mit Staphylococcus aureus oder anderen hochpathogenen Keimen Belassen der Drainage als Dauerdrainage bis zur knöchernen Ausheilung und der Möglichkeit der Metallentfernung.
- Antibiotikatherapie bis zum 10. postoperativen Tag entsprechend Laborparamatern (BSG etc.) und klinischem Befund.

Operationsmethode beim Verfahrenswechsel

Bis auf einige Fälle am Oberschenkel (20 von 62) und eine Ausnahme am Unterschenkel (1 von 107) wurde vor der Marknagelung der Fixateur externe steril entfernt und der Patient auf dem Normaltisch oder Extensionstisch gelagert. Dann wurde die gesamte Extremität bis über den Beckenkamm (beim Femurmarknagel) oder das Knie (beim Tibiamarknagel) desinfiziert.
Die Pineintrittsstellen wurden mit Tupfern abgedeckt und diese Region gesondert mit einer großen Inzisionsfolie zirkulär abgedeckt. Die Nagelimplantationsstelle über dem Trochanter major oder dem Lig. patellae wurde gesondert zusätzlich desinfiziert und mit einer zusätzlichen Inzisionsfolie beklebt.
Nach dem Abwaschen und Abdecken nahmen die Operateure einen Handschuhwechsel vor (Überhandschuhe ausziehen).
Wenn im Ausnahmefall der Fixateur externe als Repositionshilfe belassen wurde: Abbau bis auf das notwendige Minimum, Absprühen des Fixateur externe mit Sprühnebel und Druckluft in alle Richtungen, Ritzen und Rohre, Einwickeln in eine Inzisionsfolie. Nach dem Einführen des Führungsdrahts vor Aufbohren, Entfernen des restlichen Fixateur externe durch Assistenten mit gesondertem Instrumentarium, neuerliches Aufbringen einer zirkulären Inzisionsfolie und Handschuhwechsel.

Patientengut

Vom 1. August 1989 bis zum 31. Juli 1991 wurden entsprechend den Studienbedingungen am Femur 62 und an der Tibia 107 Patienten primär mit einem Fixteur externe stabilisiert und sekundär als Verfahrenswechsel mit einem Marknagel versorgt. Die Alters- und Geschlechtsverteilung entspricht dem zu erwartenden und oft beschriebenen Spektrum großer unfallchirurgischer Zentren [3, 11, 13, 16, 21, 24, 30, 31, 34, 37, 46, 47, 49, 52].
Ebenso verhält es sich mit der Altersverteilung. Die Dezenien von 16–19 und 20–29 Jahren und das männliche Geschlecht sind deutlich bevorzugt.
Die Verletzungen wurden eingeteilt in:

Monoverletzungen. Isoliert Femur- oder Tibiafraktur ohne schwere weitere Verletzung.

Kettenverletzungen. 2 oder mehrere gravierende Verletzungen an einer Extremität (z. B. Femur- und Tibiafraktur, Femur- und Pilon-Tibiafraktur, Femur- oder Tibiafraktur und Kniebandverletzung).

Mehrfachverletzungen. 2 oder mehrere gravierende Verletzungen an 2 Extremitäten und/oder Körperregionen, ohne daß nach der Definition (s. unten) ein Polytrauma vorliegt (z. B. Femurfraktur rechts und Tibiafraktur links, Tibiafraktur beidseits, Tibiafraktur und Humerusfraktur usw.).

Ketten- und Mehrfachverletzungen. Kombinationen aus Ketten- und Mehrfachverletzung.

Polytrauma. Verletzungen entsprechend der Definition von Tscherne [48]. Verletzungen mehrerer Körperregionen und/oder Körperhöhlen, wobei eine oder die Kombination der Verletzungen lebensbedrohlich ist.

Gesamthaft war der Verfahrenswechsel am Femur 15±8 Tage, an der Tibia 24±14 Tage und zusammengenommen 20±11 Tage durchgeführt worden.

Infektion

Es ist zu unterscheiden in Kontamination und manifeste Infektion [3, 18]. Bei der Marknagelung handelt es sich um ein großes Implantat, und die Markhöhle ist ein empfindliches Organ für Infektionen. Deshalb nehmen Infektionen in der Markhöhle einen Verlauf, welcher klinisch und laborchemisch nicht zu übersehen ist [3, 8, 18, 34, 43]. Eine Kontamination, festgestellt durch einen intraoperativen bakteriologischen Abstrich, bedeutet nicht gesetzmäßig eine Infektion [18]. Diese entsteht erst durch ein Ungleichgewicht zwischen Kontamination und Infektpotential einerseits und Abwehrsituation andererseits. Bei vielfältigen Untersuchungen ist der Unterschied zwischen Kontamination und klinisch manifestem Infekt bekannt. Eingehend dargestellt wurde dies von Buri 1974 [6], Biewner u. Wolter 1988 [3] und Hansis 1990 [18].
Die manifeste Infektion ist für diese Studie klar und streng an den klassischen Kriterien [6] geprüft worden. Wie beschrieben, ist bei der Marknagelosteosynthese der Verlauf einer eingetretenen Infektion eindeutig und nicht zu übersehen. Ohne adäquate Therapie ist ein ernsthafter und progredienter Verlauf nicht aufzuhalten [3, 6, 8], (Tabelle 2).

Kontamination

Bei den offenen Frakturen wurde primär nach Entfernen des Notfallverbands im Operationssaal ein bakteriologischer Abstrich entnommen. Beim Verfahrenswechsel wurde nach der ersten Markraumbohrung aus der Markhöhle die bakteriologische Probe entnommen. Die Probe wurde auf einen sterilen Watteträger getränkt und sofort in das standardmäßige Nährmedium verbracht. Die Auswertung übernahm wir für alle Abstriche im Haus das bakteriologische Institut der Universi-

Tabelle 2. Manifeste Infektionen

	Infektion	%
Femur ($n=61$)	0	0
Tibia ($n=106$)	2	1,9
Gesamt ($n=167$)	2	1,2

Tabelle 3. Kontamination beim Verfahrenswechsel (Femur $n=61$, Tibia $n=106$)

	n	Kontamination	%
Femur			
Geschlossene Frakturen	45	6	12,5
Offene Frakturen	16	4	25,0
Gesamt	61	10	16,0
Tibia			
Geschlossene Fraktur	35	7	12,7
Offene Fraktur	51	6	11,8
Gesamt	106	13	12,3
Femur + Tibia	167	23	13,8

tätsklinik Tübingen (ärztlicher Direktor: Prof. Botzenhart).
Als positive Kontramination wurden alle positiven Befunde aufgenommen, auch jene mit der Auswertung „nach Anreicherung geringer Keimnachweis" (Tabelle 3, 4).
Der Hauptanteil der Kontaminationen wird vom minderpathologischen Keim Staphylococcus epid. eingenommen. Nur mit diesem Keim werden Kontaminationswerte über 5% gesehen. Ohne Staphylococcus epidermis beträgt die gesamte Kontaminationsrate 13 von 167=7,2%.
Bei den Femurfrakturen wurden unter Antibiotikaschutz alle Drainagen bei klinischer und laborchemischer negativer Infektsituation auch dann gezogen, wenn der Abstrich positiv war. Dies war in allen Fällen möglich.
Bei den Tibiafrakturen wurden die Drainagen bei den 4 Kontaminationen mit Staphylococcus aureus zunächst bei 3 belassen. Einmal wurde die an sich richtig vorgesehene Therapie des Belassens „vergessen" (negative Beeinflussung der Studienbedingungen). Es wurde kein Infekt manifest. Die 2 Infektionsfälle an der Tibia waren beim Zwischenabstrich einmal negativ und mit Staphylococcus epidermidis. Bei 2 Patienten wurde die Drainage unter Antibiotikaschutz zwischen dem 11. und 14. Tag

Tabelle 4. Keimspektrum beim Verfahrenswechsel

	Femur (n = 10)	% von 61	Tibia (n = 13)	% von 106	Total	% von 167
Staphylococcus aureus	0	0	4	3,8	4	2,4
Staphylococcus epidermidis	5	19,7	6	5,7	11	6,6
Pseudomonas aeruginosa	2	3,3	1	0,9	3	1,8
Sonstige	3	4,9	2	1,9	5	3,0

entfernt. Einmal wurde die Dauerdrainage bis zur knöchernen Ausheilung (14 Wochen) belassen, bis dann zum frühestmöglichen Zeitpunkt die Metallentfernung durchgeführt werden konnte.
Bei den 2 manifesten Infektionen wurde beidemal der Marknagel entfernt und gegen Fixateur externe ausgetauscht und einmal der Nagel bei liegender Dauerdrainage bis zur knöchernen Ausheilung belassen.
Bei den 14 Kontaminationen der geschlossenen Frakturen muß von einer Neukontamination gesprochen werden.
Bei den offenen Frakturen verhielt es sich mit dem Keimwechsel wie folgt:

Femur (n=4): – 2mal Keimwechsel,
  – 2mal identisch mit Eingangskeim.
Tibia (n=6): – 5mal Keimwechsel,
  – einmal identisch mit Eingangskeim.

Das Verhalten des Keimspektrums während der Behandlung offener Frakturen wurde während dieser Studie nicht nachkontrolliert. Ebenso wurden keine Abstriche von den Pineintrittsstellen entnommen. Deshalb kann über die letztendliche Herkunft der Keime bei offenen Frakturen nicht abschließend entschieden werden. Für die Therapie und weitere Aussagen erschien dies nicht relevant.

Diskussion

Das Hauptanliegen dieser Studie war es, zu prüfen, wie sich unter standardisierten Bedingungen und möglichst frühem Verfahrenswechsel die Infektionsrate verhält.
Die Infektion ist das Hauptargument gegen das zweizeitige Verfahren [24].
Die beschriebenen ungünstigen Infektionsraten [24, 27, 43] basieren auf Studien, bei welchen der Verfahrenswechsel spät durchgeführt wurde und

Tabelle 5. Infektionen beim Verfahrenswechsel im Zeitraum der Studie (1. Zeile) und im Zeitraum 8/91–12/92 unter gleichen Bedingungen (2. Zeile). In der 3. Zeile ist der gesamte Zeitraum von 8/89–12/92 aufgelistet

	Femur			Tibia			Gesamt		
	n	Infekt	%	n	Infekt	%	n	Infekt	%
8/89–7/91	61	0	0	106	2	1,9	167	2	1,2
8/91–12/92	37	2	5,4	58	1	1,7	95	3	3,2
Gesamt 8/89–12/92	98	2	2,0	164	3	1,8	262	5	1,9

die an den Verfahrenswechsel keine so hohen Anforderungen gestellt haben. Über die Durchführung des Verfahrenswechsels finden sich keine Angaben. Ein streng durchgeführtes Regime des Verfahrenswechsels wirkt sich sicher günstig aus.
Während der 2jährigen propektiven Studie waren im vorliegenden Krankengut am Femur keine Infektionen eingetreten. Bei den zur weiteren Evaluierung herangezogenen Patienten trat dann bei 2 Patienten von 37 Femurfrakturen mit Verfahrenswechsel ein Infekt auf (einmal geschlossene Fraktur (G I), früher Verfahrenswechsel, (einmal offene Fraktur (O I) bei polytraumatisierter Patientin, Verfahrenswechsel nach 3 Wochen).
Die 2 Infektionen im Zeitraum 8/91 bis 12/92 zeigen, wie wichtig eine große Fallzahl ist. Aus 61 Femurfrakturen kann nicht geschlossen werden, daß die Infektrate 0% ist. Aus den weiteren 37 Femurfrakturen kann nicht geschlossen werden, daß die Infektrate 5,4% ist. Erst das Gesamtbild und die höheren Zahlen zeigen, daß am Femur beim Verfahrenswechsel die Infektionsrate wie an der Tibia bei 2% liegt.
Bei den Verfahrenswechseln an der Tibia zeigte sich in der 2-Jahres-Studie mit 106 Patienten und den 58 Patienten aus der Nachstudie ein gleichmäßigeres Bild (Tabelle 5). Beim Verfahrenswechsel

an der Tibia wurden 2 von 106=1,9% manifeste Infektionen gesehen. Dies konnte dann durch die Beobachtungen in den weiteren Monaten bestätigt werden.

Insgesamt kann von einer Infektionsrate von etwa 2% ausgegangen werden. In kleineren Zeiträumen bzw. Kollektiven ist die Streuung größer und es kann unter diesen Bedingungen von einem Infektionsrisiko von 2-5% gesprochen werden.

Die Kontaminationsrate, bei der 2. Operation des Verfahrenswechsels untersucht, war mit insgesamt 14% deutlich höher.

Dabei ist aber zu berücksichtigen, daß von den insgesamt 24 positiven Abstrichen nur 1/5, nämlich 4, mit Staphylococcus aureus und in fast der Hälfte der Fälle, nämlich 11, mit dem harmloseren Gelegenheitskeim Staphyloccocus epidermis zu verzeichnen war. Die Keimbesiedlung mit diesem Keim darf aber nicht vernachlässigt werden, da sich hier durchaus ein Wandel zu nicht so harmlosen Spezies zeigt [18].

Die Differenz zwischen Kontamination und manifestem Infekt wurde aus anderen Kliniken, welche Verfahrenswechsel durchführen, z. B. Wentzensen u. Grass 1993 (persönliche Mitteilung), bestätigt.

Die niedrige Infektionsrate und die Differenz zwischen Kontamination und manifestem Infekt kann als Indiz für den positiven Einfluß des frühen und des konsequent sicher durchgeführten Verfahrenswechsels gewertet werden. Die konsequente Antibiotikatherapie über mehrere Tage nach Bakteriogramm des Hauses bzw. nach vorangegangenem Antibiogramm spielt sicher eine entscheidende Rolle. Darauf sollte nicht verzichtet werden. Dies zeigt aber auch die Bedeutung der ständigen Überwachung und Kontrolle des hauseigenen Keimspektrums, damit die Antibiotikatherapie möglichst effizient eingesetzt werden kann.

Andererseits ist dies ein Ansatz dafür, daß bei längerem Zuwarten und vielleicht nicht so konsequent durchgeführtem Verfahrenswechsel hier ein potentielles Infektionsrisiko schlummert, welches dann die höheren Infektionsraten, wie sie nach späterem Verfahrenswechsel beschrieben werden [24, 27, 43], zwanglos erklärt.

Schlußfolgerung

Bei Femur- und Tibiafrakturen mit offenem oder geschlossenem Weichteilschaden sowie bei polytraumatisierten Patienten kann das zweizeitige Verfahren mit primärer Stabilisierung durch Fixateur externe und Verfahrenswechsel zu internen Marknagelosteosynthese bei geeigneten Bedingungen als Behandlungsalternative empfohlen werden.

Der Verfahrenswechsel sollte zum frühestmöglichen Zeitpunkt durchgeführt werden. Es sollten sichere und standardisierte Bedingungen eingehalten werden. Beide Operationstechniken und die Technik des Verfahrenswechsels müssen beherrscht werden. Bei der Marknagelung sollte möglichst wenig und vorsichtig aufgebohrt werden. Die Verwendung von nicht aufbohrender Nageltechnik (z. B. UTN der AO) wird die Ergebnisse sicher eher positiv beeinflussen. Es sollte zum frühestmöglichen Zeitpunkt umgestiegen werden. Bei Verfahrenswechsel nach 3 Wochen und/oder gereizten Pin-Eintrittsstellen sollte besonders an der Tibia ein Intervall bis zur Sanierung eingehalten werden. Eine Antibiotikatherapie möglichst nach Bakteriogramm ist dringend zu empfehlen.

Literatur

1. Ahlers J, Kirschner P, Weigand H, Ritter G (1982) Die Marknagelung bei verzögerter Knochenbruchheilung nach Fixateur-externe-Osteosynthesen an der Tibia. Z Orthop 120:628
2. Aho AJ, Nieminen SJ, Nylamo E (1983) External fixation by Hoffmann-vidal-adrey osteotaxis for severe tibial fractures. Treatment and technical criticism. Clin Orthop 181:154-164
3. Biewener A, Wolter D (1988) Komplikationen in der Unfallchirurgie. Springer, Berlin Heidelberg New York Tokyo
4. Border JR, Allgöwer M, Hansen ST, Rüedi ThP (1988) Blunt multiple trauma comprehensive pathophysiology and care. Dekker, New York Basel
5. Blachut PA, Meek RN, O'Brien PJ (1990) External fixation and delayed intramedullary nailing of open fractures of the tibial shaft. J Bone Joint Surg Am J 72:729-735
6. Burri C (1979) Osteitis. Huber, Bern Stuttgart Wien
7. Chapman MW (1986) The role of intramedullary fixation in open fractures. Clin Orthop 212:26-34
8. Court-Brown CM, Klating JF, McQueen MM (1992) Infection after intramedullary nailing of the tibia. J Bone Joint Surg [Br] 74:770-774
9. DeBastiani G, Aldegheri R, Brivio LR (1984) The treatment of fractures with a dynamic axial fixator. J Bone Joint Surg [Br] 66:538-545
10. Fernández A (1991) Modular external fixation in emergency using the A.O. tubular system. Mar. Adentro, Montevideo
11. Gotzen L, Haas N, Schlenzka R (1984) Der Einsatz des Monofixateurs bei geschlossenen Unterschenkelfrakturen. Orthopäde 13:287-292

12. Green STA (1981) Complications of external skeletal fixation. Thomas, Springfield, Ill
13. Gustilo RB, Anderson JT (1976) Prevention of infection in the treatment of one thousand and twenty-five open fractures of long bones. J Bone Joint Surg [Am] 58:453–458
14. Gustilo RB, Mendoza RM, Williams DN (1984) Problems in the management of type III (severe) open fractures: a new classification of type III open fractures. J Trauma 24:742–746
15. Haas N, Gotzen L (1987) Plattenosteosynthese. In: Schmitt-Neuerburg KP, Stürmer KM (Hrsg) Die Tibiaschaftfraktur des Erwachsenen. Springer, Berlin Heidelberg New York Tokyo
16. Hass N, Krettek C, Frigg R, Tscherne H (1991) Erste klinische Erfahrungen mit einem neuen intramedullären Implantat zur Versorgung von Unterschenkelschaftfrakturen mit schwerem Weichteilschaden. 6. Dtsch.-Österr.-Schweiz. Unfalltagung, Wien, 1991
17. Hansis M, Höntzsch D (1988) Infektionsgefahr und Infektionsprophylaxe beim Verfahrenswechsel von Fixateur externe zum Unterschenkelmarknagel. Unfallchirug 91:465–468
18. Hansis M (1990) Wundinfektionen in der Unfallchirurgie. mph Verlag, Wiesbaden
19. Heim D, Marx A, Hess P (1990) Der Fixateur externe als primäre definitive Behandlung der Unterschenkelfraktur mit schwerem Weichteilschaden. Helv Chir Acta 57:839–846
20. Heim D, Regazzoni P, Perren SM (1992) Current use of external fixation in open fractures (external fixator: what next?). Injury 23: [Suppl] 2
21. Hierholzer G (1975) Stabilisierung des Knochenbruchs mit Weichteilschaden mit Fixateur externe. Langenbecks Arch Chir 339:505
22. Höntzsch D (1989) Erleichterung der Repositionsmanöver besonders am Oberschenkel mit dem Fixateur externe. Temporär angeklemmte lange „Griffe" bei der 3-Rohr-Modular-Technik mit dem AO Rohr-System. Aktuel Traumatol 19:305–307
23. Höntzsch D, Weller S, Perren SM (1989) Der neue AO-Universalmarknagel für die Tibia. Klinische Entwicklung und Erfahrung. Aktuel Traumatol 19:225–237
24. Höntzsch D, Karnatz N, Jansen T (1990) Ein- oder zweizeitige Versorgung der schweren Pilon-Tibial-Fraktur. Aktuel Traumatol 20:199–204
25. Höntzsch D, Dürselen L, Weller S, Claes A (1993) Die begleitende Fibulaosteosynthese. Traumatol Aktuell II
26. Jahna H (1989) Konservative Frakturenbehandlung. Urban & Schwarzenberg, Wien
27. Johnson EL, Simpson L, Helfet D (1990) Delayed intramedullary nailing after failed external fixation of the tibia. Clin Orthop 253:251–257
28. Klein MPM (1990) Aufbohren oder nicht Aufbohren? Zirkulationsstörung durch Marknagelung an der Hundetibia. Dissertation, Universität Basel
29. Korkala O, Tutti-Poika I, Karaharja EO (1987) La fixation externe dans les fractures ouvertes de la jambe. Rev Chir Orthop 73:637–642
30. Kretteck C, Haas N, Tscherne H (1989) Behandlungsergebnisse von 202 frischen Unterschenkelfrakturen, versorgt mit einem unilateralen Fixateur externe (Monifixateur). Unfallchirurg 92:440–452
31. Kretteck C, Haas N, Schandelmaier P, Frigg R, Tscherne H (1991) Der unaufgebohrte Tibianagel (UTN) bei Unterschenkelfrakturen mit schwerem Weichteilschaden. Unfallchirurg 94:579–587
32. Kreusch-Brinker R, Lambris E, Demmler J (1986) Die Marknagelung als Methodenwechsel in der Versorgung verzögernd heilender oder pseudarthrotischer Ober- und Unterschenkelfrakturen. Aktuel Traumatol 16:110–116
33. Kroitzsch U, Egkher E, Schulz A (1990) Überlegungen zum Zeitpunkt des Verfahrenswechsels noch mit Fixateur externe versorgter offener Frakturen. Hefte Unfallheilkd 211:253–255
34. Kuner EH, Schweikert Ch, Weller S, Ulrich K, Kirschner P, Knapp U, Kuroch W (1976) Die Marknagelung von Femur und Tibia mit dem AO-Nagel. Erfahrungen und Resultate bei 1591 Fällen. Unfallchirurg 2:155–162
35. Lindenmaier HL, Kuner EH (1985) Verfahrenswechsel nach fixateur externe am Unterschenkel. Z Orthop 123:739
36. Maurer DJ, Merkow RL, Gustillo RB (1989) Infection after intramedullary nailing of severe open tibial fractures initially treated with external fixation. J Bone Joint Surg [Am] 71:835–838
37. McGraw JM, Edward VA (1988) Treatment of open tibial-shaft fractures – external fixation and secondarf intramedullary nailing. J Bone Joint Surg [Am] 72:900–911
38. Müller ME, Nazarion S, Koch P, Schatzker J (1990) The comprehensive classification of fractures of long bones. Springer, Berlin Heidelberg New York Tokyo
39. Müller ME, Allgöwer M, Schneider R, Willenegger H (1992) Manual der Osteosynthese AO-Technik. Springer, Berlin Heidelberg New York Tokyo
40. Murphy ChP, D'Ambrosio RD, Dabezies EJ (1988) Complex femur fractures: Treatment with the Wagner external fixation device or the Grosse-Kempf interlocking nail. J Trauma 28:1553–1561
41. Oedekhoven H (1992) Die unaufgebohrte Marknaglung der Tibia. Operat Orth Traumatol 2
42. Olerud S, Karlström G (1974) Secondary intramedullary nailing of tibial fractures. Clin Orthop 105:267–275
43. Puno RM, Teynor JT, Nogano J, Gustillo RB (1986) Critical analysis of results of treatment of 201 tibial shaft fractures. Clin Orthop 212:113–121
44. Schöttler H, Schöntag H, Langendorff HU, Dallek M (1981) Ergebnisse der operativen Stabilisierung bei 307 offenen Frakturen. Unfallchirurgie 7:256–259

45. Törnqvist H (1990) Tibia nonunions treated by interlocked nailing: Increased risk of infection after previous external fixation. J Orthop Trauma 4:109-114
46. Tscherne H, Magerl F, Fleischl P (1967) Die Marknagelung frischer offener und geschlossener Unterschenkelfrakturen. Langenbecks Arch Chir 317:209-218
47. Tscherne H, Oestern H-J (1982) Die Klassifizierung des Weichteilschadens bei offenen und geschlossenen Frakturen. Unfallheilkunde 85:111-115
48. Tscherne H (1991) Hannoveraner Polytraumaschlüssel. Unfallchirurg 17:400-420
49. Valazco A, Whitesides TE, Flaming LL (1983) Open fractures of the tibia treated with the Lottes nail. J Bone Joint Surg [Am] 65:879-885
50. Wagner H, Zeiler G (1983) Funktionelle Frakturbehandlung mit dem Verlängerungsapparat. Orthopädie 12:163-171
51. Weise K, Höntzsch D (1987) Verfahrenswechsel nach Fixateur externe-Osteosynthese bei geschlossenen und erst- bis zweigradig offenen Unterschenkelfrakturen. Hefte Unfallheilkd 200:296
52. Weller S, Knapp U (1975) Die Marknagelung - Gute und relative Indikation. Ergebnisse, T. Chirurg 46:152-154

Der Zangenfixateur externe (Pinless)

R. Frigg

Ausschlaggebend für die Entwicklung eines neuen Fixationssystems war, einen neuen Fixateur externe zu konstruieren, welcher den Knochen weniger verletzt und das Infektionsrisiko vermindert. Das neue Design, bei dem der Knochen von zwei Spitzen gehalten wird, hat den Vorteil, daß bei einer sekundären Versorgung der Fraktur mittels eines Marknagels oder einer Platte kein direkter Zugang von außen in den Knochen vorhanden ist.
Verschiedene Entwicklungsphasen wurden durchlaufen, um die Grundidee einer neuen Knochenfixationsmöglichkeit zu verwirklichen. Angefangen wurde mit einem Schrauben-Zwingen-System und einem sehr rigiden Rahmen mit 2 sich gegenüberliegenden Spitzen, die durch Schraubbewegungen Kompression auf den Knochen ausüben konnten. Diese eher komplexen und „gefühllosen" Vorrichtungen erwiesen sich bald als ungeeignet.

Der erste Erfolg des Zangenfixateur externe (Pinless) (nachfolgend Pinless oder Pinlessklammer genannt) konnte verzeichnet werden, nachdem wir die Anforderung der Knochenreposition mittels einer spitzen Repositionszange versuchten.
Mit der spitzen Repositionszange (Abb. 1) spürt der Chirurg, ob und wie gut die Klammer am Knochen fixiert ist. Die Idee einer zangenförmigen Klammer wurde für den Pinless mit dem Unterschied übernommen, daß der Handgriff der Zange entfernt und der Gelenkkörper der Zange mittels einer Mutter fixiert werden kann. Die Zangenschenkel der Pinlessklammer wurden aus Titan gefertigt, da dies die Speicherung einer ausreichenden Vorspannkraft in der Klammer ermöglicht. Eine Klemmwirkung sollte somit auch dann bestehen bleiben, wenn die Klammerspitzen nach einer gewissen Zeit weiter in den Knochen eindringen (Abb. 2).
Das Tierexperiment von Grit Moe Stene diente der Untersuchung der Pinlessklammervorspannung bei stetiger Bewegung der Klammer am Knochen. Die Resultate zeigten eine Resorption um die Zangenspitzen. Diese Resorption war jedoch unbedeutend gering und reduzierte die Vor-

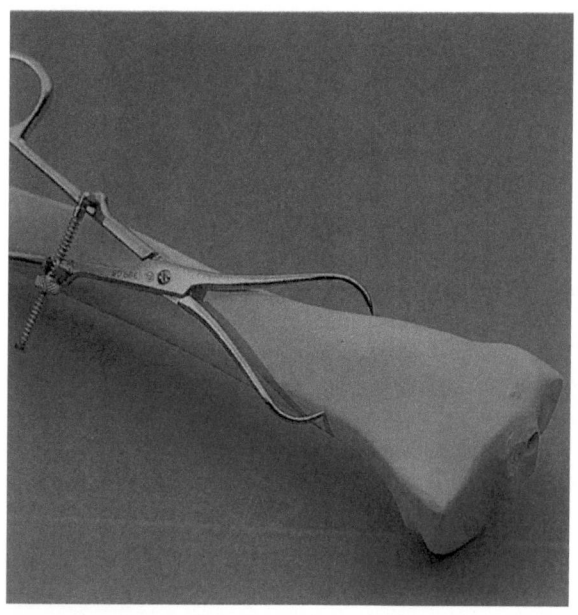

Abb. 1. Spitze Repositionszange am Knochen

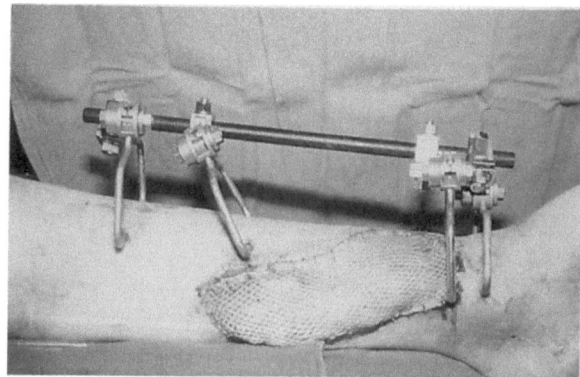

Abb. 2. Zangenfixateur externe als temporäre Repositionshilfe bei einer offenen Tibiafraktur (Abbildung wurde vom Harbor View Medical Center Seattle, USA zur Verfügung gestellt)

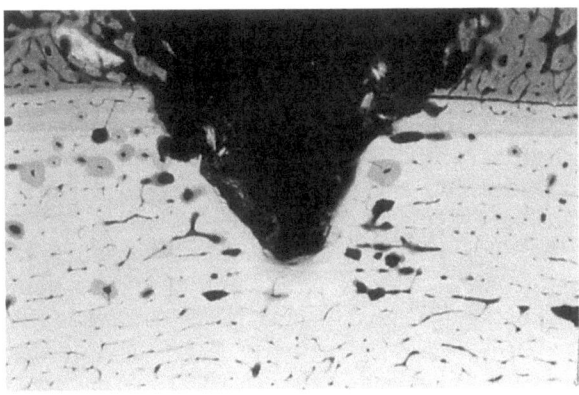

Abb. 3. Lokal begrenzter Knochenumbau und minimale Resorption um die Eintrittsstelle [1]

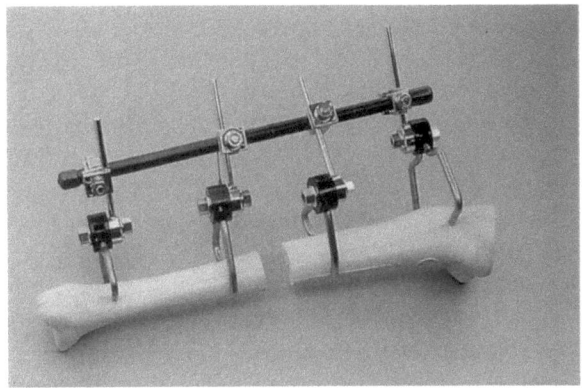

Abb. 5. Pinlessklammer am Knochen

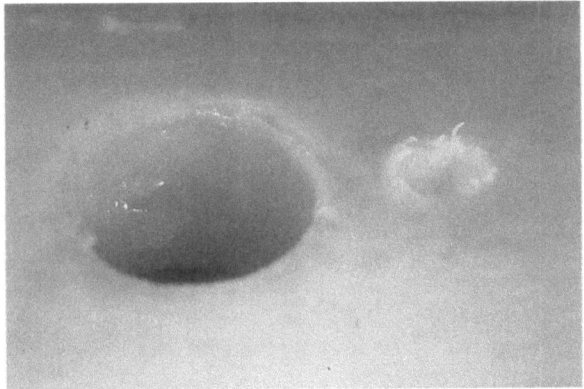

Abb. 4. Vergleich zwischen einer Schanz-Schraubenlochbohrung ⌀ 4,5 mm und der Verankerung einer Pinlessspitze im Knochen

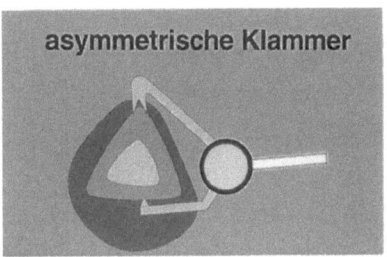

Abb. 6. Asymmetrische Klammer

an der anterioren Tibiakante und der posterioren Kortikalis zu liegen. Dadurch kann eine Irritation des Weichteilmantels im Mittelschaftbereich verhindert werden (Abb. 5, 6).

spannung der Pinlessklammer nur unerheblich im Vergleich zur Klammervorspannung (Abb. 3, 4).
Die ersten klinischen Testungen mit dem Pinless bestätigten das Grundkonzept, zeigten jedoch auch, wie wichtig die Form der Klammern ist. Die nächste klinische Studie erfolgte deshalb mit 3 verschiedenen Pinlessklammern. Das Konzept der 3. Klammern wurde, mit Ausnahme der Form der Klammerschenkel, gleich belassen. Zur Erhöhung der Stabilität wurden die Pinlessklammern verkleinert und an die jeweilige Anatomie des Knochens angepaßt, d.h. daß an der proximalen Tibia die große, an der distalen die kleine und im Mittelschaftbereich die asymmetrische Klammer angewandt wird. Da symmetrische Klammern nur mediolateral angebracht werden konnten, wurde eine asymmetrische Ausführung der Klammer entwickelt. Die Spitzen dieser Klammer kommen

Indikationen

Offene Tibiafraktur

Ursprünglich war der Pinless zur primären Fixation von offenen Tibiafrakturen als Hauptindikation gedacht. Entsprechend dem derzeitigen Stand der Technik wurden die zweit- bis drittgradig offenen Tibiafrakturen primär mit einem Fixateur externe und sekundär mit einem Marknagel versorgt. Je nach Liegezeit des Fixateur externe ist dieser Verfahrenswechsel jedoch wegen der Gefahr einer Pinkanalinfektion nicht unproblematisch, d.h. bei der primären Versorgung einer offenen Tibiafraktur mit dem Fixateur externe ist mit Komplikationen (z.B. Pinkanalinfektionen, Pinlockerung, Repositionsverlust) zu rechnen. Dies ist beim Pinless nicht zu erwarten, da keine Verbindung über die Zangen-

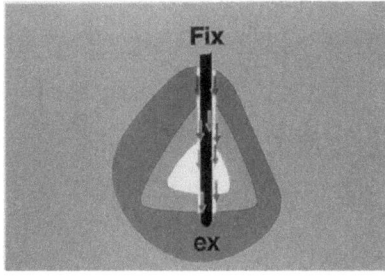

Abb. 7. Schanz-Schraube: Knochenquerschnitt

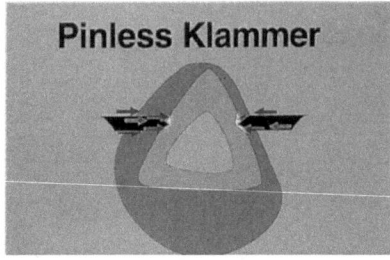

Abb. 8. Pinlessklammer: Knochenquerschnitt

schenkel zwischen „Außenwelt" und Markraum hergestellt wird. Eine sekundäre Stabilisierung der Fraktur kann demzufolge zeitunabhängig erfolgen.

Extension

In der Klinik wurde die Pinlessklammer zur Extension der Tibia und des Femurs angewandt. Die Vorteile des geringen Instrumentariums und der einfachen Handhabung waren auch hier maßgebend (Abb. 7, 8).

*In Kombination
mit dem unaufgebohrten Marknagel*

Durch die Einführung der sog. unaufgebohrten Verriegelungsmarknagelung wurden mehr und mehr zweit- bis drittgradig offene Frakturen mit diesem Implantat versorgt. Die erstaunlich geringe Komplikationsrate, sowie die einfachere Weichteilbehandlung nach einer unaufgebohrten Marknagelung verdrängten z.T. die Anwendung des Fixateur externe für diese Indikation.
Bei der primären Frakturversorgung durch den unaufgebohrten Marknagel wurden die Indikationen für den Pinless z.T. auf die Stabilisierung der Fraktur für den Patiententransport oder zur Reposition der Fraktur vor und während der Nagelung eingeschränkt.
Die anfänglich sehr positiven Resultate der unaufgebohrten Tibiamarknagelung wurden durch die zu großzügigen Indikationserweiterungen etwas eingeschränkt, z.B. wurden überwiegend bei proximalen Frakturen häufiger Fehlstellungen beobachtet. Vermehrt auftretende Bolzenbrüche machten deutlich, daß es sich beim unaufgebohrten Marknagel um ein Implantat handelt, welches bei der Frühbelastung durch das Körpergewicht des Patienten überbelastet werden kann.
Was die Achsfehlstellungen betrifft, kann der unaufgebohrte Nagel, mit dem Pinless kombiniert, zur Problemlösung angewandt werden. Klinisch wurden verschiedene Kombinationsmöglichkeiten ausgetestet. Zuerst, die primäre Stabilisierung der Fraktur mit dem Pinless mit anschließender unaufgebohrter Marknagelung. Hierbei wurde er als Repositionswerkzeug bis zum Abschluß der Marknagelung am Knochen belassen.
Später, bei einer weiteren Anwendung, wurde der Pinless nach erfolgter Marknagelung zur zusätzlichen Stabilisierung des Knochens belassen, bis sich die einzelnen Fragmente durch Kallusbildung miteinander verbunden hatten.
Danach wurde der Pinless entfernt und die Fraktur nur mit dem unaufgebohrten Marknagel zur Ausheilung gebracht.
Die dritte Möglichkeit der Pinlessanwendung kam dann zum Tragen, wenn sich die Fraktur nach der Marknagelung sekundär dislozierte. Dieses Problem kann speziell bei proximalen Frakturen der Tibia entstehen. Zur Behebung der Achsfehlstellung wird bei belassenem Nagel der Pinless nachträglich angebracht. In diesem Fall kann er nach ausreichender Kallusbildung entfernt werden, wobei der Marknagel bis zur Ausheilung der Fraktur belassen wird.

Kontraindikationen

Spricht man von Kontraindikationen beim Pinless, müssen all jene Indikationen erwähnt werden, bei denen die Anforderungen Stabilität und langzeitige Applikationen sind.
Wenn von einer externen Fixation Stabilität verlangt wird, kann diese nur über einen Fixateur externe mit Schanz-Schrauben, Steinmann-Nägeln oder über ein Ring-Draht-System mit einem vertretbaren Aufwand erreicht werden. Eine Anpassung der Stabilität des Pinless an rigide Schrau-

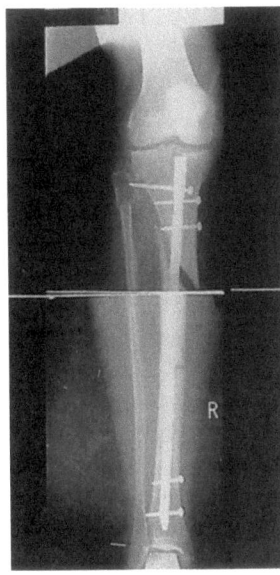
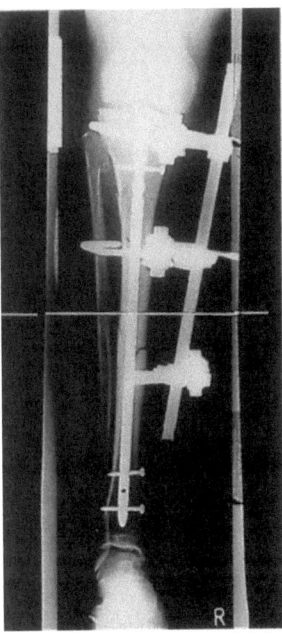

Abb. 9 (*links*). Sekundäres Abkippen des proximalen Fragments nach Marknagelung bei liegendem Nagel. (Die Abb. 9 und 10 wurden von der Unfall- und Wiederherstellungschirurgie der Freien Universität Berlin zur Verfügung gestellt)

Abb. 10 (*rechts*). Sekundäre Reposition mit dem Zangenfixateur externe (Pinless)

benfixateure würde dem Grundgedanken des Pinlesssystems widersprechen.

Zusammenfassend können die Vorteile des Zangenfixateur externe (Pinless) wie folgt beschrieben werden:

- minimales Implantationstrauma,
- keine Einschränkungen der Sekundärversorgung (Abb. 9, 10),
- rasche und einfache Fixation,
- ein Minimum an Instrumenten.

Bei der Kombination mit dem unaufgebohrten Marknagel sind die Repositionsvorteile, die erweiterte Indikation, die einfache oder zusätzliche Verriegelung sowie die sekundäre Achskorrektur zu erwähnen.

Betrachtet man die Anwendungsbereiche des Pinless, so wurden bis jetzt Frakturen der Tibia, die Kalkaneusextension, die Aufhängung einer verbrannten Extremität sowie, heute noch im Versuchsstadium, Frakturen im Handbereich mit Pinlessklammern versorgt.

Wir sehen den Zangenfixateur externe (Pinless) keinesfalls als Ersatz für Schanz-Schrauben oder Steinmann-Nägel, sondern als zusätzliche Möglichkeit zur primären Versorgung von Unterschenkelfrakturen.

Wie schon der Fixateur externe hat auch das Klammersystem seine Geschichte, wie Abb. 11 zeigt.

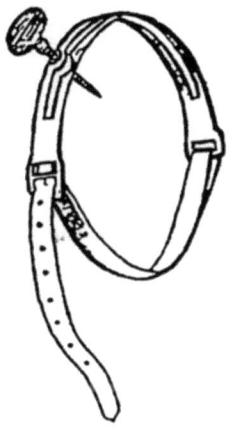

Abb. 11. Klammersystem von Malgaigne (1840)

Literatur

1. Moe Stene G (1992) Biomechanical evaluation. Injury (Suppl 3) 23

Umsteigen von Fixateursystemen auf innere Osteosyntheseverfahren: Ein zu großes Risiko?

M. Börner

Offene oder geschlossene Frakturen mit schweren Weichteilschäden stellen bei einer operativen Versorgung den Unfallchirurgen immer vor große Probleme. Verantwortlich hierfür ist die Wechselwirkung zwischen Weichteil- und Knochenverletzungen und das daraus resultierende hohe Infektionsrisiko. Das relativ breite atrophe Gewebe am Unterschenkel und die durch Muskulatur nicht geschützte vordere Schienbeinkante können bei entsprechender Größe des Weichteilschadens und Schwere der Kontamination postoperativ zu Komplikationen führen; Komplikationen im Sinne einer verzögerten Knochenbruchheilung oder einer chronischen posttraumatischen Osteomyelitis.

Beste Voraussetzung für eine Heilung der Weichteile und der Fraktur bringt eine gewebeschonende Primärversorgung der Fraktur mit einem Fixateur externe. Zur Repositionserleichterung bzw. zur Erreichung einer hohen Primärstabilität kann neben dem Fixateur externe eine zusätzliche Zugschraube Vorteile in der Frühphase der Versorgung bringen. Auf der anderen Seite wirken sich eine hohe Rate an Refrakturen sowie die Notwendigkeit zahlreicher Spongiosaplastiken als Nachteile dieser Methode aus. Stürmer [5] fand bei histologischen Untersuchungen, daß es bei Fixateur-externe-Osteosynthesen in der Kombination mit einer Zugschraubenosteosynthese zu einer sog. „Brückenheilung" kommt. Der Frakturspalt ist dabei im Sinne der primären Knochenheilung durch schmale Faserknochenareale und Bereiche von lamillären Knochen überbrückt. Diese Überbrückung ist sehr unvollständig und findet nur an ganz wenigen Stellen statt, periostaler Kallus fehlt somit völlig. Diese histologischen Befunde erklären die vermehrte Refrakturgefährdung. Anhand dieser Untersuchungsergebnisse sollte also auf zusätzliche Osteosynthesen mit Zugschrauben - wenn möglich - verzichtet werden, da dies eine erhöhte Refrakturrate aufweist. In den Fällen, in denen eine derartige Versorgung unumgänglich erscheint, muß die Schutzphase verlängert werden. In Frage käme auch ein frühzeitiger Verfahrenswechsel. Die intramedullären Osteosynthesen ohne Aufbohrung mit Verriegelung können möglicherweise in Zukunft, wenn sich die ersten Erfahrungen weiter bestätigen, mit Vorteil auch primär eingesetzt werden. Während sich die Hauptprobleme und Risiken mittels einer sog. internen Osteosynthese bei der Erstversorgung stellen, treten Komplikationen, wie Reizzustand und Infektionsgefahr im Bereich der Pinlöcher, Fixation der Weichteile mit Beeinträchtigung der Muskel- und Gelenkfunktion, gelenküberbrückende Montagen über einen längeren Zeitraum, verzögerte Knochenbruchheilung bei zu starrer Fixateur-externe-Montage, vermehrt im Rahmen der Weiterbehandlung auf.

Vorteile der Fixateur-externe-Behandlung sind:
- einfache Reposition,
- sicherer Retention,
- leichte Korrektur,
- Umsteigen auf interne Osteosyntheseverfahren.

Nachteile der Fixateur-externe-Behandlung sind:
- Pininfektion,
- Lockerung der Schanz-Schrauben,
- lange Ausheilungszeit,
- aseptische Pseudarthrose,
- „Komfort".

Wird sich zu einem Verfahrenswechsel mit Übergang zur Marknagelosteosynthese entschlossen, dann sollte dies so früh wie möglich durchgeführt werden. Höntzsch et al. [2] empfehlen folgende standardisierte Bedingungen:
- einseitigen Verfahrenswechsel nur bei völlig reizlosen Pineintrittstellen,
- Verfahrenswechsel am Femur einseitig ohne Zeitbeschränkung,
- Verfahrenswechsel an der Tibia unter 3 Wochen einseitig, über 3 Wochen zweiseitig,
- zweiseitiges Verfahren bei allen gereizten Pineintrittstellen,
- beim Verfahrenswechsel antibiotische Prophylaxe bis zum bakteriologischen Ergebnis des Abstrichs,

- antibiotische Therapie bei offenen Frakturen nach Keimspektrum der primären Kontamination, ansonsten nach dem hausintern bekannten und ständig kontrollierten Problemkeimspektrum,
- bei positivem Abstrich während des Verfahrenswechsel erfolgen Abstrichwiederholungen aus der Drainageflüssigkeit am 3. bis 5. postoperativen Tag nach dem Verfahrenswechsel; bei negativem Keimnachweis, Entfernung der Wunddrainage unter kurzfristigem Antibiotikaschritt,
- Antibiotikatherapie bis zum 10. postoperativen Tage entsprechend Laborparametern und klinischem Befund.

Mit kleinen Abweichungen bezüglich des Termins des Verfahrenswechsel werden die von Höntzsch et al. [2] vorgeschlagenen standardisierten Bedingungen für den Verfahrenswechsel seit Jahren in der Berufsgenossenschaftlichen Unfallklinik Frankfurt am Main angewandt.

Grundsätzlich stehen beim Verfahrenswechsel 2 Verfahren zur Reosteosynthese zur Wahl:

Plattenosteosynthese

Bei Gelenk- oder gelenknahen Frakturen wird der Wechsel vom Fixateur externe zur Plattenosteosynthese in Frage kommen. Bei Schaftfrakturen kann sich wegen der Weichteilverhältnisse nach der vorausgegangenen Verletzung auch unter Berücksichtigung der Freilegung des Frakturgebiets die Plattenosteosynthese als komplikationsreich erweisen. Neben der Gefährdung der Vitalität des Knochens und des Weichteilmantels kann mangelnde Fixation der Schrauben im Knochen einen Verfahrenswechsel zugunsten einer Plattenosteosynthese in Frage stellen.

Marknagel

Die intramedulläre Frakturstabilisierung durch einen Marknagel stellt ein optimales Osteosyntheseverfahren dar, da es zu keiner zusätzlichen Devitalisierung und Traumatisierung der Weichteile im Frakturbereich kommt.
Nach Schöttle et al. [3] Schweiberer u. Schenk [4] und Ahlers et al. [1] stellt das Aufbohren und das dabei auftretende Eindrücken des Bohrmehls in den Frakturspalt offensichtlich einen starken biologischen Reiz für die Kallusbildung dar. Dem homogenisierten und verdichteten Markraumgewebe kommt somit vermutlich eine hohe osteogenetische Potenz zu.

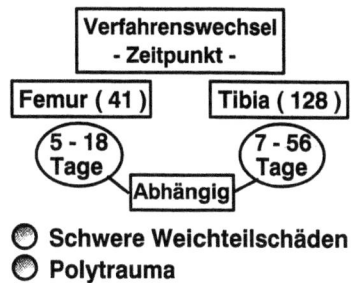

Abb. 1. Zeitpunkte der Verfahrenswechsel

Über erste gute Ergebnisse wird nach der Anwendung des Marknagels ohne Aufbohrung bei der Tibia berichtet. Hier werden die weiteren Ergebnisse noch zeigen müssen, ob vielleicht sogar die Marknagelung ohne Aufbohrung bei offenen oder weichteilgeschädigten Frakturen primär zur Anwendung kommen kann und somit eine Alternative zum primären Fixateur externe mit dem dann daraus folgenden Verfahrenswechsel darzustellen vermag.

An der berufsgenossenschaftlichen Unfallklinik Frankfurt am Main wurden 259 Unterschenkelfrakturen, primär mit Fixateur externe versorgt, ausgewertet; 82 dieser Patienten kamen mit dem primär angelegten Fixateur externe zur Ausheilung; 49 Patienten haben wegen verzögerter Knochenbruchheilung einen Verfahrenswechsel abgelehnt und wurden dann mit einem Schienen-Hülsen-Apparat bzw. einer Gipsruhigstellung bis zur knöchernen Ausheilung weiter behandelt.

Bei 128 Patienten mit einer Unterschenkelfraktur, die primär mit einem Fixateur externe behandelt wurde, erfolgte der Verfahrenswechsel 117mal mit einer intramedullären Stabilisierung (Verriegelungsnagelung) und 11mal mittels einer Plattenosteosynthese.

Der Zeitpunkt des Verfahrenswechsel war abhängig von der schweren Weichteilschädigung bzw. vom Allgemeinzustand des Patienten (Polytrauma) (Abb. 1).

Weiterhin wurden 41 Patienten mit einer Femurfraktur, die primär mit einem Fixateur externe behandelt wurde und dann die erreichte knöcherne Durchbauung nach einem Verfahrenswechsel ausgewertet.

Nach Entfernung des Fixateurs wurde die primäre Wundheilung in den meisten Fällen an den Austrittstellen der Schanz-Schrauben abgewartet.

Tabelle 1. Verfahrenswechsel (%)

	Einseitig	Zweiseitig
Femur ($n=41$)	96	4
Tibia ($n=128$)	26	74

Tabelle 2. Fixateur-externe-Verfahrenswechsel am Femur (%)

Femur ($n=41$)	Infektion	Knöcherne Ausheilung
Platte ($n=2$)	–	100
Nagel ($n=39$)	–	100

Tabelle 3. Fixateur-externe-Verfahrenswechsel an der Tibia (%)

	Infektion	Knöcherne Ausheilung
Plattenosteosynthese ($n=11$)	–	100
Intramedulläre Osteosynthese ($n=117$)	2,7	97

Nach Entfernung des Fixateurs Anlegen einer Oberschenkel-L-Gipsschale beim Vorliegen einer Tibiafraktur; beim Vorliegen einer Femurfraktur Anlegen einer suprakondylären Extension (1 Patient). Nach Abheilen der Bohrkanäle und unter Kontrolle der BSG (sowie Leukozyten) und prä- sowie postoperativen Antibiotikatherapie wurde dann der Verfahrenswechsel vorgenommen (Tabelle 1). Die Nachuntersuchung erfolgte unter dem Gesichtspunkt der knöchernen Ausheilung sowie der möglichen Infektionskomplikation. Am Femur erfolgte der Verfahrenswechsel 2mal mit einer Plattenosteosynthese und 39mal mit einer intramedulären Stabilisierung. In keinem Fall trat eine Infektion auf; die knöcherne Ausheilung war vollständig. Bei der Tibia konnte nach dem Verfahrenswechsel mit einer intramedullären Osteosynthese (mit Aufbohrung bei den 117 Patienten) eine Infektionsrate von 2,7% ermittelt werden. Bei 21 Patienten wurde ein Verfahrenswechsel mit einem unaufgebohrten Tibianagel vorgenommen; die Infektionsrate lag hier bei 0% (Tabelle 2, 3).

Zusammenfassung

Die Nachuntersuchungen haben gezeigt, daß alle später vorgenommenen Verfahrenswechsel ein höheres Infektionsrisiko aufweisen, so daß bei beabsichtigtem Verfahrenswechsel der Zeitpunkt so früh wie möglich gewählt werden sollte. Voraussetzung hierfür sind reizlose Weichteilverhältnisse im Bereich der Pinstellen, Kontrolle der BSG-Leukozyten sowie eine prä- und postoperative Antibiotikatherapie.

An der berufsgenossenschaftlichen Unfallklinik Frankfurt am Main wurde an der Tibia das zweiseitige Vorgehen bevorzugt, während am Oberschenkel das einseitige Verfahren in 96% der Fälle zur Anwendung kam.

Um die eingangs gestellte Frage „Umsteigen von Fixateursystem auf innere Osteosyntheseverfahren – ein zu großes Risiko?" zu beantworten, kann unter Berücksichtigung bestimmter Kriterien die Antwort „nein" lauten. Kriterien sind:

- so früh wie möglich,
- reizlose Pineintrittstellen,
- einseitig (Femur)/zweiseitig (Tibia),
- Marknagelung ohne Aufbohrung,
- Antibiotikatherapie.

Literatur

1. Ahlers J, Ritter G, Weigand H (1983) Die Marknagelung als Sekundäreingriff nach vorausgegangener Anwendung des Fixateur externe. Unfallchirurgie 9:83–91
2. Höntzsch D, Weller S, Engels C, Kaiserauer S (1993) Der Verfahrenswechsel vom Fixateur externe zur Marknagelosteosynthese an Femur und Tibia. Akt Traumatol (Sonderheft) 23:21–35
3. Schöttle H, Jungbluth KH, Sauer HD, Schöntag H (1978) Weichteilverknöcherungen nach stabilen Osteosynthesen durch Knochenbohrmehl. Chirurg 49:49–53
4. Schweiberer L, Schenk R (1977) Histomorphologie und Vaskularisation der sekundären Knochenbruchheilung unter besonderer Berücksichtigung der Tibiaschaftfraktur. Unfallheilkunde 80:275–286
5. Stürmer KM (1987) Histomorphologie der Frakturheilung im Vergleich der Fixationsverfahren am Tibiaschaft. In: Schmit-Neuerburg KP, Stürmer KM (Hrsg) Die Tibiaschaftfraktur beim Erwachsenen. Springer, Berlin Heidelberg New York Tokyo, S 23–49

Sekundäre Marknagelung nach Fixateur-externe-Stabilisierung von Femurschaftfrakturen

D. Seligson, P. A. Howard und R. Givens

Seit 1979 habe ich in zahlreichen Vorträgen und Pulbikationen zur Behandlung der offenen Unterschenkelfrakturen mit dem Fixateur externe Stellung genommen. Zunächst war es der Wagner-Spanner [1], heute haben wir viel mehr Möglichkeiten.

Auf der anderen Seite gibt es den Marknagel, v. a. in seiner verbesserten Form als Verriegelungsnagel, der eine geringere Aufbohrung des Markraums erfordert und der den Indikationsbereich für die intramedulläre Osteosynthese wesentlich erweitert hat. Die Bruchheilung ist sehr viel sicherer, die Nachbehandlung sowohl für den Patienten als auch den Chirurgen einfacher, und es gibt nicht die für den Fixateur externe typischen Komplikationen wie die Bohrlochinfektion und die Einsteifung von benachbarten Gelenken.

Dennoch erhebt sich die Frage, ob die sofortige Marknagelung immer die richtige Lösung ist, denn in unserer Klinik bereitet eine Marknagelung in der Nachtzeit aus den verschiedensten Gründen immer Probleme. Die Bohrmaschine funktioniert vielleicht nicht, oder die richtigen Schrauben werden nicht gefunden.

Der Fixateur externe läßt sich – v.a. bei polytraumatisierten Patienten – wesentlich einfacher anwenden und ist schnell in der Handhabung. Es ist deshalb zu diskutieren, ob man nicht primär mit dem Fixateur externe stabilisieren und dann später im Sinne des Verfahrenswechsels die Verriegelungsnagelung durchführen sollte.

In unserem Krankengut waren es v.a. polytraumatisierte Patienten, z. B. Patienten mit Femurfraktur bei Hämatothorax oder intrakranieller Blutung. Die Montage des Fixateur externe ist einfach und schnell und kann auch ohne Bildverstärkerkontrolle erfolgen.

Später, wenn der Patient sich in einem stabilen Zustand befindet, führen wir den einzeitigen Verfahrenswechsel zur Verriegelungsnagelung durch, wenn 3 Voraussetzungen erfüllt sind:

- Es besteht keine Bohrlochinfektion.
- Etwaige Wunden sind abgeheilt und die Haut ist intakt.
- Die Marknagelung kann innerhalb eines Monats nach Unfall erfolgen [2].

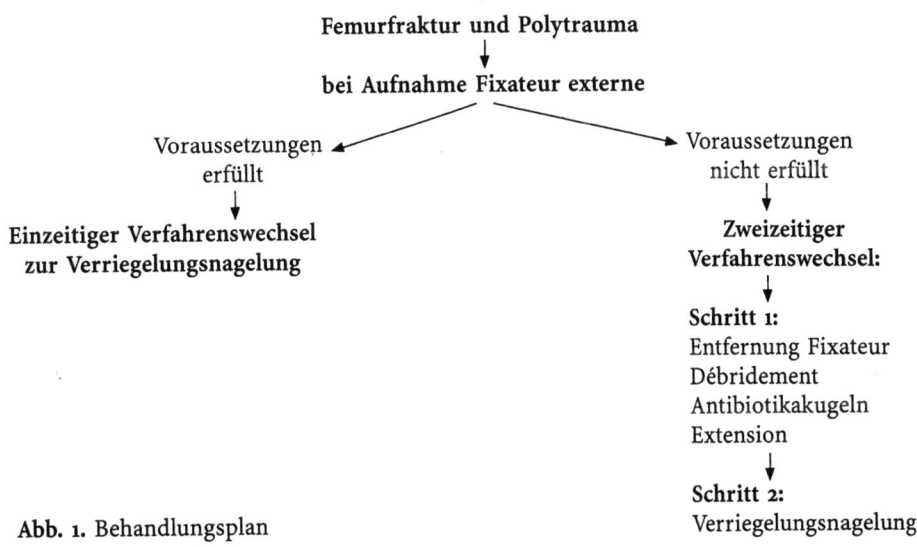

Abb. 1. Behandlungsplan

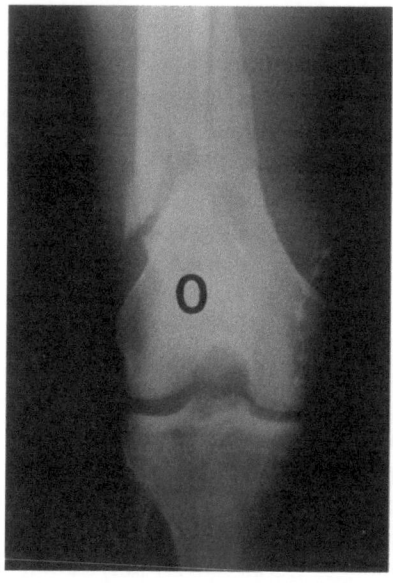 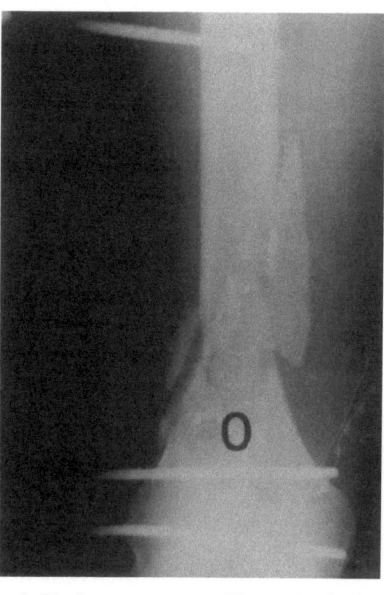 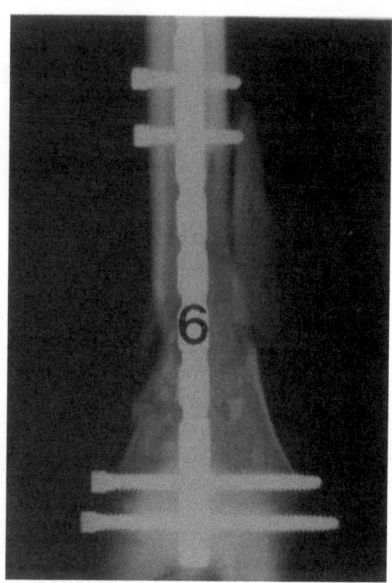

Abb. 2 (*links*). Suprakondyläre Oberschenkelfraktur

Abb. 3 (*Mitte*). Zustand nach Reposition und Fixateur-externe-Stabilisierung

Abb. 4 (*rechts*). Zustand nach einzeitigem Verfahrenswechsel zur Verriegelungsnagelung

Sind diese Voraussetzungen gegeben, bringen wir den Patienten in den Operationssaal, lagern ihn auf dem Extensionstisch und führen nach Entfernung des Fixateur externe sofort die Verriegelungsnagelung durch. Eine perioperative Antibiotikaprophylaxe ist erforderlich (Abb. 1).

Fallbeispiele

Wir haben insgesamt 45 Oberschenkelfrakturen auf diese Weise versorgt. Die Patienten waren zwischen 12 und 62 Jahre alt. Es waren mehr Männer als Frauen. Überwiegend handelte es sich um zweit- oder drittgradige offene Frakturen: 25mal führten wir einen einzeitigen Verfahrenswechsel durch, 16mal einen zweizeitigen Verfahrenswechsel vom Fixateur externe zur Verriegelungsnagelung; in 4 Fällen erlaubte der Zustand der Patienten keine Zweitoperation.

Beispiel 1. 32jähriger Mann mit suprakondylärer Oberschenkelfraktur, knöcherner Konsolidierung nach primärer Fixateur-externe-Stabilisierung und einzeitigem Verfahrenswechsel zur Verriegelungsnagelung (Abb. 2–5).
In den 25 Fällen von einzeitigem Verfahrenswechsel handelte es sich um 8 geschlossene und 17 offene Frakturen. Inzwischen sind alle knöchern konsolidiert, Spätkomplikationen sind nicht eingetreten, wir hatten jedoch 4 Frühinfektionen, und in einem Fall war die knöcherne Konsolidierung verzögert. Das Infektionsrisiko war beim einzeitigen Verfahrenswechsel zur Nagelung gleich hoch wie beim zweizeitigen Vorgehen.

Beispiel 2. 52jähriger Mann, Alkoholiker, mit offener Oberschenkelfraktur, knöcherne Konsolidierung nach primärer Fixateur-externe-Stabilisierung und zweizeitigem Verfahrenswechsel zur Verriegelungsnagelung (Abb. 6–9).
Wir führen einen zweizeitigen Verfahrenswechsel durch, wenn die oben genannten Voraussetzungen nicht erfüllt sind. Vor der zweizeitigen Nagelung sanieren wir die Bohrlochinfektion und nehmen die Marknagelung in einer Zweitoperation vor.

Zusammenfassung

Wir sind der Meinung, daß mit der sekundären Marknagelung die Probleme mit dem Fixateur externe gelöst werden können. Mit dem Verfahrenswechsel vom Fixateur externe zur späteren Marknagelung haben wir gute Ergebnisse erzielt.

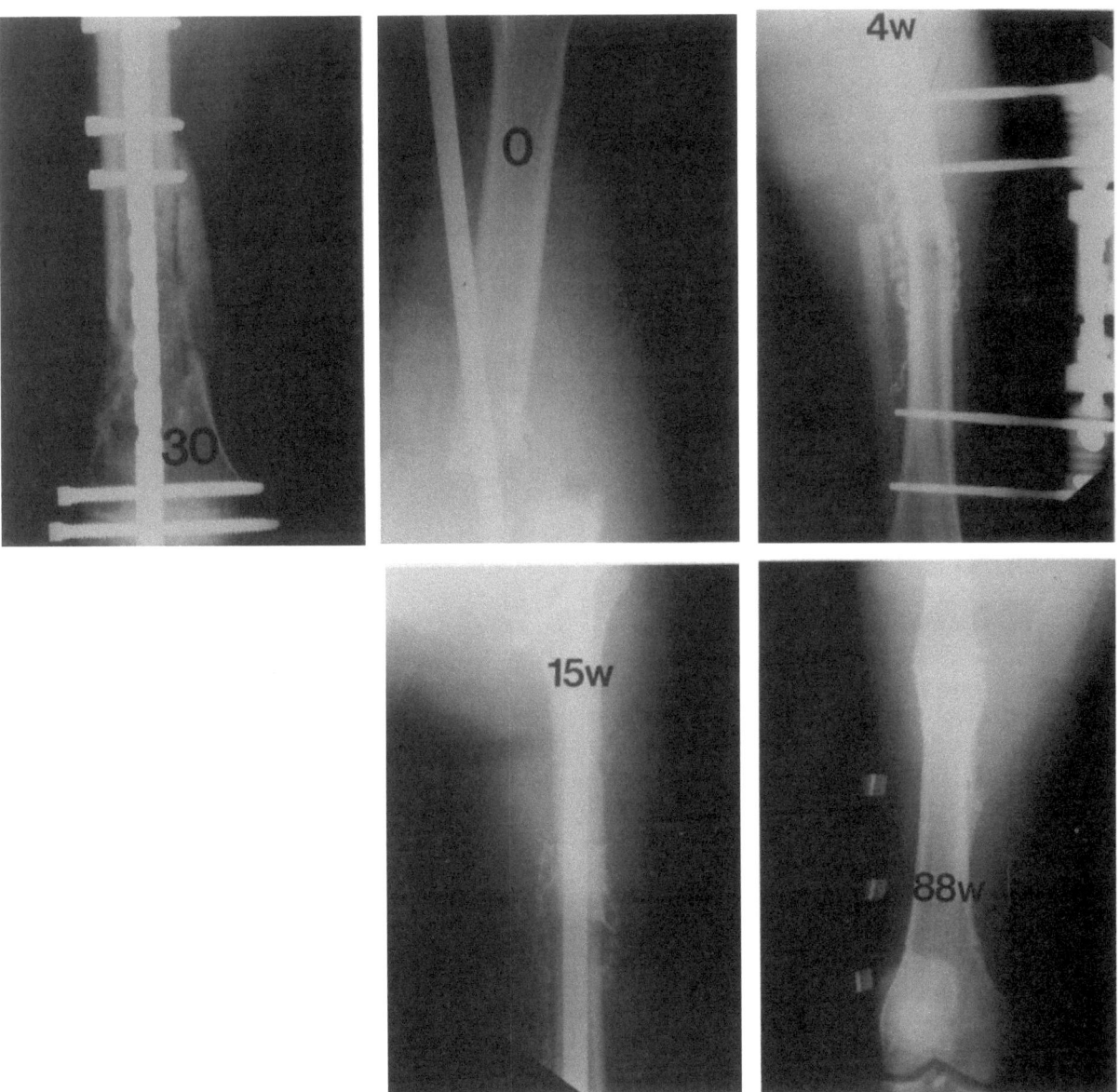

Abb. 5 (*oben links*). Knöcherne Konsolidierung nach 8 Monaten und freie Funktion

Abb. 6 (*oben Mitte*). Offene Oberschenkelschaftfraktur

Abb. 7 (*oben rechts*). 1 Monat nach Fixateur-externe-Stabilisierung

Abb. 8 (*unten links*). Zustand nach zweizeitigem Verfahrenswechsel zur Verriegelungsnagelung

Abb. 9 (*unten rechts*). Knöcherne Konsolidierung, Nagel entfernt

Literatur

1. Seligson D, Kristiansen TK (1978) Use of the Wagner apparatus in complicated fractures of the distal femur. J Trauma 18:795
2. Rennirt G, Seligson D (1993) One stage secondary intramedullary nailing. Osteosynthese Internat 2:84

Die Beckenzwinge als Fixateur beim komplexen Beckentrauma

U. Bosch, T. Pohlemann, A. Gänsslen und H. Tscherne

Komplexe Beckenverletzungen sind Beckenfrakturen, die durch lokale pelvine Begleitverletzungen an Weichteilen, Gefäßen, Nerven und Beckenorganen kompliziert sind. Dabei sind Art und Intensität der Gewalteinwirkung für das Ausmaß der Beckenringinstabilität sowie für den Umfang der intra- und extrapelvinen Begleitverletzungen und somit für den Schweregrad des Traumas ursächlich verantwortlich. Eine geringe Gewalteinwirkung führt in der Regel zu einfachen Verletzungsformen, die häufig nur einer konservativen Therapie bedürfen. Dagegen verursacht eine massive Gewalteinwirkung schwere Beckenverletzungen bis hin zu Beckenzerreißungen. Die Mehrzahl dieser Patienten ist schwer und mehrfach verletzt.

Die komplexe Beckenverletzung ist selten. Bezogen auf die Beckenfrakturen liegt ihre Häufigkeit bei 10%. Die Beckenfraktur selbst ist dabei häufig nicht das Hauptproblem. Vielmehr ist es die Schwere der pelvinen Begleitverletzungen, die den weiteren Krankheitsverlauf entscheidend beeinflußt. Die Letalität dieser Verletzungen liegt zwischen 15 und 25% und erreicht bei offenen Beckenverletzungen Werte zwischen 30 und 50%. Das Verbluten ist die Haupttodesursache in der Akutphase. In der späteren Phase ist das schockbedingte Multiorganversagen die wesentlichste Todesursache. Hauptblutungsquellen sind die ausgedehnten präsakralen und paravesikalen Venenplexus. Zusammen mit den Blutungen aus den gut vaskularisierten, vorwiegend spongiösen Frakturflächen sind die venösen Blutungen in 80 bis 90% die Blutungsquelle. Die Häufigkeit von Blutungen aus den Iliakalarterien und ihren Ästen beträgt dagegen nur 10–20%.

Kleine und mittlere Blutungen werden nach dem Prinzip der Selbsttamponade konservativ behandelt. Schwere, lebensbedrohliche Beckenblutungen lassen sich jedoch dagegen nur durch ein prioritätenorientiertes Vorgehen beherrschen, das der Komplexität dieses Traumas in einem phasenhaften diagnostisch-therapeutischen Konzept gerecht wird. Ein Algorithmus kann hier bei der Erstversorgung eine Entscheidungshilfe sein [1, 11]. Insbesondere stellen schwere Blutungen bei einer hinteren Beckenringverletzung eine therapeutische Herausforderung dar. Die Akuttherapie derartiger Blutungen wird in der Literatur noch kontrovers diskutiert.

Notfallalgorithmus

Das Behandlungsprotokoll der klinischen Erstversorgung gliedert sich in der präoperativen Phase in 3 Entscheidungsschritte (Abb. 1). Innerhalb von 3–5 min nach Einlieferung muß die erste wichtige Entscheidung getroffen werden, ob eine sofortige Operation erforderlich ist oder nicht. Bei schweren Überrolltraumen mit offener Beckenzerreißung oder bei Beckenverletzungen mit sicheren Zeichen einer äußeren oder inneren Massenblutung ist die sofortige Notfalloperation zur Blutstillung obligatorisch. In allen anderen Fällen werden die diagnostischen und therapeutischen Maßnah-

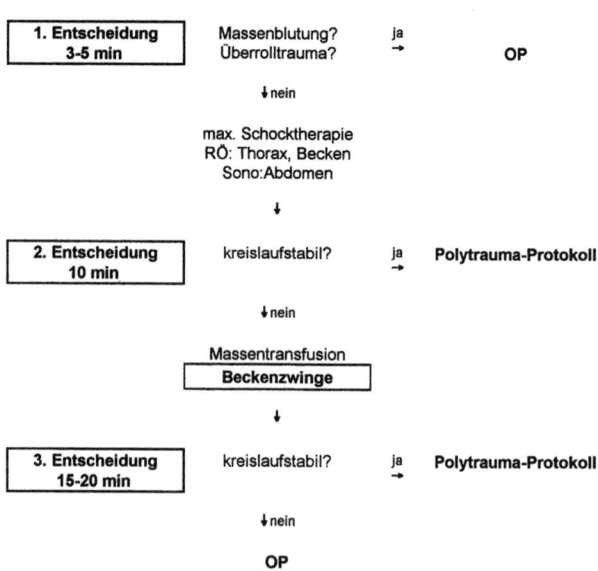

Abb. 1. Notfallalgorithmus für die klinische Erstversorgung von komplexen Beckenverletzungen

men im Schockraum simultan fortgesetzt. Neben einer maximalen Schockbehandlung erfolgt eine notfallmäßige klinische Basisdiagnostik. Extrapelvine Blutungen werden mit Röntgen von Thorax und Sonographie des Abdomens ausgeschlossen. Ebenso wird eine Übersichtsaufnahme des Beckens zur Objektivierung der wesentlichsten Instabilitäten angefertigt.

Die zweite bedeutende Entscheidung muß 10 min nach Aufnahme getroffen werden. Das Entscheidungskriterium ist jetzt die hämodynamische Situation des Patienten. Bei stabiler Hämodynamik folgen weitere klinische und radiologische Untersuchungen. Das instabile Becken wird dann entsprechend der Priorität im Gesamtbehandlungsplan des Polytraumatisierten stabilisiert. Ist jedoch der Patient hämodynamisch weiterhin instabil, wird massiv Blut transfundiert. Stark dislozierte Beckenfrakturen und -luxationen müssen jetzt in der Notaufnahme reponiert werden. Eine breit klaffende Symphyse wird geschlossen und z. B. mit einem einfachen Fixateur externe stabilisiert. Liegt eine ausgeprägte dorsale Beckenringinstabilität aufgrund einer Zerreißung der Iliosakralfuge oder einer Sakrumfraktur vor, kann die notfallmäßige Reposition und laterale Kompression des dorsalen Ringsegments mit einer Beckenzwinge hilfreich sein [3] (Abb. 2, 3). Damit kann der weitere Blutverlust aus den venösen Plexus und den spongiösen Frakturflächen minimiert werden. Da die spongiösen Frakturflächen eine wesentliche Blutungsquelle darstellen können, ist die frühzeitige Reposition und einfache Stabilisierung der Fraktur von großer Bedeutung. Slätis u. Huittinen fanden in ihrer Studie, daß in 84–88% der untersuchten Beckenverletzungen als Hauptblutungsquelle die Fraktur selbst in Frage kommt [7]. Zusammen mit anderen Studien führte diese Erkenntnis zur Favorisierung der frühzeitigen Frakturreposition und -stabilisierung mit dem Ziel, den Blutverlust und die Letalität zu minimieren [4, 5, 10, 12].

Läßt sich durch diese Maßnahmen die Hämodynamik des Patienten nicht stabilisieren, muß die Blutung chirurgisch gestillt werden. Dies ist die dritte wichtige Entscheidung im Behandlungsprotokoll.

Beckenzwinge

Die Entscheidung zur Anlage einer Beckenzwinge ist in das Behandlungsprotokoll integriert (Abb. 1). Die Beckenzwinge, die einer großen Schraubzwinge gleicht, ist nur ein Mosaikstein bei der Therapie

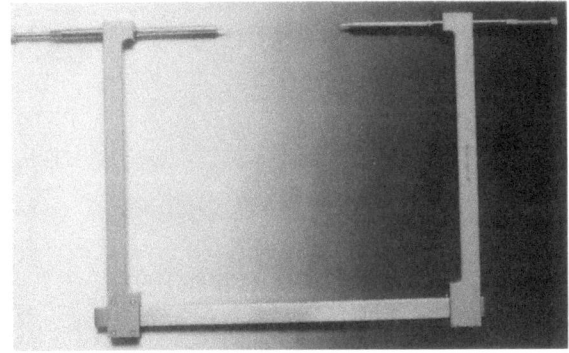

Abb. 2. Beckenzwinge nach Ganz [3]

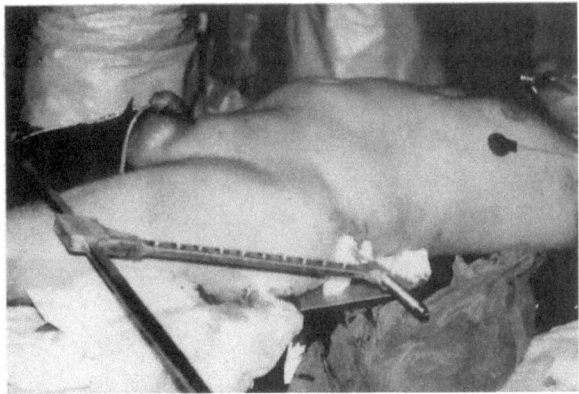

Abb. 3. Notfallmäßige Reposition und Kompression des dorsalen Beckenringsegments bei Iliosakralfugensprengung und instabiler Hämodynamik

vom komplexen Beckenverletzungen. Sie ist eine Notfallmaßnahme zur Blutungskontrolle im Schockraum und sie ist nicht für die definitive Stabilisierung des hinteren Beckenrings konzipiert [3]. Die Anlage einer Beckenzwinge ist nur indiziert bei Iliosakralfugensprengungen und bei Sakrumfrakturen, insbesondere bei transalaren und transforaminalen Sakrumfrakturen (Abb. 4a,b). Dagegen kann und darf die Beckenzwinge nicht bei transiliakalen Frakturen, transiliakalen Luxationsfrakturen oder bei Trümmerfrakturen des Sakrums eingesetzt werden, da hier die Nägel keinen Halt finden, in das kleine Becken einbrechen oder im Falle der Sakrumtrümmerfraktur eine adäquate Kompression unmöglich und eine Quetschung von Nervenwurzeln denkbar ist. Eine weitere Kontraindikation kann der osteoporotische Knochen sein. Ebenso kann mit der Anlage der Beckenzwinge eine Blutung aus den Iliakalgefäßen oder ihren größeren Ästen nicht beeinflußt werden.

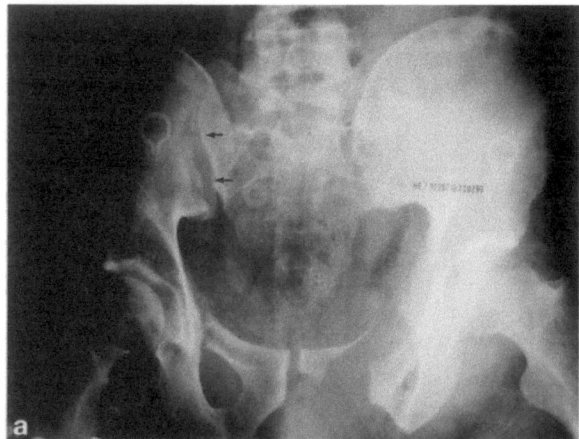

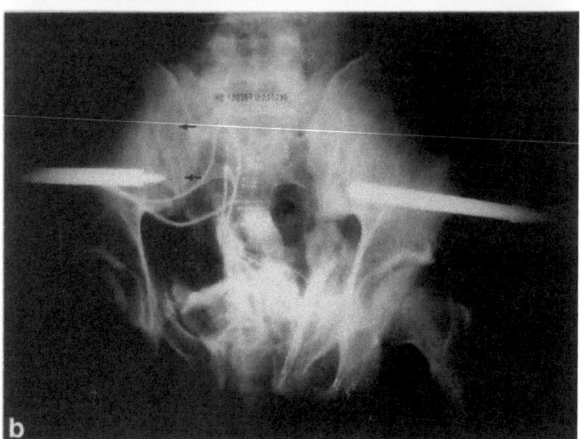

Abb. 4a,b. 33jähriger, polytraumatisierter Patient mit Iliosakralfugensprengung rechts und transpubischer Beckenringinstabilität beidseits. **a** Die Röntgenübersichtsaufnahme des Beckens unmittelbar nach Einlieferung zeigt eine klaffende Iliosakralfuge rechts (*Pfeile*). **b** Reposition und Kompression der Iliosakralfuge rechts nach Anlage der Beckenzwinge im Schockraum. Die anschließend durchgeführte retrograde Zystographie ergibt einen Kontrastmittelaustritt als Zeichen einer Blasenruptur

Die Beckenzwinge besteht aus 2 seitlichen Spannarmen, die sich entlang einer längeren Schiene verschieben lassen (Abb. 2). Die Spannarme werden durch Selbsthemmung nach dem Prinzip einer Schraubzwinge blockiert. Die Verankerung am Knochen erfolgt über 2 Nägel in einer Gewindehülse. Die Stichinzisionen für das Einschlagen der Nägel werden auf der Verbindungslinie zwischen Spina iliaca anterior superior und Spina iliaca posterior superior ungefähr 3–4 Querfinger ventral der Spina iliaca posterior superior angelegt. Die Nagelspitzen werden mit einem Hammer in den Knochen eingeschlagen. Durch Zusammenschieben der Spannarme und Eindrehen der Gewindehülsen verkanten sich die Spannarme auf der Schiene, womit letztendlich das dorsale Beckenringsegment komprimiert wird. Die Beckenzwinge kann schnell appliziert werden, erlaubt einen ungehinderten Zugang zum Abdomen sowie zur Leistenregion und bietet durch Schließung des dorsalen Beckenrings ein Wiederlager für eine eventuelle chirurgische Tamponade des kleinen Beckens [3] (Abb. 3).

Eigenes Krankengut

Im Zeitraum von Juni 1989 bis April 1993 wurden an der Unfallchirurgischen Klinik der Medizinischen Hochschule Hannover (MHH) 46 komplexe Beckenverletzungen behandelt. Bei 17 (37%) Verletzten wurde die Beckenzwinge eingesetzt. Das mittlere Lebensalter dieser Patienten betrug 41 (21–89) Jahre, wobei die männlichen Patienten (15/17) dominierten. Die meisten Patienten (15/17) erlitten eine komplexe Beckenverletzung bei einem Verkehrsunfall; 13 Patienten wurden primär an der MHH behandelt, 4 Patienten wurden früh sekundär zugewiesen.

Letalität

Die Letalität in diesem Patientengut betrug 47% (8/17); 3 dieser Patienten verstarben im Multiorganversagen, 3 an einem dissoziierten Hirntod und 2 im Rahmen eines schweren hämorrhagischen Schocks.

Frakturklassifikation

Die Klassifikation der Beckenfrakturen nach Tile [6, 9] ergab in 11 Fällen eine C1- und in 6 Fällen bei Beteiligung des Azetabulums eine C3-Fraktur. Die Analyse der Frakturpathologie am dorsalen Beckenring zeigte bei 11 der 17 Verletzten (65%) eine einfache translatorische Instabilität (4mal SI-Gelenk, 5mal transforaminal, einmal transalar, einmal transiliakale Luxfx.). In 6 von 17 Fällen (35%) konnte am dorsalen Beckenring eine zusätzliche Läsion im Sinne einer Typ B-Verletzung (rotatorische Instabilität) auf der Gegenseite diagnostiziert werden.

Anlage der Beckenzwinge

Bei den 13 primär in der MHH behandelten Patienten wurde 11mal die Beckenzwinge im Mittel 12,5 (±3) min nach Aufnahme im Schockraum angelegt; 2mal wurde sie im Verlauf der ersten 3 h im Operationssaal eingesetzt. Bei den sekundär an die MHH zuverlegten Patienten wurde die Beckenzwinge 3mal am 1. Tag und einmal am 2. Tag nach dem Unfall angelegt.

Liegedauer der Beckenzwinge

Elfmal wurde die Beckenzwinge innerhalb des 1. Tages durch eine definitive Osteosynthese ersetzt. Bei 6 weiteren Patienten verblieb sie jedoch im Mittel für 8,2 (2–13) Tage.

Effektivität der Beckenzwinge

In der Mehrzahl der Fälle (11/17) wurden nach Anlage der Beckenzwinge positive Effekte hinsichtlich der hämodynamischen Situation des Patienten beobachtet. Bei 6 Patienten führte jedoch die Anlage der Zwinge zu keiner Stabilisierung des Kreislaufs; 4 dieser 6 Patienten hatten allerdings eine Blutung aus Läsionen großer Beckengefäße, die durch die Beckenzwinge nicht oder kaum beeinflußt werden konnten. Bei 2 der 6 Patienten könnte postuliert werden, daß die Beckenzwinge trotz Fehlen von offensichtlichen Kontraindikationen ineffektiv war. Zu bedenken ist jedoch, daß diese Patienten polytraumatisiert waren und potentiell mehrere extrapelvine Blutungsquellen hatten.

Komplikationen

In 2 von 17 Fällen (12%) wurden Komplikationen beobachtet. Einmal wurde eine stärkere arterielle Blutung aus der Nageleintrittstelle nach erneutem Nachziehen der Gewindespindel beobachtet. Die 2. Komplikation war eine Nagelperforation ins kleine Becken ohne Verletzung von Organen im kleinen Becken.

Schlußfolgerung

Die erfolgreiche Therapie von komplexen Beckenverletzungen erfordert ein Behandlungsprotokoll für ein standardisiertes Vorgehen in der Akutphase. Eine adäquate Schockbehandlung, die chirurgische Blutstillung sowie die frühzeitige Reposition und Stabilisierung des instabilen Beckenrings sind die wichtigsten Maßnahmen für das Überleben des Patienten. Bei Verletzungen des dorsalen Beckenringsegments und instabiler Hämodynamik kann die Anlage einer Beckenzwinge hilfreich sein. Im eigenen Krankengut wurden bei 65% der Patienten, die bei einer komplexen Beckenverletzung mit einer Beckenzwinge versorgt wurden, positive hämodynamische Effekte beobachtet. In Anbetracht des kleinen Patientenguts muß allerdings die Effektivität der Beckenzwinge weiterhin streng evaluiert werden. Eine Komplikationsrate von 12% verdeutlicht, daß die Beckenzwinge kein unproblematisches und ungefährliches Instrument ist und daß die Indikation zur Anlage eng zu stellen ist.

Die Selbsttamponade, die ungezielte Ligatur der A. iliaca interna, Military Antishock Trousers (MAST), der einfache ventrale Fixateur externe sowie die transkathetrale Embolisation sind allerdings als Alternativen in der Notfallbehandlung von schweren Blutungen aus dorsalen Beckenringverletzungen nicht zu empfehlen, da diese Maßnahmen entweder wirkungslos oder zeitaufwendig sind [2, 8]. In Anbetracht der Komplexität von schweren Beckenverletzungen ist die Beckenzwinge als ein Mosaikstein im Behandlungsprotokoll zu betrachten. Sie ist niemals die alleinige und in der Regel auch nicht die definitive Therapie von komplexen Beckenverletzungen. Zusätzlich zur Blutungskontrolle in der Akutphase bietet die präliminare Reposition und Retention des dorsalen Beckenrings mit der Beckenzwinge eine wertvolle Hilfe für die definitive interne osteosynthetische Versorgung von Iliosakralfugensprengungen zu einem späteren Zeitpunkt.

Literatur

1. Bosch U, Pohlemann T, Tscherne H (1992) Strategie bei der Primärversorgung von Beckenverletzungen. Orthopäde 21:385–392
2. Failinger MS, McGanity PLJ (1992) Unstable fractures of the pelvic ring. J Bone Joint Surg [Am] 74:781–791
3. Ganz R, Krushell RJ, Jakob RP, Küffer J (1991) The antishock pelvic clamp. Clin Orthop 267:71–78

4. Goldstein A, Phillips T, Sclafani SJA et al. (1986) Early open reduction and internal fixation of the disrupted pelvic ring. J Trauma 26:325-333
5. Hesp WŁEM, van der Werken C, Keunen RWM, Goris RJA (1985) Unstable fractures and dislocations of the pelvic ring – results of treatment in relation to the severity of injury. Netherlands J Surg 37:148-152
6. Müller ME, Allgöwer M, Schneider R, Willenegger H (1991) Manual of internal fixation 3rd edn. Springer, Berlin Heidelberg New York Tokyo
7. Slätis P, Huittinen VM (1972) Double vertical fractures of the pelvis. A report on 163 patients. Acta Chir Scand 138:799-807
8. Sultz JR (1992) MAST trousers: Full of hot air? Pittsburgh Orthop J 3:44-46
9. Tile M (1988) Pelvic ring fractures: Should they be fixed? J Bone Joint Surg [Br] 70:1-12
10. Tscherne H, Pohlemann T (1991) Moderne Techniken bei Beckenfrakturen einschließlich Acetabulumfrakturen. Langenbecks Arch Chir Suppl (Kongreßbericht 1991), S 491-496
11. Tscherne H, Bosch U, Pohlemann T (1993) Blutungen bei komplexen Beckenverletzungen. Langenbecks Arch Chir Suppl (Kongreßbericht 1993), S 358-363
12. Ward EF, Tomasin J, Vander Griend RA (1987) Open reduction and internal fixation of vertical shear pelvic fractures. J Trauma 27:291-295

Der Fixateur externe zur definitiven Versorgung instabiler Beckenringfrakturen

F. Draijer, H.-J. Egbers, D. Havemann und W. Zenker

Die oft unbefriedigenden Resultate nach konservativen Behandlungsmaßnahmen instabiler Beckenringverletzungen ließen nach Etablierung der äußeren Fixation in der Versorgung komplexer Extremitätenverletzungen den Fixateur externe Ende der 70er Jahre auch zunehmend am Becken als Retentionsverfahren zur Anwendung kommen [1, 4-7, 15].

Die notfallmäßige Stabilisierung instabiler Beckenringverletzungen, insbesondere bei polytraumatisierten Patienten, gilt heutzutage als eine mögliche Indikation für den Beckenfixateur [2, 12, 13, 16]. Anhand eines kurzen Exkurses in die Biomechanik soll die Auffassung der Autoren begründet werden, warum der Beckenfixateur bei gezielter Implantation der Schanz-Schrauben im supraazetabulären Bereich und Anbringen der äußeren Montageform als Dreieckkonstruktion mit zusätzlicher Vorspannung auch zur Ausbehandlung bestimmter instabiler Beckenringverletzungen eingesetzt werden kann [3].

Aufbau und Variable der biomechanischen Testung

In knöcherne Beckenpräparate mit noch erhaltenen Bandstrukturen wurden kleine Druckmeßdosen nach entsprechender scheibenförmiger Resektion der Symphyse und des Iliosakralgelenks implantiert. In der Symphyse wurden 2 Meßstellen eingesetzt, symphysär oben und symphysär unten, im Iliosakralgelenk wurden die Druckmeßdosen entsprechend dem bumerangförmigen Verlauf der Gelenkfläche angeordnet: ISo, ISm, ISu. Diese Beckenpräparate wurden zur Prüfung der differenzierten horizontalen Kraftauswirkung im ventralen und dorsalen Beckenring bei unterschiedlichen Anordnungen der Schanz-Schrauben bzw. äußeren Montageformen des Fixateur externe verwendet. Einmal wurden die Schanz-Schrauben paarweise unterschiedlich in das Becken eingebracht - im Bereich des Beckenkamms vorn (S1), im Bereich der Spina iliaca anterior superior (S2), zwischen der Spina iliaca anterior superior und inferior (S3) und im Bereich der Spina iliaca anterior inferior (S4). Weiter wurde der Fixierungspunkt der äußeren Montage an den 4 Schanz-Schraubenpaaren variiert, der Beckenfixateur wurde jeweils auf beiden Schanz-Schrauben einmal körperfern und einmal körpernah angebracht. Zum dritten wurde die äußere Form des Beckenfixateurs selbst geändert. Es wurde eine Rohrquerstange, eine Dreieckkonstruktion und eine stabilere sog. Bügelkonstruktion benutzt. Die bei Kompression des Fixateur externe resultierenden Kraftänderungen an den 5 Meßstellen (2 im Bereich der Symphyse und 3 im Bereich der Iliosakralgelenke) wurden über entsprechende Meßverstärker registriert und konnten durch ein Datenerfassungsprogramm als XY-Diagramme dargestellt werden. Eine von außen vorgegebene und über die Fixateurmontage in den Beckenring eingeleitete Kraft bedingt eine resultierende Gesamtkraft im Beckenring. Je nach Montageform waren unterschiedlich große äußere Kräfte erforderlich, um eine gleiche Gesamtkraft im Beckenring zu erreichen. Als vergleichbare Bezugsgröße an den einzelnen Meßstellen wurde daher eine Gesamtkraft im Beckenring von 50, 100 oder 200 N gewählt. Die Darstellung der Einzelkräfte an den 5 Meßstellen erfolgte durch Säulendiagramme.

Fixateur mit Schanz-Schrauben im Becken

In den ersten Versuchsreihen wurden Schanz-Schrauben im Bereich des vorderen Beckenkamms an S1 angebracht. Entsprechend der früher verwandten Montageform wurde an den Enden dieser Schanz-Schrauben eine Rohrquerstange montiert. Die Kraftverteilung in Symphyse und Iliosakralgelenk bei dieser Versuchsanordnung zeigt eine hohe Druckbelastung im Iliosakralgelenk und eine geringe in der Symphyse (Abb. 1, 2). Eine instabile Beckenringverletzung kann um so effektiver durch einen äußeren Kraftträger retiniert werden,

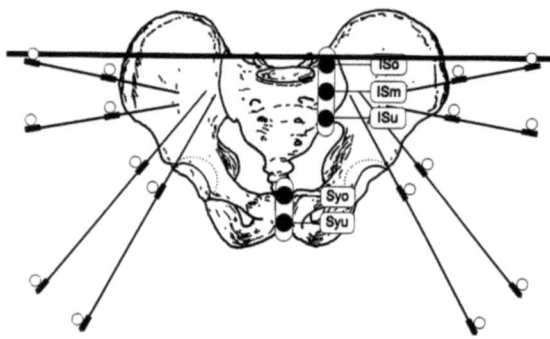

Abb. 1. Rohrquerstange an Schanz-Schrauben im Beckenraum (S1), körperferne und symphysenferne Montage

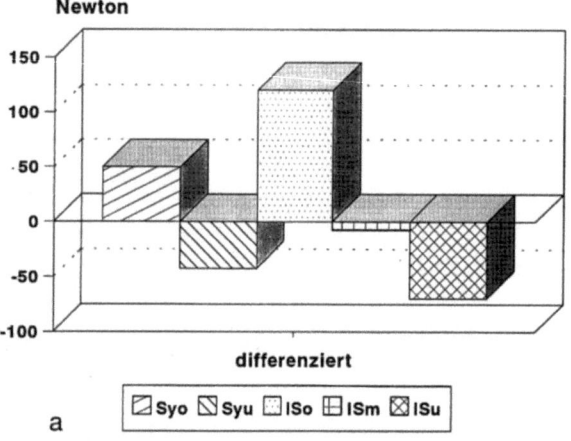

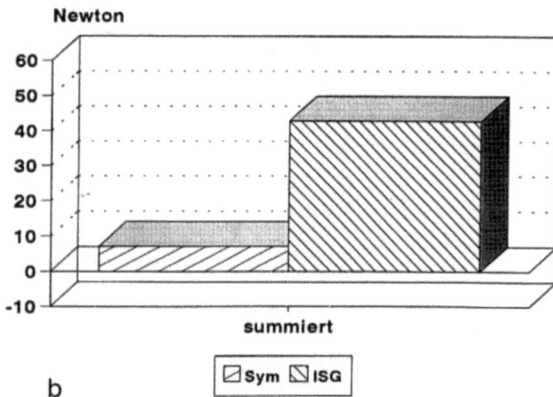

Abb. 2a,b. Kraftverteilung in Symphyse und Iliosakralgelenk bei einer Gesamtkraft im Beckenring innen von 50 N. Fixateurmontage: Rohrquerstange an S1 körperfern. **a** Einzelwerte an den 5 Meßstellen. **b** Gesamtkraft in Symphyse und ISG

desto höhere Kräfte auf den dorsalen Beckenring eingeleitet werden, da der Hauptkraftfluß von der Wirbelsäule über beide Iliosakralgelenke auf das Pfannendach erfolgt [9, 11]. Warum ist nun aber gerade diese beschriebene Fixateur-externe-Anordnung denkbar ungeeignet zur Stabilisierung instabiler, also Typ-B- und -C-Beckenringfrakturen. Die Analyse der Einzelkräfte an den 5 Meßstellen zeigt deutliche Druckwerte oben an der Symphyse und im ISG, während sich unten an der Symphyse und im ISG hohe Zugbelastungen ergeben. Hieraus erklärt sich die klinische Beobachtung, daß bei einer derartigen Montageform zwangsläufig eine Kippung der Beckenhälften auftreten muß, die zu einem Klaffen im Bereich der unteren Anteile der Iliosakralgelenke und der Symphyse führt. Ein zweiter Grund für das Versagen dieser Fixateur-externe-Montage ist die unzureichende Festigkeit der Schanz-Schrauben im Bereich der Crista iliaca.

Fixateur mit supraazetabulärer Lage der Schanz-Schrauben

Dieser zweite Nachteil kann durch Einbringen der Schanz-Schrauben im supraazetabulären Bereich mit Richtung auf das Iliosakralgelenk vollständig aufgehoben werden, da in diesem Bereich eine dichte, trabekulär angeordnete Spongiosaarchitektur dem Gewinde der eingedrehten Schanz-Schraube eine außerordentliche Festigkeit verleiht. Die unter Durchleuchtungskontrolle eingebrachte Schanz-Schraube kommt insbesondere nahe der IS-Fuge mit ihrem Gewinde zwischen den beiden Kortikales des Os ilium zu liegen, ein weiterer Grund für die hohe Festigkeit bei dieser Schraubenpositionierung. Wird nun eine Rohrquerstange körpernah an diesem supraazetabulär eingebrachten Schanz-Schraubenpaar fixiert, resultiert aus der Verteilung der Kräfte an den 5 Meßstellen eine wesentlich geringere Kippung der Beckenhälften gegeneinander, die Gesamtkraft wird jedoch vorwiegend in der Symphyse als Druck registriert, im Iliosakralgelenk ergibt sich sogar ein minimaler Zug (Abb. 3, 4). Eine derartige Montageform kann somit Läsionen des dorsalen Beckenrings weniger gut retinieren.

Fixateur als Dreieckrohrkonstruktion

Die äußere Konstruktion wurde nun weiter dahingehend geändert, daß anstelle der Querstange eine

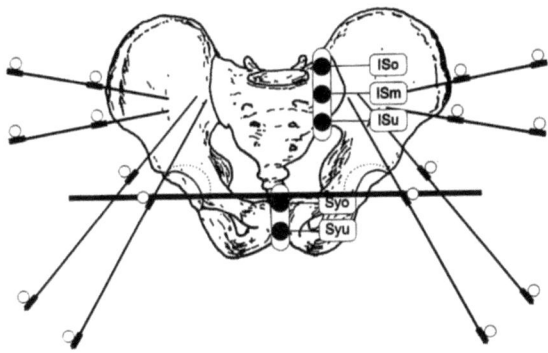

Abb. 3. Rohrquerstange an supraazetabulär eingebrachten Schanz-Schrauben (S4), körpernahe und symphysennahe Montage

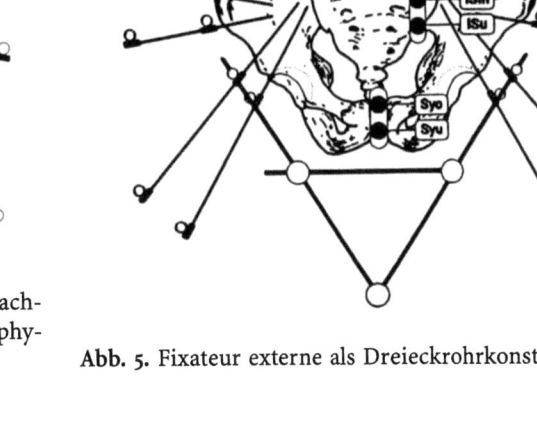

Abb. 5. Fixateur externe als Dreieckrohrkonstruktion

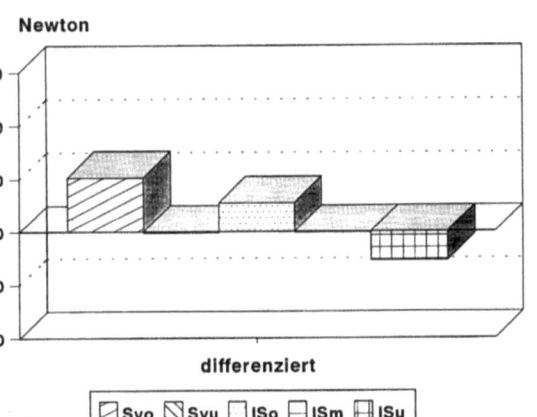

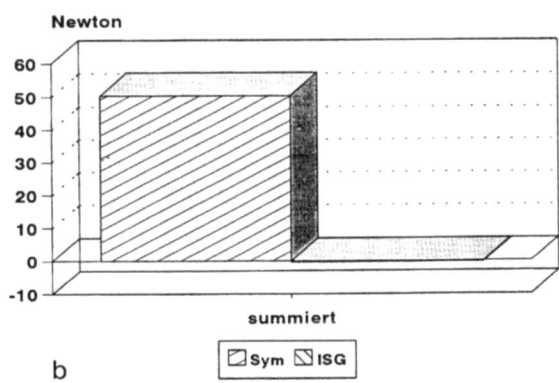

Abb. 4a,b. Kraftverteilung in Symphyse und Iliosakralgelenk bei einer Gesamtkraft im Beckenring innen von 50 N. Fixateurmontage: Rohrquerstange an S4 körpernah. **a** Einzelkräfte an den 5 Meßstellen. **b** Gesamtkraft an Symphyse und ISG

Dreieckkonstruktion mit körperferner Dreieckspitze und körpernaher Dreieckbasis zur Kompression an den symphysenah gelegenen Schanz-Schrauben angebracht wurde (Abb. 5). Durch diese Montageform kann ein höherer Druck im Iliosakralgelenk und ein niedriger in der Symphyse erzeugt werden, von der absoluten Größe überwiegt jedoch der Druck in der Symphyse dem Druck im Iliosakralgelenk. Mit einem eigens entwickelten Bügelfixateur konnte dieser Trend (höhere Kräfte im Iliosakralgelenk zu Lasten der Symphyse) noch weiter verbessert werden (Abb. 6). Da jedoch nach wie vor bei supraazetabulärer Lage des Schanz-Schraubenpaars und körpernaher Fixation die Werte der Gesamtkraft in der Symphyse höher waren als im Iliosakralgelenk, wurde eine weitere Änderung der Montage durchgeführt.

Dreieckrohrfixateur mit Vorspannung

Die körpernahe, supraazetabuläre Fixation wurde ebenso wie die Dreieckmontage beibehalten, es wurde jeweils rechts und links ein Schanz-Schraubenpaar supraazetabulär eingebracht. An den Enden dieser 4 Schanz-Schrauben wurde jeweils eine weitere Rohrquerstange montiert und hier körperfern eine Distraktion durchgeführt. Die anschließende körpernahe Kompression der Schanz-Schrauben wurde mit Dreieck und mit Bügel durchgeführt (Abb. 7). Mit dieser Vorspannung gelingt es, die Gesamtdruckverteilung im Beckenring zugunsten des Iliosakralgelenks zu verändern, die differenzierte Kräfteverteilung ist dabei homogen (Abb. 8). Diese Vorspannung des äußeren Montagesystems erlaubt somit erstmalig eine sich vorwie-

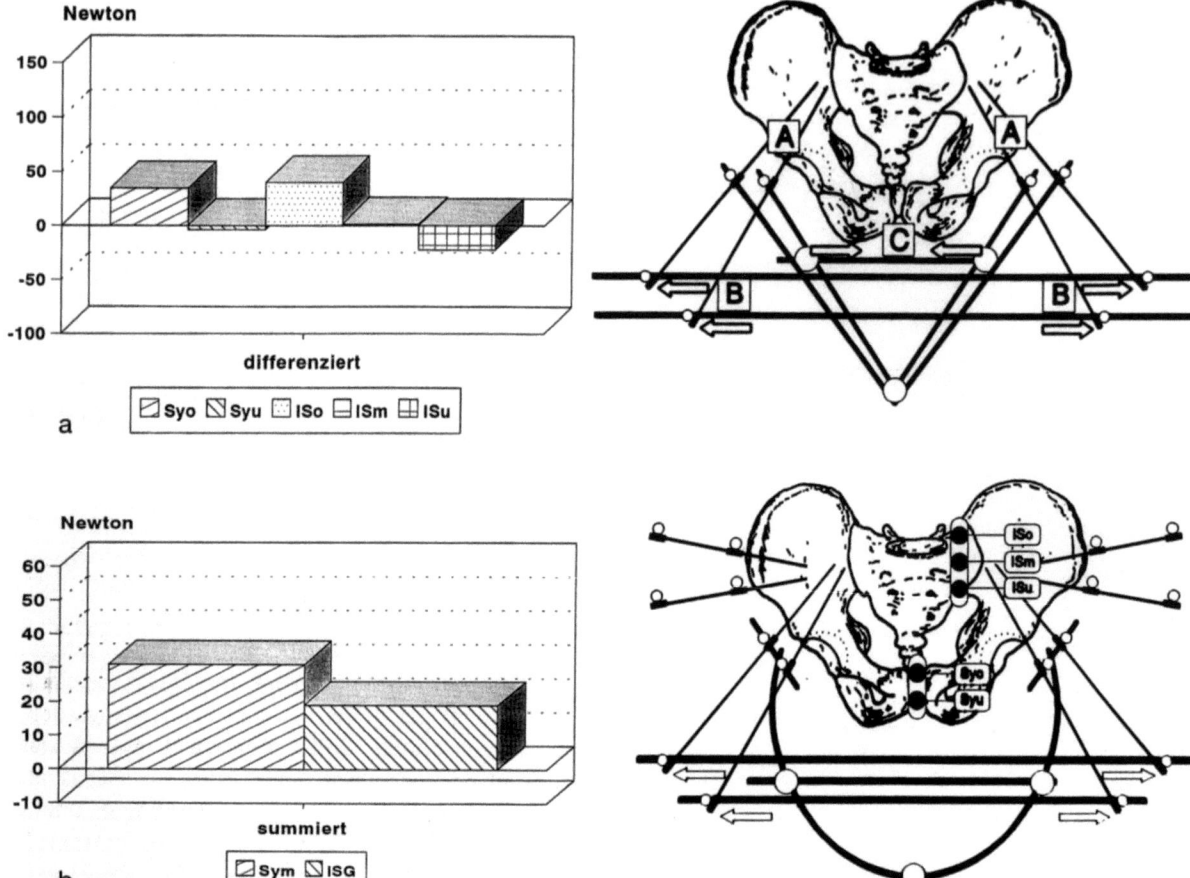

Abb. 6a,b. Kraftverteilung in Symphyse und Iliosakralgelenk bei einer Gesamtkraft im Beckenring innen von 50 N. Fixateurmontage: Bügel An S3 körpernah. **a** Einzelkräfte an den 5 Meßstellen. **b** Gesamtkraft an Symphyse und ISG

Abb. 7. *Oben* Fixateur externe mit Dreieckkonstruktion; *A* supraazetabulär eingebrachte Schanz-Schraubenpaare, *B* körperferne Distraktion als Vorspannung, *C* körpernahe Kompression. *Unten* Bügelfixateur mit zusätzlicher Vorspannung

gend auf den dorsalen Beckenring auswirkende Druckeinwirkung, durch die homogene Kraftverteilung unterbleibt die in der klinischen Anwendung sehr ungünstige Kippwirkung auf die Beckenhälften.

Schlußfolgerung

Zusammenfassend konnte durch biomechanische Untersuchungen [3] gezeigt werden, daß ein ventral montierter Beckenfixateur durchaus in der Lage ist, auf die dorsalen Beckenringstrukturen Druckkräfte zu übertragen, die in der Lage sind, eine ehemals gesprengte und reponierte Iliosakralfuge oder eine iliosakralfugennahe Fraktur nach guter Reposition zu retinieren. Diese positiven biomechanischen Resultate konnten seit mehreren Jahren durch eine dreieckförmige Montage mit dem AO-Fixateursystem und Vorspannung bestätigt werden. Entgegen der mehrheitlich bestehenden Meinung, daß die ventrale externe Stabilisation die Reposition nicht ausreichend lange halten kann [10, 14] konnte gezeigt werden, daß nach exakter Frakturklassifikation u.a. durch eine obligate CT-Untersuchung eine ausreichend lange Retention durch den Fixateur bis zur Konsolidierung möglich ist. Wir sehen die Indikation zur Behandlung einer Beckenringverletzung mit dem Fixateur externe gegeben bei den Typ-B- sowie Typ-C-Verletzungen, die definitionsgemäß rotatorisch und vertikal instabil sind, bei denen aber keine Vertikalverschiebung vorliegt [3, 4, 8]. Bei diesen Verletzungen ist bei entsprechender Implantation und Montage des Beckenfixateurs kein Verfahrenswechsel erforderlich. Bei C-Verletzungen mit verti-

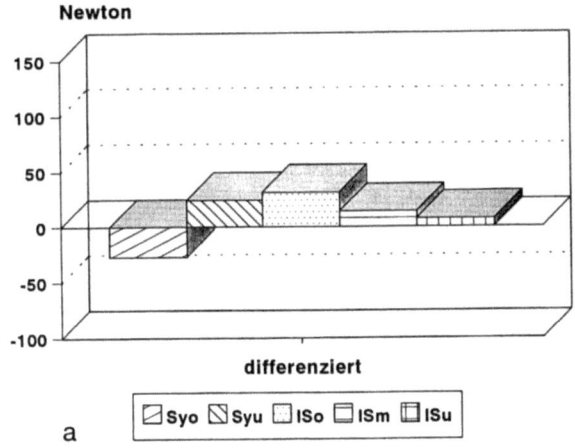

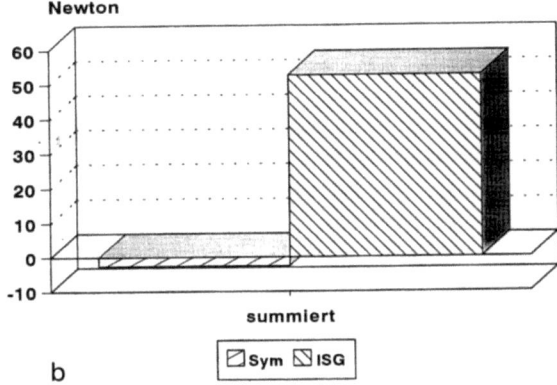

Abb. 8a,b. Kraftverteilung in Symphyse und Iliosakralgelenk bei einer Gesamtkraft im Beckenring von 50 N. Fixateurmontage: Bügel an S3 und S4 körpernah und Vorspannung. **a** Einzelkräfte an den 5 Meßstellen. **b** Gesamtkraft an Symphyse und ISG

kaler Dislokation sowie bei den dorsalen Beckenringfrakturen mit Trümmerzonen, z.B. im Bereich der Foramina sacralia aus der Gruppe B und C, ist jedoch der internen Osteosynthese eindeutig der Vorzug zu geben. In diesen Fällen kann der Fixateur externe allenfalls als Notfallmaßnahme betrachtet werden, um nach Stabilisierung des Allgemeinzustands dann möglichst frühzeitig einen Verfahrenswechsel zur internen Osteosynthese durchzuführen. In der klinischen Anwendung zeigte sich ferner, daß reine IS-Fugensprengungen weniger gut dauerhaft durch einen Beckenfixateur retiniert werden können, als iliosakralfugennahe Frakturen, bei denen eine Verzahnung im Bereich der Frakturflächen möglich ist.

Literatur

1. Bonnel F (1975) Biomechanische Betrachtungen über Beckenverletzungen und die Anwendung des Fixateur externe bei Zerreißungen der Symphyse und des Sakroiliacalgelenkes. Hefte Unfallheilkd 124:50–53
2. Bühren V, Marzi I, Trentz O (1990) Indikation und Technik des Fixateur externe in der Akutversorgung von Polytraumen. Zentralbl Chir 115:581–591
3. Egbers H-J, Draijer F, Havemann D, Zenker W (1992) Stabilisierung des Beckenringes mit Fixateur externe. Orthopäde 21:363–372
4. Egbers H-J, Havemann D (1993) Externe Stabilisierung von Beckenringfrakturen. Unfallchirurg 232:781–785
5. Gunterberg B, Goldie I, Slätis P (1978) Fixation of pelvic fractures and dislocations. Acta Orthop Scand 49:278–286
6. Havemann D (1979) Operative Stabilisation von Beckenfrakturen. Zentralbl Chir 104:1159–1160
7. Havemann D, Schroeder L (1979) Stabilisation von Beckenfrakturen mit dem Fixateur externe. Hefte Unfallheilkd 148:538–542
8. Havemann D, Schroeder L (1982) Behandlung von Beckenringfrakturen mit Fixateur externe. Aktuel Traumatol 12:83–85
9. Havemann D, Egbers H-J (1989) Der Fixateur externe bei der Behandlung schwerer Beckenfrakturen. Langenbecks Arch Chir [Suppl II] 445–449
10. Lierse W (1984) Becken. In: Lanz v Wachsmuth (Hrsg) Praktische Anatomie, Bd II, Teil 8A. Springer, Berlin Heidelberg New York Tokyo
11. Paar O, Sohn M, Kasperk R (1990) Strategie der interdisziplinären Frühoperation bei instabiler Beckenverletzung und urogenitaler Begleitläsion. Unfallchirurg 93:353–358
12. Pannike A (1979) Pathophysiologie und Systematik der ligamentären Beckenverletzung und der traumatischen Hüftverrenkungen. Hefte Unfallheilkd 140:205–220
13. Rieger H, Pennig D, Brug E, Bünte H, Krings W (1991) Beckenringverletzung und Bauchtrauma. Unfallchirurg 94:110–115
14. Seiler H (1992) Zeitpunkt der Osteosynthese bei Beckenringverletzungen. Unfallchirurg 95:181–184
15. Trentz O, Bühren V, Friedl HP (1989) Beckenverletzungen. Chirurg 60:639–648
16. Wild JJ, Hanson GW, Tullos HS (1982) Unstable fractures of the pelvis treated by external fixation. J Bone Joint Surg 64:1010–1020
17. Wolter D, Eggers Ch, Hoser H, Krumbiegel A (1987) Wirbelsäulen- und Beckenfrakturen im Rahmen der Mehrfachverletzung. Chirurg 58:648–655

Indikation und Komplikationen bei der Kallusdistraktion

C. Josten

Einleitung

Für den Wiederaufbau von Tibiadefekten existieren verschiedene Behandlungsmethoden. Die am häufigsten beschriebene ist die externe Fixation in Kombination mit der Spongiosaplastik [2–4]. Technisch aufwendigere Verfahren sind das gefäßgestielte Fibula- oder Beckenkammtransplantat [9] sowie die Transportkortikotomie nach Ilisarow [8]. Insbesondere der Segmenttransport nach Ilisarow bedeutet eine wesentliche Erweiterung des traumatologisch-rekonstruktiven Spektrums. Mit der Einführung der Transportkortikotomie stellt die Überbrückung von Knochendefekten jeglicher Größe ein lösbares Problem dar. Der Segmenttransport nach Ilisarow kann sowohl mit dem Ringfixateur als auch mit dem AO-Fixateur vorgenommen werden [1, 6, 7].

Indikation für den Einsatz der Transportkortikotomie

1. Idiopathische und posttraumatische Beinverkürzung
2. Achsenfehlstellungen
3. Posttraumatische Knochendefekte bzw. Infekt-Defekt-Pseudarthrose.

Technik

Die Kortikotomie wird möglichst im metaphysären Bereich durchgeführt, da hier die größte Regenerationspotenz des Knochens vorliegt. Dabei sollte die Kortikotomie unter Erhalt der intramedullären Gefäße sowie unter Schonung der Weichteile erfolgen. Mit dem 3,2-mm-Bohrer wird die mediale und laterale Tibiakortikalis mehrfach durchbohrt, anschließend werden mit einem schmalen Osteotom die Tibiaseitenflächen durchtrennt, wobei insbesondere medial die Tiefe des Meißels gut palpiert werden kann. Dabei ist wichtig, daß der Übergangsbereich zur dorsalen Tibiafläche ebenfalls vom Meißel durchtrennt wird. Die Distraktion von 1 mm/pro Tag beginnt in Abhängigkeit vom Alter zwischen dem 4. und 7. Tag und sollte fraktioniert in mehreren Schritten vorgenommen werden.

Fixation

Die Fixation ist sowohl über einen unilateralen Fixateur als auch über den Ringfixateur möglich. Bei Patienten mit gelenknahen Defekten kann ein Hybridfixationssystem eingesetzt werden, bei der das unilaterale System mit dem Ringfixateur kombiniert wird.

Komplikationen

Lokale Pininfekte traten bei fast jedem Patienten auf (69% der Patienten mit unilateralem Fixateur, 84% der Patienten mit dem Ringfixateur). Das Auswechseln eines Steinmann-Nagels oder eines Spanndrahtes aufgrund einer Lockerung war bei 28% der Patienten mit unilateralem Fixateur und bei 30% der Patienten mit dem Ringfixateur der Fall.
Eine primär unvollständige Kortikotomie trat bei insgesamt 3 Patienten auf. Eine Rekortikotomie wegen vorzeitiger Verknöcherung war bei 4 Patienten erforderlich.
Korrekturbedürftige Achsenfehlstellungen während des Transports traten bei 13–30% der Patienten auf.

Idiopathische und posttraumatische Beinverkürzung

Die Indikation zur Extremitätenverlängerung ist sehr streng zu stellen, insbesondere hinsichtlich des Alters. Während die Verlängerung im Bereich des Unterschenkels sowohl mit dem unilateralen Fixateur als auch mit dem Ringfixateur relativ problemlos vorgenommen werden kann, ist die Anwendung der externen Fixationssysteme am Oberschenkel problematisch. Beim unilateralen Fixateursystem besteht die Gefahr der Varusfehlstellung. Hier ist nach Durchführen der Kortikotomie im proximalen oder distalen Femurbereich eine primäre Valgisierung vorzunehmen, die sich im Verlauf der späteren Verlängerung ausgleicht.

Achsenkorrekturen

Die Korrektur von Achsenfehlstellungen mittels der Distraktionsosteogenese ist bei multidirektionalen Fehlstellungen angezeigt. Insbesondere mit dem Ringfixateursystem kann nach entsprechender Planung eine schrittweise und damit weichteilschonende Korrektur von Fehlstellungen in allen Achsenrichtungen vorgenommen werden. Dies setzt jedoch große Erfahrung und Kenntnis in der Anwendung des Ringfixateursystems voraus.

Posttraumatische Defekte sowie Infekt-Defekt-Pseudarthrosen

Mittels des Segmenttransportes ist der Wiederaufbau fast aller Knochendefekte möglich. Die Resektion eines avitalen oder infizierten Knochenabschnittes kann mit viel größerer Radikalität vorgenommen und so die Wahrscheinlichkeit der Infektsanierung erhöht werden [5]. Durch den Knochentransport kommt es zu einem begleitenden Gewebeaufbau, so daß in vielen Fällen technisch aufwendige rekonstruktive Weichteilverfahren wie der freie gestielte Gewebetransfer überflüssig werden.
Beeinflußt werden Therapieergebnisse und Zeitdauer der Behandlung einerseits durch den Segmentanschluß (Docking), die Konsolidierungsphase des Knochenregenerates sowie die Art der externen Fixation.

Segmentanschluß (Docking). Der Anschluß der beiden Segmente soll durch einen breitflächigen Kontakt mit hoher Kompression erfolgen. Dies ist sowohl von der Dockinglokalisation als auch von der Art der Fixation abhängig.

Segmentanschluß im diaphysären Bereich. Hier ist eine hohe Kompression zwischen Transport- und Anschlußsegment notwendig. Ist es zu einem optimalen kongruenten Kontakt der Segmente gekommen, reicht eine Kompression durch einen Ringfixateur oder einen V-Fixateur in Kombination mit Spongiosaplastik aus. Liegt jedoch aufgrund des nicht optimalen Transportes eine Verschiebung zwischen Transport- und Anschlußsegment vor, so empfiehlt sich eine zusätzliche Minimalosteosynthese durch eine 2-Loch-Titanplatte mit zusätzlicher Spongiosaplastik.

Docking im metaphysären Bereich. In der Regel besteht hier ein großflächiger Kontakt zwischen kortikalem Transportsegement und mehr spongiösem Anschlußsegment. Die hohe osteogenetische Potenz des spongiösen Anschlußsegmentes benötigt nur eine mäßige Kompression. Bei Anwendung des Ringfixateurs genügt das Eintauchen des Transportsegmentes in den spongiösen Bereich des Anschlußsegmentes. Bei Anwenden des unilateralen Fixateurs ist eine zusätzliche Spongiosaplastik angezeigt. Ein effektives Dockingmanöver ist von entscheidender Bedeutung für die knöcherne Durchbauung.

Konsolidierungsphase. Für die Dauer der externen Fixation ist die Konsolidierungszeit des Knochenregenerates der limitierende Faktor. Eine schnelle Regeneration des neugebildeten Knochens hängt nicht nur von der korrekten Distraktion und einer guten Weichteilsituation ab, sondern auch von der Art der Fixation.
Bei 68 Patienten mit Knochendefekt, die bis 3/1993 behandelt wurden, belief sich die durchschnittliche Segmenttransportstrecke auf 8,2 cm beim unilateralen Fixateur, und auf 6,5 cm beim Ringfixateur. Bei einer mittleren Transportzeit in beiden Gruppen lag jedoch in der Konsolidierungszeit von 12,8 Tagen/cm ein deutlicher Unterschied vor.
Als Konsolidierungszeit wurde die Zeit vom Ende des Transportes bis zum Verzicht der externen Fixationsmaßnahmen (Fixateur externe, Gipsverband) charakterisiert. Betrug die Konsolidierungszeit 36,7 Tage/cm bei Anwendung unilateraler Systeme, so lag diese Zeitspanne unter Anwendung des Ringfixateurs bei 26,6 Tagen. Neben diesen statistisch signifikanten Unterschieden bei Anwendung der beiden Fixateursysteme stellt sich die Frage nach der Abhängigkeit der Konsolidierung von Alter und Distanzstrecke. Während offensichtlich keine Abhängigkeit zwischen Alter und Konsolidierung festzustellen war (ältester Patient 45

Jahre), ließ sich eine Abhängigkeit zwischen Konsolidierung und Distanzstrecke aufweisen. So zeigten die Patienten mit Knochendefekten über 10 cm eine deutlich kürzere Konsolidierungszeit als die Patienten mit kürzeren Defekten.

Aufgrund dieser Untersuchung kann eine relativ exakte Prognose über die Dauer der Behandlung getroffen werden. Hinsichtlich der Konsolidierungszeiten stimmten die Ergebnisse mit der Mitteilung von Ilisarow (pers. Mitteilung) überein, wonach das Verhältnis von Transport zur Konsolidierungszeit etwa 1:2 beträgt. Die Durchschnittszeit zum Aufbau eines posttraumatischen Defektes muß mit etwa 6 Wochen pro cm Knochendefekt angesetzt werden. Der Defektaufbau selbst war bei allen Patienten ohne eine Spongiosaplastik möglich.

Die Regenerationspotenz des Knochens ist mindestens bis in die 6. Lebensdekade so gut, daß die Wiederherstellung der Extremitätenkontuität möglich ist.

Obwohl signifikante Unterschiede hinsichtlich der Knochendurchstrukturierung zwischen unilateralem und Ringfixateur vorlagen, sollte die Art des Transportsystems individuell entschieden werden. Die Anlage der unilateralen Systeme ist technisch einfacher und weniger zeitaufwendig bei gleichzeitig erhöhtem Patientenkomfort. Sie ist auf jeden Fall dann vorzuziehen, wenn während der Distraktion eine operative Weichteilrekonstruktion (freier oder gestielter Muskelhauttransfer) notwendig ist. Der Ringfixateur eignet sich insbesondere bei gelenknahen Defekten sowie bei der Korrektur multidirektionaler Fehlstellungen.

Vor allem bei sprunggelenknahen Defekten benötigt der Ringfixateur deutlich weniger Knochensubstanz zur ausreichenden Fixation.

Weichteilrekonstruktionen

Insbesondere bei posttraumatischen Defektsituationen als auch nach ausgiebigem Débridement bei chronischer Osteitis stellt sich die Frage nach zusätzlichen weichteilrekonstruktiven Maßnahmen. Bei etwa jedem 8. Patienten war ein zusätzlicher freier Muskeltransfer, bei jedem 10. Patienten ein gestielter Muskeltransfer erforderlich. Die relativ geringe Inzidenz zusätzlicher Muskeltransfers ist durch die extrem gute Weichteilregeneration während des Transportes zu erklären. Eine Indikation für die primäre und sekundäre Weichteilrekonstruktion sehen wir bei

- freiliegenden Sehnen, Nerven und Gefäßen,
- freiliegendem vitalem Knochen von mehr als 2 cm,
- Weichteilreparation während des Transports.

Ein häufiges Problem ist die Einsteifung von Knie- und Sprunggelenk während des Transportes. Hier ist eine intensive Behandlung mit Schienen sowie krankengymnastische Therapie erforderlich.

Zusammenfassung

Der Knochentransport nimmt zunehmend eine dominierende Stellung in der Behandlung von Defektsituationen des Unterschenkels ein. Weitere Erkenntnisse hinsichtlich Konsolidierungszeit und Fixateurmontagen werden den Indikationsbereich zunehmend ausweiten.

Literatur

1. Allonso JE, Regazzoni P (1990) The use of the Ilisarow concept with the AO/ASIF tubular fixateur in the treatment of segmental defects. Orthop Clin North Am 21:4
2. Aronson J, Johnson E, Harp HH (1989) Local bone transportation for treatment of intercalary defects by the Ilisarow technique. Clin Orthop 243:71–79
3. Brutscher R, Josten C (1991) Spongiosaplastik und Transportcoticotomie – Alternative oder Ergänzung? Chirurg 62:388–393
4. Edwards CC, Simmons SC, Browner BD et al (1988) Severe open tibial fractures: Results treating 202 injuries with external fixation. Clin Orthop 230:98
5. Green SA (1991) Osteomyelitis – The Ilisarow perspective. Orthop Clin North Am 22:515–521
6. Ilisarow GA (1990) Clinical application of the tension-stress effect for limb lenghthening. Clin Orthop 250:8–26
7. Naggar I, Chevallaey F, Blanc C, Livio JJ (1993) Treatment of large bone defects with the Ilisarow technique. J Trauma 34/3:390
8. Rüter A, Brutscher R (1988) Die Behandlung ausgedehnter Knochendefekte am Unterschenkel durch die Verschiebeosteotomie nach Ilisarow. Chirurg 59:357–359
9. Ward WG, Goldner RD, Noley JA (1990) Reconstruction of tibial bone defects in tibial nonunion. Microsurgery 11:63

Fixateur externe und Arthrodese

U. Heitemeyer und G. Hierholzer

Einleitung

Die Funktionsfähigkeit eines Gelenks wird bestimmt durch die schmerzfreie und stabile Gelenkmechanik. Mit den unterschiedlichen Techniken der Alloarthroplastik eröffnet sich in geeigneten Fällen die Möglichkeit, irreparable Gelenkschäden unter Erhalt eines funktionsgerechten Bewegungsausmaßes operativ zu behandeln. In Abhängigkeit von der Ätiologie der Gelenkerkrankung, aber auch unter Berücksichtigung der Beschaffenheit des Weichteilmantels stellen Operationen zur Arthrodese immer wieder wichtige alternative Therapiekonzepte zum künstlichen Gelenkersatz dar. Standardisierte Verfahren zur operativen Gelenkversteifung mit dem Fixateur externe sind an der unteren Extremität insbesondere für das Kniegelenk und das obere Sprunggelenk entwickelt worden.

Kniegelenkarthrodese

Die erste Veröffentlichung über operativ herbeigeführte Kniegelenkversteifungen geht auf E. Albrecht aus dem Jahre 1882 zurück [1]. Die Indikation zur Operation leitete sich aus der krankheitsbedingten Dysfunktion der unteren Extremität ab. Durch die operative Einsteifung des Kniegelenks konnte bei guter Gebrauchsstellung die schmerzfreie Belastung des Beins wiederhergestellt werden. Mit dem Aufkommen der Alloarthroplastik wurde die Indikationsstellung zur Arthrodese des Kniegelenks enger gestellt [10, 16]. Nach Holz [8] sollte die Alloarthroplastik des Kniegelenks aus Gründen der Dauerhaftigkeit der Implantatverankerung bevorzugt bei Menschen ab dem 60. Lebensjahr zur Anwendung kommen.

Die gelenkversteifende Operation des Kniegelenks ist vornehmlich bei den nachfolgend aufgeführten pathologischen Kniegelenkveränderungen angezeigt:

- Posttraumatische Gonarthrose des jungen Patienten und bei Menschen im mittleren Lebensalter.
- Posttraumatische Gonarthrose mit zusätzlichen Weichteilproblemen.
- Postinfektiöse Gelenkdestruktion.

Operationstechnik

Die Entknorpelung der femoralen und tibialen Gelenkfläche zielt auf eine walzenförmige Zurichtung der Knochenoberflächen [5]. Durch diese Osteotomietechnik wird eine großflächige Kontaktzone in der Resektionsebene gewährleistet (Abb. 1). Die walzenförmige Formgebung der Resektionsflächen erlaubt die problemlose Einstellung der Arthrodese in der gewünschten Beugestellung von 10° Flexion in der Sagittalebene. Im Einzelfall notwendige postoperative Stellungskorrekturen können bei Anwendung dieser Operationstechnik mit dem Fixateur externe ohne großen Aufwand durchgeführt werden. Bei guter knöcherner Kontaktfläche

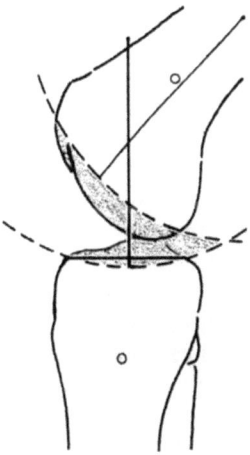

Abb. 1. Walzenförmige Zurichtung der femoralen und tibialen Resektionsflächen in der Sagittalebene

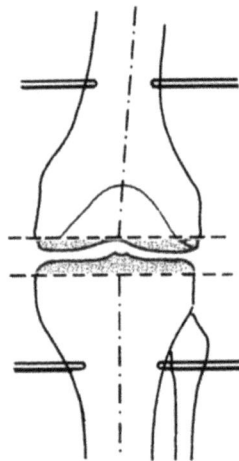

Abb. 2. Leichte Einstellung der Beinachse in der Frontalebene durch angepaßtes Vorspannen der Steinmann-Nägel

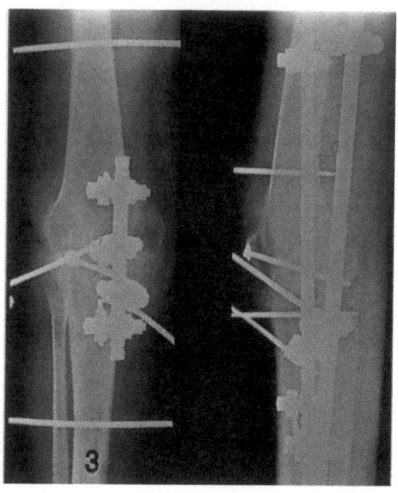

Abb. 3. Kompressionsarthrodese des Kniegelenks durch dreidimensionale Montage des Fixateur externe. Gelenkspaltüberbrückende Fixation der entknorpelten Patella durch Spongiosazugschraube

ist die einfache Rahmenkonstruktion des Fixateur externe ausreichend, um die Resektionsebenen unter axiale Kompression zu setzen. Durch unterschiedliches Vorspannen der Steinmann-Nägel kann die exakte Einstellung der Beinachse in der Frontalebene vorgenommen werden (Abb. 2). Erscheint die knöcherne Abstützung aufgrund einer Osteoporose oder knöchernen Substanzdefekten nicht ausreichend, ist die dreidimensionale Montage des Fixateur externe erforderlich. Zur Stabilitätserhöhung werden in der Frontalebene jeweils ein zusätzlicher paralleler Steinmann-Nagel in das Femur und die Tibia eingebracht. Eine ventrale Rohrstange wird an einer femoralen und tibialen Schanz-Schraube befestigt und über schräg angeordnete Steinmann-Nägel mit dem Rahmenfixateur verbunden [7]. Einem Vorschlag von Hibbs [4] folgend läßt sich die mechanische postoperative Stabilität durch ventrales, gelenkspaltüberbrückendes Einbringen der Kniescheibe erhöhen. Die entknorpelte Patella wird in ein vorbereitetes Knochenlager des Femurs und der Tibia eingebracht und mit 1–2 Spongiosazugschrauben fixiert (Abb. 3). In der Nachbehandlungsphase kann bei unauffälliger Wundheilung sofort mit einer Teilbelastung von 20 kg begonnen werden.

Ergebnisse

In einer Sammelstudie der Deutschen Sektion der AO-International wurde über die Anwendung des Fixateur externe bei 144 Kniegelenkarthrodesen berichtet [6]. Durchschnittlich nach 3 Monaten konnte röntgenologisch der belastungsfähige Durchbau der Kniegelenkarthrodese nachgewiesen werden. Aufschlußreich ist die subjektive Bewertung des erzielten Behandlungsergebnisses durch die Patienten: 87,3% der Patienten gaben an, daß sie mit ihrem Zustandsbild nach operativer Einstellung des Kniegelenks zur Arthrodese zufrieden sind. Im Vordergrund der Beurteilung stand die Wiederherstellung der schmerzfreien Belastungsfähigkeit der unteren Extremität. Die AO-Sammelstudie hat ergeben, daß die Arthrodesenoperation mit dem Fixateur externe am Kniegelenk in 14 Fällen mit einer oberflächlichen Weichteilinfektion und in 12 Fällen mit Reizerscheinungen an den Metallaustrittsstellen belastet war. In 3 Fällen fand eine Reoperation mit ergänzender Spongiosaplastik bei ausgebliebener knöcherner Durchbauung der Arthrodese statt (Abb. 4).

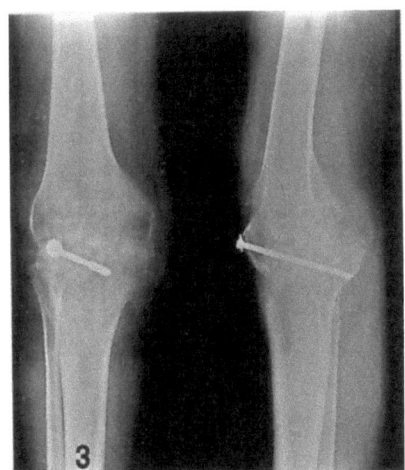

Abb. 4. Knöcherne Durchbauung der Arthrodese nach 3 Monaten

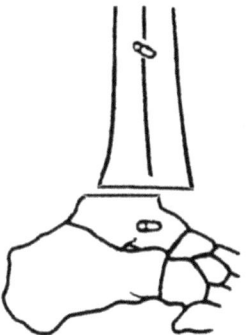

Abb. 5. Einstellung des Rückfußes in Neutralnullstellung durch Ausrichtung der Steinmann-Nägel

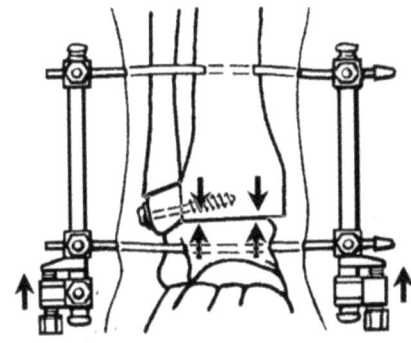

Abb. 6. Schema der Kompressionsarthrodese durch den Fixateur externe und Außenknöchelosteotomie

Arthrodese des oberen Sprunggelenks

Die Indikation zur Arthrodese des oberen Sprunggelenks ergibt sich nahezu ausschließlich aufgrund posttraumatischer Arthrosen nach Gelenkfrakturen [3]. Im Einzelfall führen auch Sprunggelenkempyeme nach iatrogener Injektion zur Arthrodesenoperation. Der Bewegungsverlust im oberen Sprunggelenk nach operativer Versteifung wird durch die benachbarten tarsalen Gelenke wesentlich kompensiert [9].

Operationstechnik

Die Resektion der Gelenkflächen an der distalen Tibia und am Talus wird vorteilhaft mit der Außenknöchelosteotomie verbunden [15]. Nach erfolgter Außenknöchelosteotomie gelingt es in der Regel mühelos, einen guten knöchernen Kontakt in den resezierten Osteotomieflächen herzustellen. Zur Stabilisation wird in der Frontalebene durch die sprunggelenknahe Tibia sowie durch den Talus jeweils ein Steinmann-Nagel gelegt. Durch Ausrichtung der Steinmann-Nägel zueinander läßt sich in der Sagittalebene die gewünschte Position des Rückfußes einstellen (Abb. 5). Durch Ausüben von axialer Kompression mit den Spannbacken ist die Achsenausrichtung in der Arthrodese im Varus- und Valgussinne beeinflußbar (Abb. 6). Die Kompressionsarthrodese mit dem Fixateur externe erlaubt im Nachbehandlungskonzept bei ungestörter Wundheilung die frühzeitige Teilbelastung des operierten Beins mit 20 kg. Der knöcherne Durchbau der Arthrodese ist durchschnittlich nach 3 Monaten abgeschlossen.

Ergebnisse

Bei 147 Patienten, bei denen eine operative Versteifung des oberen Sprunggelenks mit dem Fixateur externe durchgeführt wurde, konnte in 97% der Fälle eine sichere knöcherne Durchbauung der Arthrodese bestätigt werden [11]; 89% der untersuchten Patienten waren mit dem klinischen Resultat zufrieden. Als postoperative Komplikation mußte bei 7 Patienten eine Steinmann-Nagelinfektion, die einer Neuimplantation des Nagels bedurfte, festgestellt werden. Wegen ausgebliebener knöcherner Durchbauung wurde bei 4 Patienten eine Folgeoperation mit ergänzender Spongiosaplastik erforderlich.

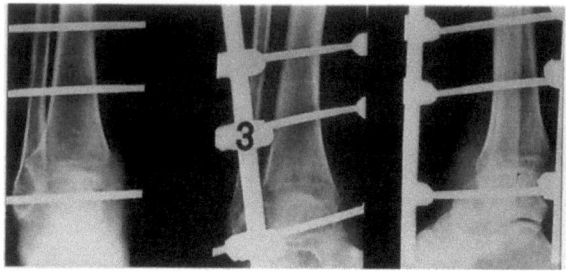

Abb. 7. Klinisches Beispiel einer Kompressionsarthrodese des oberen Sprunggelenks mit 2 proximalen Steinmann-Nägeln

Diskussion

Die Vorteile der operativen Einsteifung des Knie- und des oberen Sprunggelenks liegen in der Dauerhaftigkeit des Behandlungsergebnisses mit resultierender schmerzfreier Belastungsfähigkeit der unteren Extremitäten. Am Kniegelenk kann die Alternative der Alloarthroplastik u. E. nur beim älteren Patienten mit invalidisierender Gonarthrose und einwandfreien Weichteilen diskutiert werden. Der künstliche Gelenkersatz des oberen Sprunggelenks stellt unter Berücksichtigung vorliegender Behandlungsergebnisse z. Z. noch keine Alternative zur Arthrodesenoperation dar [2, 12].

Unter dem Gesichtspunkt einer weichteilschonenden Operationstechnik mit minimaler Metallimplantation bietet die Anwendung des Fixateur externe zur Durchführung der Arthrodesenoperation entscheidende Vorteile. Die Technik der inneren Plattenfixation [14] mit einer medialen und lateralen Kompressionsplatte erfordert die ausgedehnte Freilegung des distalen Femurs und der proximalen Tibia. Zur Entfernung der Platten nach knöcherner Durchbauung der Arthrodese wird eine zusätzliche Operation erforderlich. Durch die besondere Technik der Fixateur-externe-Montage bei walzenförmiger Resektion der femoralen und tibialen Gelenkflächen läßt sich die gewünschte Einstellung der Arthrodese mit Festlegung der Beinachsen in 5° Valgus und 10° Flexion problemlos erreichen. Resultierende Beinlängendifferenzen müssen nach Analyse des Gangbilds durch besondere orthopädische Schuhzurichtung ausgeglichen werden [13].

Bei irreparablen Gelenkschäden des oberen Sprunggelenks ist die operative Einstellung zur Arthrodese das Behandlungsverfahren der Wahl. Der Entwicklungsstand alloarthroplastischer Operationstechniken gestattet es z. Z. noch nicht, den künstlichen Gelenkersatz des oberen Sprunggelenks als ein leistungsfähiges Alternativverfahren dem Patienten anzubieten [2, 12]. Bei knöcherner Durchbauung in funktionsgerechter Position des Rückfußes gewährleistet die Arthrodese des oberen Sprunggelenks eine dauerhafte, schmerzfreie Belastung der unteren Extremität. Das Problem der Anschlußarthrose in den benachbarten tarsalen Gelenken kann klinisch relevant werden und zu Anschlußarthrodesen insbesondere des unteren Sprunggelenks Veranlassung geben [11].

Literatur

1. Albrecht E (1982) Einige Fälle von künstlichen Ankylosenbildungen an paralytischen Gliedmaßen. Zentralbl Chir 42
2. Bolton-Maggs BG, Sudlow RA, Freemann MAR (1985) Total ankle arthroplasty. J Bone Joint Surg [Br] 67:785
3. Breitfuß H, Muhr G, Mönnig B (1989) Fixateur oder Schraube bei Arthrodesen am oberen Sprunggelenk. Unfallchirug 92:245
4. Hibbs R (1930) The treatment of tuberculosis of the joints of the lower extremities by operative fusion. J Bone Joint Surg 12:749
5. Hierholzer G (1976) Arthrodese nach Schienbeinkopfbrüchen. Hefte Unfallheilkd 126:283
6. Hierholzer G, Hörster G, Gras U (1983) Die Kniearthrodese. Unfallheilkunde 86:122
7. Hierholzer G, Allgöwer M, Rüedi Th (1985) Fixateur-externe-Osteosynthese. Springer, Berlin Heidelberg New York Tokyo, S 44
8. Holz U (1976) Indikationen und Technik der Kniegelenkarthrodese. Hefte Unfallheilkd 128:221
9. Jackson A, Glasgow M (1975) Tarsal hypermobility after ankle fusion-fact or fiction. J Bone Joint Surg [Br] 61:470
10. Jansen G (1976) Spätzustände nach Kniegelenkarthrodese. Orthop Prax 12:748
11. Mallmann BD (1984) Die Arthrodese des oberen Sprunggelenkes. Dissertation, Universität-Gesamthochschule-Essen
12. McGuire MR, Kyle RF, Ramon BG, Premer RF (1988) Comparativ analysis of ankle arthroplasty versus ankle arthrodesis. Clin Orthop 226:174
13. Meeder PJ, Holz U, Pfister W, Wentzensen A (1981) Indikation und Technik der Kniegelenkarthrodese. Aktuel Traumatol 11:210
14. Mittelmeier H (1975) Arthrodesis of the knee joint using autodynamic plates. In: Chapchal G (ed) The arthrodesis in the restoration of working ability. Thieme, Stuttgart
15. Müller ME, Allgöwer M, Willenegger H (1991) Manual der Osteosynthese. Springer, Berlin Heidelberg New York Tokyo
16. Riedl KW (1980) Indikation und Ergebnisse der Kniearthrodese. Orthop Prax 11:967

Teil V. Fixateur interne

Die dorsale Druckplattenfixateurstabilisierung am thorakolumbalen Übergang

H.-R. Kortmann, D. Wolter und C. Jürgens

Einleitung

Die geniale Idee der temporären dorsalen transpedikulären Spondylodese geht auf Roy-Camille zurück, der erstmals 1970 über derartige Versorgungen instabiler lumbaler Frakturen unter Verwendung von Metallplatten berichtete [11]. Dabei verlangte die Originaltechnik die Einbeziehung von je 2 Wirbelkörpern ober- und unterhalb der Fraktur in die Fusion, so daß insgesamt jeweils 4 Bewegungssegmente versteift wurden, obwohl meist nur 1 Segment primär verletzt war.

Eine neue Implantatgeneration stellen die Fixateursysteme dar, deren Besonderheit in der festen Verklemmung zwischen der transpedikulären Schraube und dem axialen Verankerungsträger liegt. Diese winkelstabile Verbindung erlaubt nunmehr kurzstreckige Fusionen: lediglich die an den verletzten Wirbel angrenzenden Wirbelkörper werden in die Montage einbezogen. Dabei führte Magerl zunächst das Prinzip der externen Fixation auch bei Behandlung von Wirbelfrakturen ein [9], Dick entwickelte dieses Implantat dann weiter zum ersten Fixateur interne für die dorsale Spondylodese [2].

Einen anderen Weg beschritt Wolter [13, 14]: Sich die Mehrpunktabstützung einer Platte zunutze machend, stellte er zunächst ein neues Plattensystem mit Schlitzlöchern vor, welches den exakten Schraubensitz im Pedikel erleichterte, und entwickelte hieraus einen winkelstabilen Druckplattenfixateur (DPF). Dieser DPF erlaubt – wie andere Fixateursysteme auch – die kurzstreckige Fusion über 1 oder 2 Segmente.

Biomechanik des DPF

Eigene biomechanische Untersuchungen zeigen, daß aufgrund der Mehrpunktabstützung eines Plattensystems bei bisegmentaler Spondylodese mit dem DPF eine hohe Rotationssteifigkeit im Frakturbereich zu erzielen ist [5]. Dabei konnte experimentell insbesondere auch nachgewiesen werden, daß die Einbeziehung des verletzten Segments in die Fusion zu einem weiteren bedeutenden Stabilitätsgewinn führt [6]. Entsprechend wird bei intakter hinterer Säule der verletzte Wirbel in die Fusion einbezogen (Abb. 1).

Neueste Experimente unter Berücksichtigung der dreidimensionalen Bewegungsauslenkung [10] zeigen, daß auch bei monosegmentaler Fusion mit

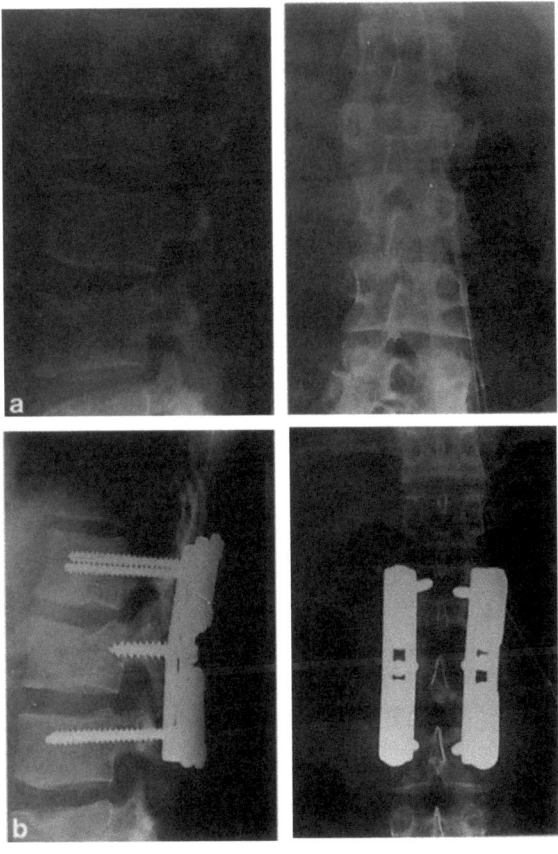

Fig. 1a,b. Fraktur des 2. LWK bei 22jährigem Patienten mit Beteiligung von Vorder- und Hinterkante bei unverletzten Pedikeln (a), typische bisegmentale Spondylodese unter Einbeziehung des verletzten Wirbels in die Fusion (b)

DPF eine ausreichende Steifigkeit im Frakturbereich zu erzielen ist [8]. Allerdings ist diese Montage auf einen intakten Pedikel des verletzten Wirbels angewiesen. Weiterhin muß hierbei auf eine transpedikuläre Spongiosaplastik verzichtet werden, da ansonsten aufgrund der weiteren Aufbohrung des Pedikels kein ausreichender Schraubenhalt mehr gewährleistet ist.

Radiologische Ergebnisse nach dorsaler Spondylodese mit DPF

Die Patienten aus dem Allgemeinen Krankenhaus St. Georg sowie dem Berufsgenossenschaftlichen Unfallkrankenhaus Hamburg, die von Oktober 1985 bis Dezember 1990 wegen instabiler thorakolumbaler Frakturen operativ mit DPF stabilisiert worden waren, wurden radiologisch u. a. hinsichtlich des Beck-Index sowie des Grunddeckplattenwinkels beurteilt [8].
Zum Unfallzeitpunkt lag bei 151 Frakturen hierbei durchschnittlich ein Beck-Index von 0,683±0,014 vor; er betrug nach der Stabilisierung 0,912±0,09 und nach Metallentfernung 0,899±0,01. Die Unterschiede zwischen den einzelnen Zeitpunkten waren statistisch hochsignifikant (T-Test, p<0,01). Korrespondierende Werte ergaben sich für den sog. Wirbelkörperwinkel. Auch hier waren die sekundären Verluste nach Stabilisierung minimal.
Anders verhielt es sich bezüglich des Grunddeckplattenwinkels, der die an den verletzten Wirbelkörper angrenzenden Bandscheiben in die Winkelmessung einbezieht [1]. Während durch das operative Manöver hier zunächst ein Aufrichtungsgewinn von 8,9±8,1 Grad zu erzielen war, mußten bis zum Zeitpunkt nach Materialentfernung sekundäre Winkelverluste von durchschnittlich >5 Grad verzeichnet werden, vorwiegend durch posttraumatische Sinterung der kranialen Bandscheibe. Es ergaben sich statistisch zwischen den einzelnen Zeitpunkten jeweils hochsignifikante Unterschiede (T-Test, p<0,01). Es muß betont werden, daß häufig auch Sinterungen an den kaudal der Fraktur gelegenen Bandscheiben beobachtet wurden, selbst wenn die Grundplatte des verletzten Wirbels nicht mitbetroffen war.

Veränderungen der Spinalkanalweite

Von den 151 Patienten, die hinsichtlich der radiologischen Wirbelkörperveränderungen beurteilt wurden (s.o.), konnten in 120 Fällen retrospektiv die axialen CT-Scans vor der Stabilisierung und nach der Materialentfernung vermessen werden. CT-Scans, die keine vergleichbaren Schichthöhen aufwiesen, fanden keine Berücksichtigung. Hierbei kamen ausschließlich die Frakturen zur Beurteilung, bei denen eine Mitbeteiligung der Wirbelkörperhinterwand bestand. Ausgeschlossen wurden weiterhin die Fälle, bei denen primär bereits aufgrund der Verlegung des Spinalkanals durch zahlreiche Fragmente eine Laminektomie durchgeführt worden war. Somit wurden nur die Patienten beurteilt, bei denen sich Veränderungen ausschließlich durch die geschlossene Reposition ergaben. 16mal lagen zusätzlich Aufnahmen zum Zeitpunkt unmittelbar nach Stabilisierung vor.

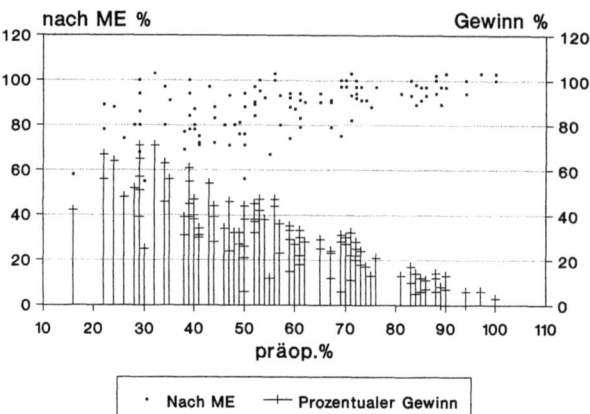

Abb. 2. Veränderungen der Spinalkanalweite zwischen der operativen Versorgung und nach Metallentfernung (in % des aus den Nachbarwirbeln gemittelten Idealwertes)

Gemessen wurde jeweils der mittlere sagittale Durchmesser des Spinalkanals, die Angabe kann aufgrund des bei CT-Scans vorliegenden Maßstabs in Millimetern erfolgen. Eine weitere Angabe erfolgt in Prozent des aus den angrenzenden Nachbarwirbeln gemittelten Normal-(Ausgangs-)-werts.
Durchschnittlich beträgt zum Zeitpunkt des Unfalls der sagittale Durchmesser des Spinalkanals 10,1±3,8 mm und zum Zeitpunkt nach Metallentfernung 15,1±2,5 mm. Der Gewinn von 5,0±3,0 mm ist statistisch hochsignifikant (p<0,01, T-Test). Bezogen auf den aus den Nachbarwirbeln errechneten Ausgangswert war der Spinalkanal durchschnittlich nach dem Unfall auf 58,85±20,42% eingeengt, nach der Metallentfernung betrug der korrespondierende Wert 88,38±10,71%. Auch diese Unterschiede waren

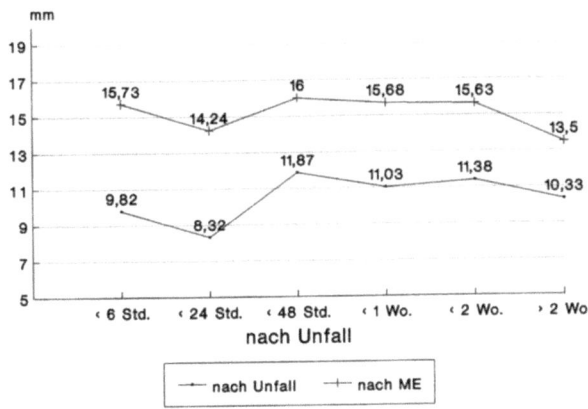

Abb. 3. Abhängigkeit der Veränderungen der Spinalkanalweite vom Versorgungszeitpunkt (mm)

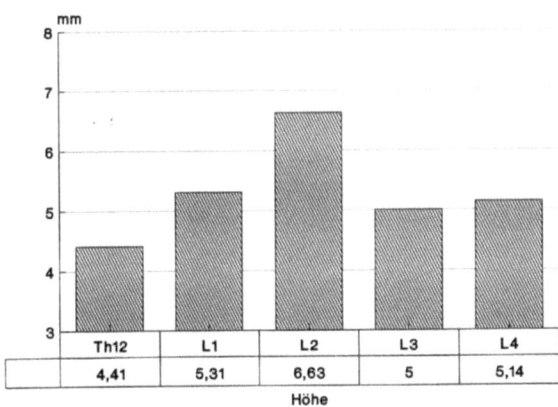

Abb. 4. Veränderungen der Spinalkanalweite in Abhängigkeit von der Lokalisation

hochsignifikant (p<0,01). Erwartungsgemäß waren die Gewinne durch die operative Maßnahme um so größer, je stärker der Spinalkanal primär eingeengt war (Abb. 2).
Von weiterem Interesse war für uns die Abhängigkeit der Spinalkanalveränderungen vom Versorgungszeitpunkt. Die unterschiedlichen, z. T. geringen Fallzahlen zu den verschiedenen Versorgungszeiten sowie die differenten Ausgangssituationen lassen hier nur bedingt Aussagen zu. Dennoch wird bereits graphisch sichtbar, daß die frühen Versorgungen Vorteile bieten sollten (Abb. 3). Statistisch waren die Spinalkanalerweiterungen, die bei Versorgungen innerhalb der ersten 24 h zu beobachten waren, z. T. signifikant, z. T. an der Signifikanzgrenze höher als bei den späteren Versorgungen nach 48 h.

Betrachtet man die einzelnen Segmente, so finden sich die größten Erweiterungen des Spinalkanals in Höhe L2 (Abb. 4). Der Unterschied gegenüber den aufgrund der Fallzahl statistisch vertretbar zu vergleichenden Wirbeln Th12, L1, L3 und L4 ist signifikant.

Grenzen der dorsalen Spondylodese

An die Grenzen eines rein dorsalen Vorgehens stößt man bei Spätsekundärversorgungen von Frakturen. Hier wird ein aufwendiges dorsales Release erforderlich, einschließlich der Laminektomie, um von dorsal letztlich noch eine wesentliche Reposition erzwingen zu können.

Kasuistik. Eine 43jährige Patientin erleidet im asiatischen Ausland einen Sturz aus größerer Höhe. Bei der primären Diagnostik werden keine Wirbelverletzungen festgestellt. Im Rahmen der in der Heimat durchgeführten Physiotherapie besteht anhaltend eine hochgradige Schmerzsymptomatik im Bereich des thorakolumbalen Übergangs, so daß nach mehreren Wochen neuerliche Röntgendiagnostik erfolgt. Wegen der erheblichen Fehlstellung von L1/L2 bei Luxationsfraktur erfolgt Einweisung zur operativen Therapie. Aufgrund eines anamnestisch vorausgegangenen septischen retroperitonealen Eingriffs erfolgt in der nunmehr 8. Woche nach dem Unfall die Versorgung ausschließlich von dorsal. Intraoperativ zeigt sich der Verletzungsbereich in Fehlstellung bereits fixiert, so daß erst nach Laminektomie L2 sowie partiell L1, einschließlich der bilateralen Arthrektomie L1/2 und partieller Resektion der Pedikel von L2 eine ausreichende Mobilität zu erzielen ist, die eine weitestgehend anatomische Reposition über das Implantat ermöglicht (Abb. 5).

Bei posttraumatischen Fehlstellungen schließlich wird das rein dorsale Vorgehen unmöglich. Dabei bevorzugen wir den kombinierten ventrodorsalen Zugang mit Einbringen eines kortikospongiösen Sandwichblocks von ventral und transpedikulärer bilateraler Spondylodese mit DPF von dorsal [7]. Alternativ kommt hier das rein ventrale Vorgehen zur Anwendung. In diesen Fällen wird der DPF einseitig von ventrolateral appliziert.

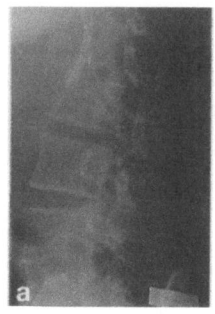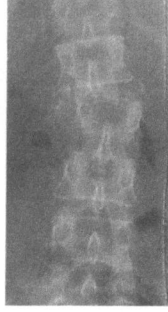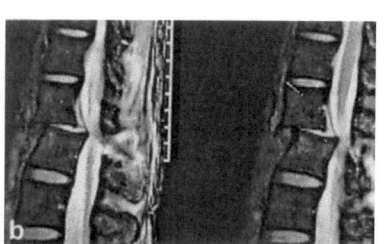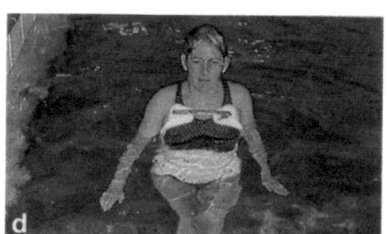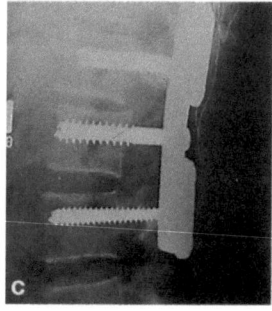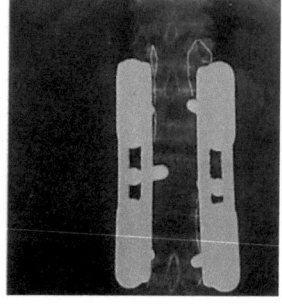

Abb. 5a–d. Posttraumatische Fehlstellung bei Luxationsfraktur L1/L2, 7 Wochen nach Unfall (**a**) mit hochgradiger Einengung des Spinalkanals (**b**), keine Neurologie. Nach ausgedehntem dorsalem Release dorsale Spondylodese mit DPF, prophylaktische Einlage von PMMA-Ketten (**c**). Frühmobilisation mit Stützkorsett im Wasser (**d**)

Diskussion

Ein wesentliches Ziel der operativen Behandlung instabiler Wirbelfrakturen ist die Wiederherstellung der physiologischen Krümmungen der Wirbelsäule. Dabei handelt es sich bei den Verletzungen in der Regel um kyphotische Deformierungen, die infolge einer vorwiegenden Kompression der Vorderkante des Wirbelkörpers entstehen. Ein Maß zur Beurteilung der Aufrichtung des Wirbelkörpers ist hierbei der Beck-Index. Auf die Nachteile dieses Index hat der Autor selbst hingewiesen: Bei gleichzeitiger Höhenminderung der Hinterkante kann ein idealer Index vorgetäuscht werden. Die retrospektive Untersuchung der Röntgenbilder von 151 Frakturen, die mit DPF stabilisiert wurden, ergab einen Anstieg des Beck-Index von 0,68 auf 0,91 durch das operative Manöver. Dies verweist auf die wesentliche Wiederherstellung des Wirbelkörpers, zumal die sekundären Verluste bis zum Zeitpunkt nach der Metallentfernung nur äußerst gering sind.

Demgegenüber mußten aufgrund der sekundären Sinterung der Bandscheiben z. T. erhebliche Winkelverluste den Grunddeckplattenwinkel betreffend verzeichnet werden. Dies verweist möglicherweise doch auf die Erfordernis der zusätzlichen interkorporellen Spondylodese, auch wenn langjährige klinische Nachuntersuchungen hier noch ausstehen. Tierexperimentell konnte früher nachgewiesen werden [3], daß eine temporäre Spondylodese bereits nach kurzer Zeit aufgrund von Ernährungsstörungen zu degenerativen Veränderungen führt. Dies könnte die beobachteten Veränderungen auch der Bandscheiben unterhalb des frakturierten Wirbels erklären, die sekundär degenerierten und sinterten, obwohl die Grundplatte des betroffenen Wirbels nicht in die Fraktur einbezogen war.

Auch wenn bis heute statistisch nicht sicher bewiesen werden kann, daß der operative Eingriff infolge Dekompression des Rückenmarks zu besseren neurologischen Resultaten führt, so ist dennoch ein wesentliches Ziel der operativen Versorgung instabiler Wirbelfrakturen die weitestgehende Wiederherstellung der Spinalkanalweite. Einerseits soll hierdurch der Versuch unternommen werden, das Rückenmark bzw. die Kauda zu dekomprimieren, um die Remission ggf. bestehender neurologischer Defizite zu fördern. Andererseits sollen langfristig Spinalkanalstenosen mit möglichen sekundären neurologischen Schäden verhindert werden.

Die retrospektive Vermessung von CT-Scans und die Errechnung der Spinalkanalweite anhand der beigefügten Skalengrößen beinhaltet mit Sicherheit eine nicht unerhebliche Fehlergröße. Dennoch erlaubt sie u. E. wesentliche tendenzielle Aussagen. Die Veränderungen des Spinalkanals um 5 mm, wie wir sie durchschnittlich bei den 120 Patienten beobachten konnten, stellen eine wesentliche Erweiterung des Spinalkanals dar, können jedoch nicht ausschließlich auf das operative Verfahren zurückgeführt werden. So konnten wir anhand der wenigen Fälle, in denen Computertomographien zum Zeitpunkt des Unfalls, nach dem operativen Eingriff und nach Metallentfernung vorlagen, vereinzelt beobachten, daß zwischen den Zeitpunkten nach Stabilisierung und nach Metallentfernung durchaus weitere Veränderungen stattfinden können und beispielsweise vorstehende Hinterkantenfragmente nicht mehr nachgewiesen werden. Hierbei könnten sowohl mechanische Faktoren infolge der Pulsationen des Rückenmarks als auch resorptive Vorgänge ursächlich sein. Derartige Beobachtungen wurden vereinzelt auch von anderen Autoren mitgeteilt, so daß letztlich der operative Einfluß auf die Spinalkanalweite nicht sicher einzuschätzen ist. Die große Zahl der nachuntersuchten Patienten gibt jedoch Anlaß zu der Vermutung, daß der Einfluß durch den operativen Eingriff entscheidend ist. Unsere Ergebnisse sind dabei vergleichbar mit denen von Hoser [4], der über Erweiterungen des Spinalkanals zwischen 3,4 und 4,0 mm berichtet. Auch die Resultate von Sim [12] korrelieren in etwa mit den unsrigen.

Die rein dorsale Spondylodese sollte der primären bzw. frühsekundären Versorgung von Wirbelfrakturen vorbehalten sein. Spätsekundäre Versorgungen bei bereits fixierten Fehlstellungen, die ein aufwendiges dorsales Release erfordern, sollten nur ganz speziellen Indikationen vorbehalten bleiben (s. o). Im Normalfall sollte hier wie bei der späten posttraumatischen Fehlstellung ein kombiniertes ventrodorsales Vorgehen erfolgen.

Zusammenfassung

Der Druckplattenfixateur zur Behandlung instabiler thorakolumbaler Wirbelfrakturen mit der dorsalen transpedikulären Spondylodese erzielt biomechanisch aufgrund seiner Mehrpunktabstützung besonders eine hohe Rotationssteifigkeit im Frakturbereich. Die klinische Anwendung dieses Fixateursystems erbrachte postoperativ bei 151 Frakturen eine durchschnittliche Erhöhung des Beck-Index von 0,68 auf 0,91, die sekundären Verluste bis zur Metallentfernung waren gering. Demgegenüber waren die Winkelverluste aufgrund der Degeneration der angrenzenden Bandscheiben mit >5 Grad erheblich. Die Auswertung der axialen Computertomographien erbrachte durchschnittliche Erweiterungen des Spinalkanals von 5 mm. Es ergab sich hierbei ein Anhalt dafür, daß die frühe Versorgung innerhalb der ersten 24 h einen positiven Einfluß nimmt. Grenzen der rein dorsalen Spondylodese sind späte Sekundärversorgungen (>6 Wochen), hier wird das kombinierte ventrodorsale bzw. das rein ventrale Vorgehen, ebenfalls unter Verwendung des DPF, bevorzugt.

Literatur

1. Daniaux H (1986) Transpedikuläre Reposition und Spongiosaplastik bei Wirbelkörperbrüchen der unteren Brust- und Lendenwirbelsäule. Unfallchirurg 89:197–213
2. Dick W (1984) Innere Fixation von Brust- und Lendenwirbelfrakturen. Huber, Bern Stuttgart Toronto (Aktuelle Probleme in Chirurgie und Orthopädie, Bd 28)
3. Holm S, Nachemson A (1982) Nutritional changes in the Canine intervertebral disc after spinal fusion. Clin Orthop 169:243
4. Hoser H (1991) Röntgen-morphologische Aspekte der osteosynthetischen Versorgung traumatischer Wirbelsäulenverletzungen des thorakolumbalen Wirbelsäulenabschnitts in Abhängigkeit vom eingebrachten Osteosynthesematerial, der Länge der segmentalen Fixierung und Modifizierung der Operationsmethode. Promotionsschrift, Medizinische Fakultät Universität Hamburg
5. Kortmann HR, Wolter D, Reckert L, Jürgens C (1987) Die Rotationsstabilität der LWS nach verschiedenen transpedikulären Osteosynthesen. In: Peiper HJ (Hrsg) Chirurgisches Forum für experimentelle und klinische Forschung. Springer, Berlin Heidelberg New York Tokyo, S. 405–409
6. Kortmann HR, Wolter D, Jürgens Ch (1993) Erhöhung der Rotationssteifigkeit thorakolumbaler Frakturen bei der transpedikulären Spondylodese durch Einbeziehung des verletzten Segmentes in die Fusion. Hefte z Unfallchir 230:1195
7. Kortmann HR, Wolter D, Schultz JH (1992) Indikation und Technik der kombiniert dorso-ventralen Stabilisierung an der Wirbelsäule. Langenbecks Arch Chir Suppl:297
8. Kortmann HR (1994) Die dorsale Spondylodese bei thorakolumbalen Wirbelfrakturen. Hefte z Unfallchir 246
9. Magerl F (1981) Clinical application on the thoracolumbar junction and the lumbar spine with a fixateur externe. In: Mears DC (ed) External skeletal fixation. Williams & Wilkins, Baltimore
10. Panjabi MM (1991) Dreidimensionale Testung der Stabilität von Wirbelsäulenimplantaten. Orthopäde 20:106
11. Roy-Camille R, Demeulenere C (1970) Osteosynthese du rachis dorsal, lombaire et lombosacre par plaques metalliques visses dans les pedicules vertebraux et les adolphyses articulaires. Presse Med 78:1447

12. Sim E (1991) Reposition von dislozierten Wirbelkörperhinterwandfragmenten bei Frakturen am thorakolumbalen Übergang und an der Lendenwirbelsäule. Erfahrungen in 35 Fällen. Unfallchirurg 94:554
13. Wolter D (1985) Ein neues Plattenprinzip für die ventrale Spondylodese der Halswirbelsäule und für die dorsale Spondylodese nach Roy-Camille. Hefte Unfallheilkd 174:390
14. Wolter D (1986) Knochenplattenanordnung. Europäisches Patent Nr. 0201024

Die operative Stabilisierung von Verletzungen der Brust- und Lendenwirbelsäule: Indikation zur ventralseitigen Instrumentation

L. Kinzl und M. Arand

Die Stütz- und Bewegungsfunktion der Wirbelsäule und der Schutz des Myelons ist an die Unversehrtheit der knöchernen wie diskoligamentären Strukturen gebunden.

Das vordere Kompartment, bestehend aus Wirbelkörper und Bandscheibe, hat bevorzugt axiale Druckbelastungen, das hintere, bestehend aus den kleinen Wirbelgelenken, Bandverbindungen und Muskulatur, Zugbelastungen zu tragen.

Anlehnend an die unterschiedlichen Verletzungsmuster als Resultat alternierender Unfallmechanismen, sind für den jeweiligen Verletzungstyp differenzierte Versorgungs- und Stabilisierungstechniken anzuwenden.

Das therapeutische Vorgehen richtet sich hierbei in erster Linie nach dem neurologischen Befund, dem Stabilitäts- und Dislokationsgrad der Fraktur, der Gesamtsituation des Patienten und der Infrastruktur der Klinik.

Verletzungsschema

In dem von uns untersuchten und operativ behandelten Krankengut (119 Frakturen) lag mit 51% die häufigste Verletzungslokalisation im thorakolumbalen Übergangsbereich zwischen TH 11 und LWK 1. Selten sind Verletzungen der oberen und mittleren Brustwirbelsäule wegen des stabilisierend wirkenden knöchernen Brustkorbs. Durch Kompressionsmechanismen hervorgerufene ventrale Tragpfeilerschädigungen fanden sich bei 68% der Verletzten.

Indikation

Während zervikale Verletzungen der ventralen Säule fast ausschließlich über die schonenden vorderen Zugänge stabilisiert werden, hat der gleiche Zugangsweg bei vergleichbaren thorakalen und lumbalen Läsionen einen geringen Stellenwert.

Verantwortlich dafür sind Gründe, die in der aufwendigeren Technik und den potentiell größeren Komplikationsraten zu suchen sind, aber auch in der Verfeinerung dorsaler transpedikulärer Manipulationen (Defektauffüllung) und der Weiterentwicklung dorsaler Implantate begründet liegen. Aus biomechanischer Sicht betrachtet, ergeben sich signifikante Nachteile dorsaler Montagen bei ventralen Pfeilerdefekten, da der axiale Kraftfluß bei mechanisch ungünstigen Hebelverhältnissen in über 1/3 unserer operativ versorgten Patienten zur Überbeanspruchung des Implantats und letztlich zum Implantatversagen führte.

Weiterhin erscheint es nur logisch, isolierte Zerstörungen des Wirbelkörpers und die damit verbundene Einengung des Spinalkanals mit neurologischem Defizit von ventral zu rekalibrieren und druckfest zu stabilisieren.

Indikationen für den isolierten ventralen Zugangsweg sehen wir bei:

- frischen Typ-A3-Frakturen mit ausgeprägten Defektzonen und Substanzverlusten im Wirbelkörper, verbunden mit Spinalkanaleinengungen ohne Verletzung der dorsalen zuggurtenden Bandverbindungen;
- veralteten Berstungsbrüchen mit ossär segmentalen Kyphosierungen über 15°, insbesondere bei jüngeren Patienten;
- frischen Typ-A3.2-Frakturen (koronarer Spaltbruch, Kneifzange, pincer) mit hoher Pseudarthroseinzidenz.

Isolierte ventrale Interventionen sind kontraindiziert bei Typ-B- und -C-Verletzungen (Flexion-Distraktion und Rotation), bei polytraumatisierten Patienten mit thorakalen Begleitverletzungen, hochgradiger Osteoporose und dorsalseitigen Einengungen des Spinalkanals.

Technik

Für die BWS und LWS stehen standardisierte Zugangswege zur Verfügung. Die obere BWS wird über einen tiefen zervikalen Zugang erschlossen; TH 4 bis TH 11 erreicht man über die rechtsseitige anterolaterale Thorakotomie, die thorakolumbale Übergangsregion durch die linksseitige Thorakophrenikolumbotomie, L 1 bis L 4 über retroperitoneales Zugehen von links in Rechtsseitenlage und den lumbosakralen Übergang durch den transperitonealen Weg.

Nach Darstellung des verletzten Wirbelkörpers erfolgt die Ligatur des Segmentgefäßes, das in Korpusmitte nach ventral zieht. Dann wird die je nach dem partielle oder totale Ausräumung des Wirbelkörpers und zerstörter Bandscheibenareale durchgeführt und die subtile Enttrümmerung des Spinalkanals angeschlossen.

Während das vordere Längsband zwecks späterer Stabilisierung der Montage gegenüber Extensionsmomenten erhalten werden sollte, kann das hintere Längsband in begründeten Fällen gefenstert werden, um einen Einblick in den Spinalkanal zu erhalten.

Zur Aufrichtung wird das verletzte Bewegungssegment aufgespreizt und ein druckfester, d.h. mit 2 vertikal ausgerichteten kortikalen Anteilen versehener, autogener kortikospongiöser Knochenblock eingebolzt. Alle thorakalen und veralteten lumbalen Aufrichtungen sind wegen der entgegenwirkenden Momente des knöchernen Brustkorbes und adaptierter Ligamente nur erschwert durchführbar und partiell möglich. Im thorakalen Abschnitt kann aus diesem Grund auch auf eine Armierung des Spans verzichtet werden, wohingegen bei bisegmentalen Fusionen am thorakolumbalen Übergang und der Lendenwirbelsäule die instrumentierte Spanabsicherung obligat ist.

Krankengut und Ergebnisse

In den Jahren 1980–1992 wurden in unserer Klinik lediglich 22 Patienten mit Traumatisierung der BWS und LWS über einen rein ventralen Zugangsweg stabilisiert. In 6 Fällen war die Verletzung thorakal, 11mal thorakolumbal und 5mal lumbal lokalisiert, klassifiziert wurden 3 A1-, 12 A2-, 4 A3- und 3 B1-Verletzungen, 7 Patienten waren polytraumatisiert; 6 monosegmentalen Fusionen standen 14 bisegmentale und 2 mehrsegmentale gegenüber. Bei 14 Patienten verwendeten wir isoliert autogenes kortikospongiöses Material, in 8 Fällen gemischt autogene und allogene Knochen. In 11 Fällen fixierten wir den Knochenblock mit ventrolateral liegendem Plattenfixateur, 3mal mit lateralem DKS-System und bei 2 Patienten mit je 2 Unterschenkel-LCDC-Platten ventrolateral. An postoperativen Komplikationen waren 2 Beckenvenenthrombosen, 2 Spandislokationen, 1 Narbenhernie und 1 tiefer Infekt am Spanentnahmelager zu verzeichnen.

Die Nachuntersuchung aller 22 Patienten in einem durchschnittlichen postoperativen Intervall von 9,8 Monaten ergab für 14 Beschwerdefreiheit, 5 klagten über belastungsabhängige Beschwerden und 3 über Dauerschmerzen.

Die Bewegungsfunktion war bei 14 Patienten nicht eingeschränkt, bei 5 leicht und bei 3 stark reduziert.

Die neurologische Verlaufsbetrachtung, anlehnend an das Frankel-Schema, zeigte in 2 Fällen inkompletter Läsionen der langen Bahnen eine deutliche postoperative Besserung, günstige Prognosen haben insbesondere aber Wurzelkompressionen, die sich in 12 von 13 Fällen postoperativ erholten. In 1 Fall trat zwischen Entlassung und Nachuntersuchung eine Wurzelkompression auf.

Anhand konventioneller seitlicher Röntgenaufnahmen ermittelten wir den Verlauf des Korrekturausgleichs. Hier fiel auf, daß nur 14 von 22 Patienten postoperativ ausgeglichen aufgerichtet waren, in 8 Fällen verblieb eine signifikante Kyphosierung, in 5 Fällen nach BWS-Verletzungen.

Zum Zeitpunkt der Nachuntersuchung war die Stellung noch bei 12 Patienten ausgeglichen, in 2 Fällen war ein Korrekturverlust zu verzeichnen. Bei allen 3 Patienten mit vorausgegangener Typ-B1-Verletzung überstieg der Gibbuswinkel 10°, ansonsten lag dieser unter 10°.

Zusammenfassung

- Isoliert ventrale Stabilisationen an der verletzten BWS und LWS sind indiziert bei WK-Frakturen vom Typ A2 und A3 und bei veralteten Kompressionsfrakturen.
- Additive dorsale Zuggurtungen sind obligat bei Typ-B- und -C-Verletzungen.
- Der ventrale Zugang gestattet eine effektive Enttrümmerung des Spinalkanals, sowie das Einbringen des Spans unter Sicht.
- Zusätzliche Plattenimplantate zur Spanabsicherung sind aus biomechanischer Sicht für den thorakolumbalen Übergang zu fordern.

Die Anwendung des Druckplattenfixateur interne im Bereich der ventralen Halswirbelsäule, der Brust- und Lendenwirbelsäule sowie des Oberschenkels

D. Wolter, H. R. Kortmann, J. H. Schultz und K. Seide

Einleitung

Das Prinzip des Fixateurs geht auf C.W. Wutzer und B. v. Langenbeck zurück, die 1843 bzw. 1858 zum ersten Mal einen Fixateur externe zur Therapie von Pseudarthrosen im Femur- bzw. Humerusbereich eingesetzt haben [14]. Mit der Verbesserung der Implantatmaterialien war es möglich, interne Fixationssysteme zu konzipieren. Die Winkelstabilität des Systems ist dabei von entscheidender Bedeutung.

1886 war das Geburtsjahr der Plattenosteosynthese, die von C. Hansmann [23] zur Fixierung von Fragmenten bei komplizierten Frakturen eingesetzt worden ist. Die Plattenosteosynthese in ihren verschiedenen Anwendungen und Variationen stellt heute die am meisten verbreitete Osteosyntheseform dar. Eine Verbesserung dieser Osteosyntheseform ist durch eine Winkelstabilität zwischen Schraube und Platte, ähnlich wie beim Fixateur externe, zu erreichen. Dies kann durch Verklemmung des Schraubenkopfes im Plattenloch erfolgen [13]. Zum anderen besteht die Möglichkeit, durch eine zweite Druckplatte den Schraubenkopf so in das Plattenloch einzupressen, daß eine feste Verbindung von Schraube und Platte resultiert [21].

Dieses Prinzip des Druckplattenfixateur interne für die dorsale Spondylodese der Wirbelsäule hat sich seit vielen Jahren bewährt [8, 9].

Im Bereich der Halswirbelsäule haben Morscher et al. [13] einen Fixateur interne entwickelt, den sie als Halswirbelsäulenverriegelungsschrauben-Plattensystem (CLSP) bezeichnen. Mit diesem winkelstabilen System lassen sich die Nachteile der herkömmlichen Plattenosteosynthese vermeiden.

Um die Vorteile der winkelstabilen Platten-Schrauben-Verbindung auch für die ventrale Spondylodese der Hals-, Brust- und Lendenwirbelsäule einsetzen zu können, haben wir ein Fixateursystem nach dem Druckplattenfixateursystem entwickelt.

Ein Druckplattenfixateur interne für das Femur nach dem gleichen Prinzip hat zusätzliche Forderungen zu erfüllen. Er muß nicht nur eine überbrückende Osteosynthese ermöglichen, sondern auch die Vaskularisation der Kortikalis durch Minimalkontakt gewährleisten. 1991 haben wir ein derartiges Implantat als Modell vorgestellt [22].

Im folgenden möchten wir über die ersten Erfahrungen im Bereich der ventralen Hals-, Brust- und Lendenwirbelsäule sowie im Bereich des Femurs berichten.

Der ventrale Druckplattenfixateur für die Halswirbelsäule

Der Druckplattenfixateur für die Halswirbelsäule besteht aus einer Grundplatte mit Schlitzlöchern sowie einer die Grundplatte vollständig überdachenden Druckplatte. Diese wird mit der Grundplatte durch Schrauben verbunden. Durch das Aufbringen der Druckplatte kommt es zu einer festen Verklemmung der Schraubenköpfe, so daß sich ein System mit hoher Stabilität ergibt (Abb. 1). Diese Stabilität kann durch die Auffüllung der Druckplatte mit antibiotikumhaltigem Knochenzement erhöht werden. Die lokale antibiotische Aktivität führt zu einem Infektionsschutz bei Risiko-

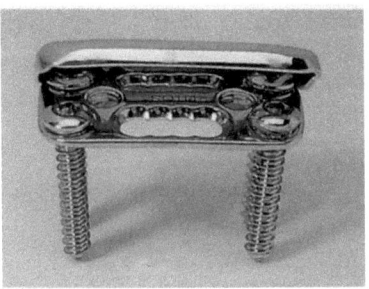

Abb. 1. Druckplattenfixateur für die Halswirbelsäule (Firma Litos, Hamburg)

patienten [10]. Die mechanischen Untersuchungen des Fixateur interne im Vergleich mit der Halswirbelsäulenverriegelungsplatte sowie der Orozco- und Schlitzlochplatte ergaben die höchste Steifigkeit für dieses System [4]. Die Metallentfernung ist ohne Schwierigkeiten möglich.

Der Druckplattenfixateur, der bisher bei über 50 Patienten eingesetzt worden ist, bietet sich insbesondere für hochgradige Instabilitäten der Halswirbelsäule bei frischen Verletzungen, aber auch bei Spätrekonstruktionen mit dorsaler und ventraler Revision und der dabei entstehenden erhöhten Instabilität an. Weiterhin scheint dieses System bei Osteolysen der Halswirbelsäule aufgrund von Tumordestruktionen oder Spondylodiszitiden Vorteile zu besitzen.

Klinische Beispiele

Spätrekonstruktion nach Trauma: Bei einer „reitenden" Luxation erfolgte bei einem 41jährigen Patienten 6 Wochen nach primärem Trauma die gleichzeitige dorsale und ventrale Revision sowie die Reposition der Halswirbelsäule. Aufgrund der hohen Instabilität erfolgte die ventrale Spondylodese nach Einbringen eines trikortikalen Knochenblockes in den Zwischenwirbelraum durch einen Druckplattenfixateur. Komplikationsloses Einheilen des Knochenblockes. Rasche Mobilisation des Patienten ohne äußere Stützverbände. Metallentfernung nach 9 Monaten (Abb. 2).

Langstreckige Spondylodiszitis: Bei einem 70jährigen zuckerkranken Patienten kam es nach einer Prostatapunktion zur Infektion und Sepsis mit nachfolgender Spondylodiszitis der oberen Halswirbelsäule. In einem ersten Schritt erfolgte die Ausräumung der langstreckigen Osteolyse HWK 3–5, das Einlegen von Refobacin-Palacos-Ketten und Anlegen eines Halofixateurs. Im nachfolgenden Eingriff wurden die Refobacin-Palacos-Ketten entfernt und ein autologer Knochenspan in den Defekt eingesetzt. Dieser Span wurde kranial unter dem HWK 2 eingefalzt und im kaudalen Bereich durch einen Druckplattenfixateur am HWK 6 stabilisiert. Durch die Winkelstabilität der Schrauben in der Platte kam es zu einem sicheren Halt des Knochenblockes. Entfernen des Halofixateurs nach 6 Wochen. Komplikationslose Ausheilung. Entfernung des Materials nach ca. 1 Jahr (Abb. 3, s. S. 176).

Ventrale Spondylodese der Brust- und Lendenwirbelsäule mit einem ventralen Plattenfixateur

Betrachtet man die Entwicklung der Spondylodese der Brust- und Lendenwirbelsäule bei Frakturen und Fehlstellungen, so hat sich nach einer ersten Phase der ventralen Plattenspondylodese der dorsale Fixateur interne weitgehend durchgesetzt [24, 25]. Er hat seinen hohen Stellenwert beim frischverletzten Patienten, da der dorsale Zugang eine geringere Belastung für den Patienten darstellt als eine Thorakotomie oder ein trans- bzw. extraperitonealer Zugang. Wird der Fixateur interne für die dorsale Spondylodese bei rekonstruktiven Eingriffen benutzt, so kann gleichzeitig ein ventraler und dorsaler operativer Zugang notwendig sein [9]. Die Implantation des ventralen Knochenblockes wird mit der dorsalen Stabilisierung verbunden. Die Alternative zu diesem Verfahren stellt die alleinige ventrale Revision und Spondylodese dar. Eigene Erfahrungen bei der ventralen Plattenspondylodese haben gezeigt, daß fehlende Winkelstabilität zwischen Schraube und Platte zu einem Korrekturverlust der ventralen Spondylodese führen kann. Weiterhin können Lockerungen von Schrauben mit Implantatbruch beobachtet werden. Um diese Nachteile zu umgehen, haben wir einen ventralen Druckplattenfixateur entwickelt und eingesetzt.

Klinisches Beispiel

Posttraumatische Kyphose mit Instabilität: 42jähriger Patient mit posttraumatischer Kyphose. Die gleichzeitig bestehende Instabilität führte zu erheblicher Schmerzsymptomatik. Mäßige Einengung des Spinalkanales. Zugang zur Wirbelsäule durch eine tiefe Thorakotomie links zwischen der 10. und 11. Rippe. Der mediale Zwerchfellschenkel wird von der Wirbelsäule partiell abgelöst. Partielle Resektion des deformierten Wirbelkörpers. Ausräumung der angrenzenden Bandscheiben und Einfalzung eines kortikospongiösen Sandwichblockes. Stabilisierung durch einen ventralen Druckplattenfixateur. Komplikationslose Heilung mit Einbau des Knochentransplantates (Abb. 4, s. S. 177).

Der Druckplattenfixateur interne für das Femur

Wenn biomechanische Prinzipien und biologische Gesichtspunkte bei der Plattenosteosynthese des Femurs nicht berücksichtigt werden, kann es zu einem Implantatversagen [2, 5–7, 11, 17] kommen.

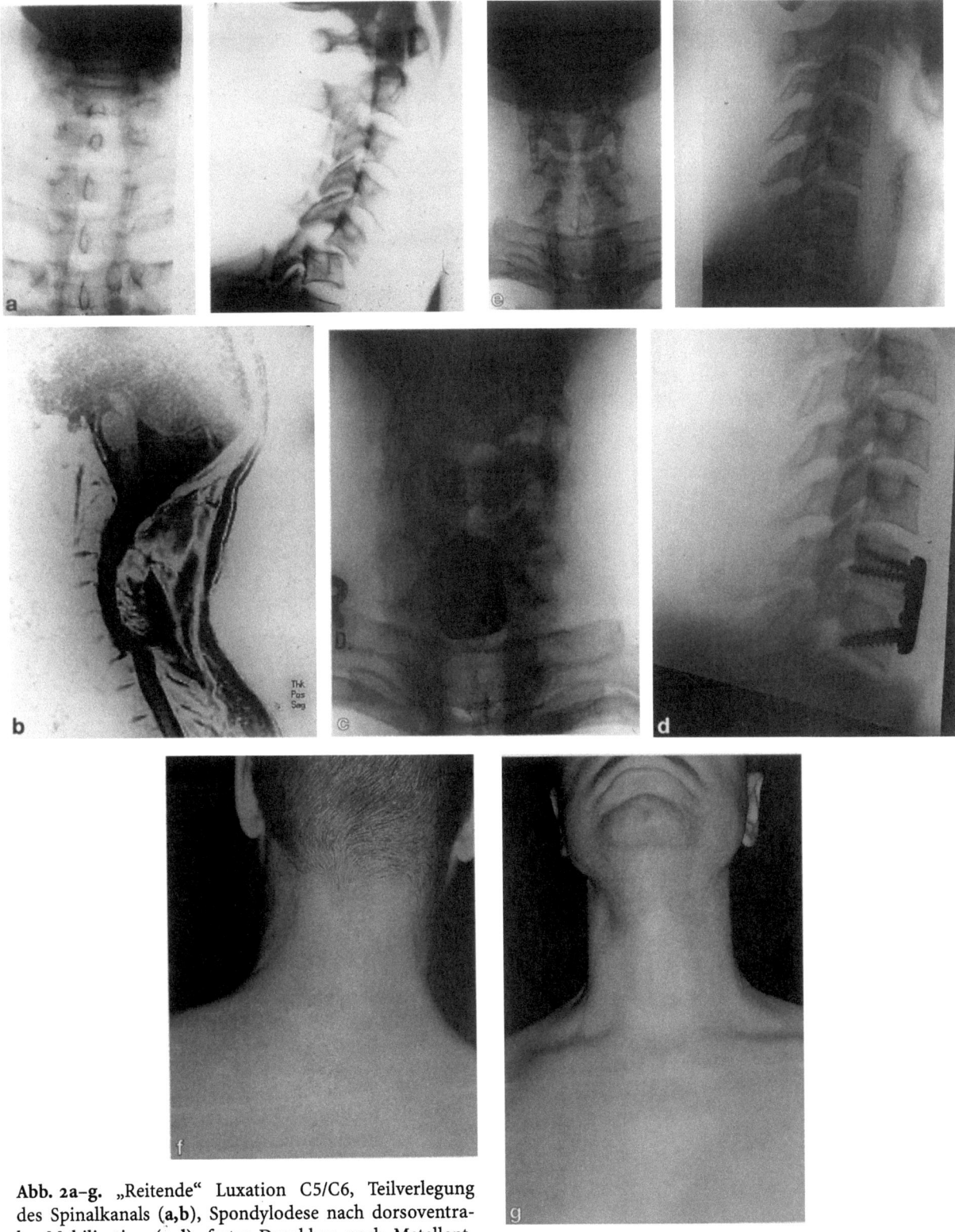

Abb. 2a–g. „Reitende" Luxation C5/C6, Teilverlegung des Spinalkanals (**a,b**), Spondylodese nach dorsoventraler Mobilisation (**c,d**), fester Durchbau nach Metallentfernung (**e,g**)

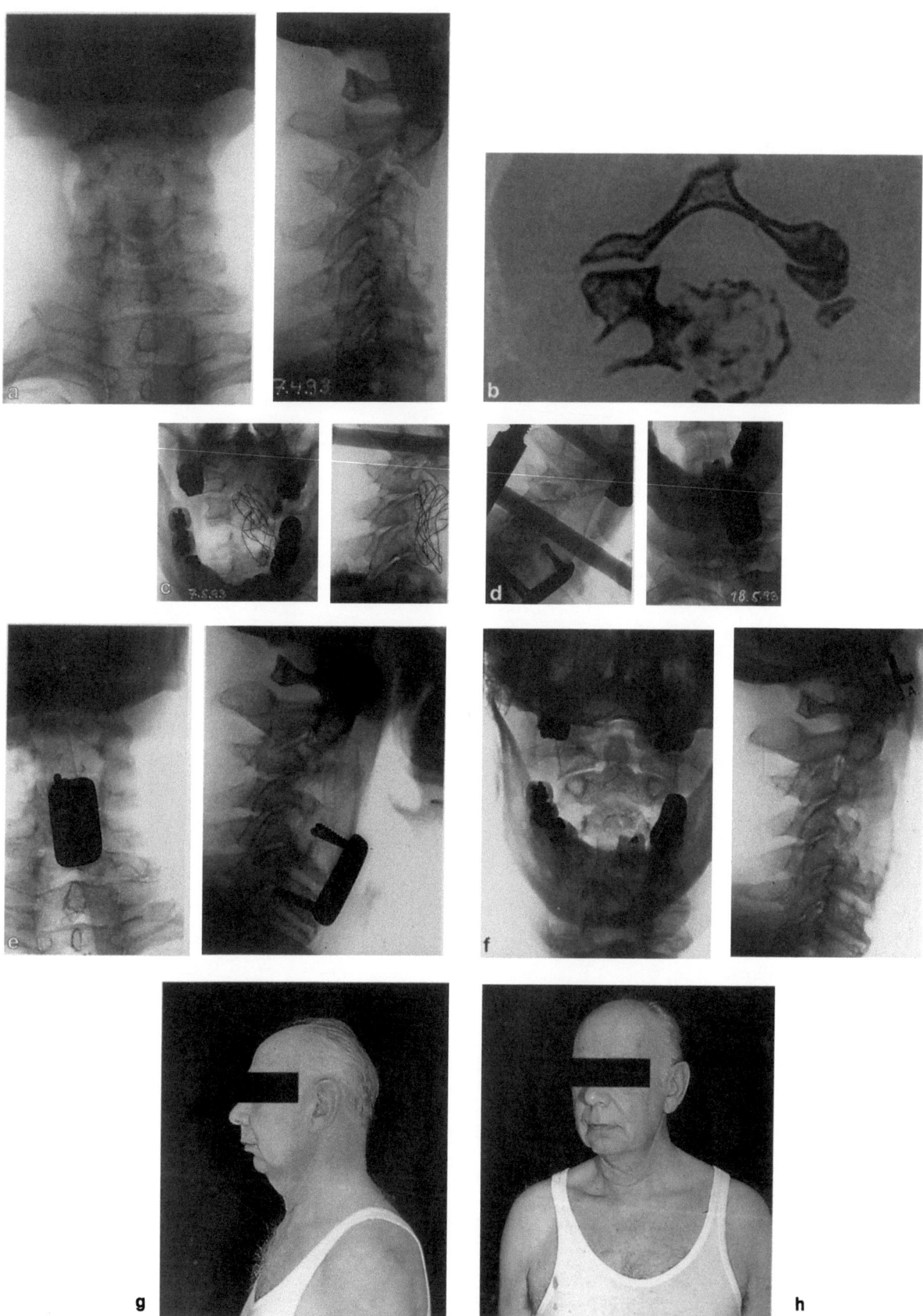

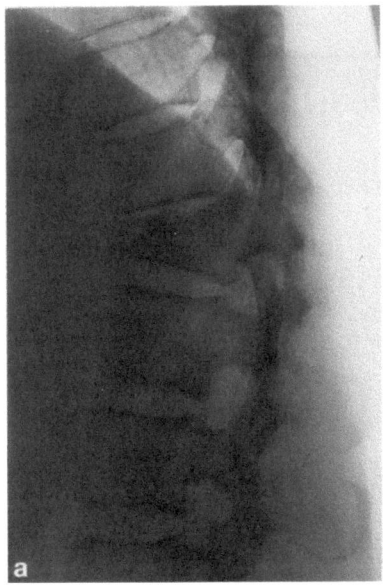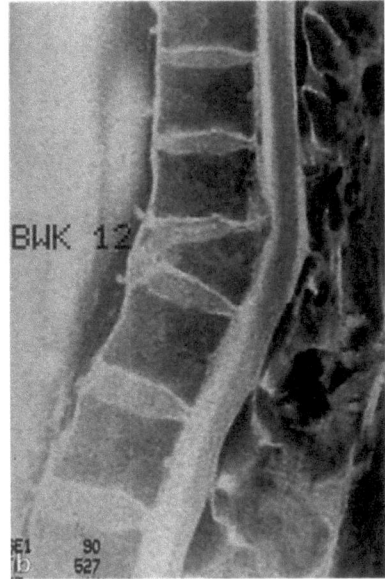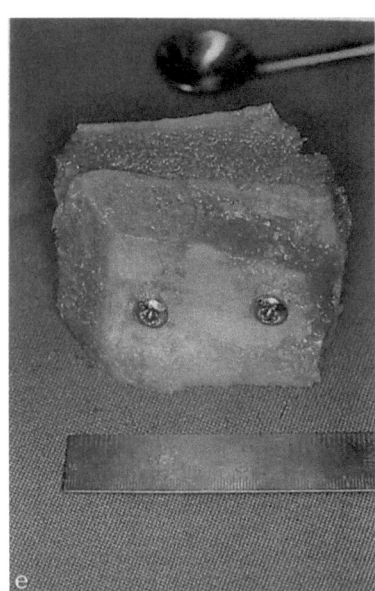

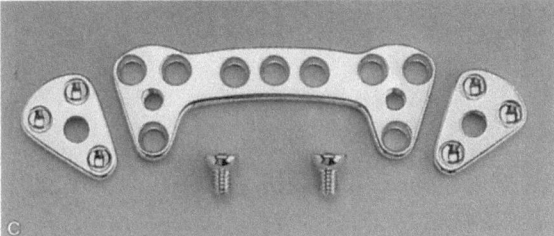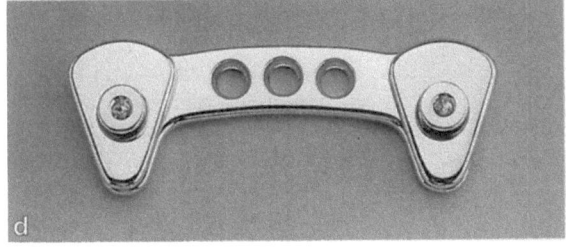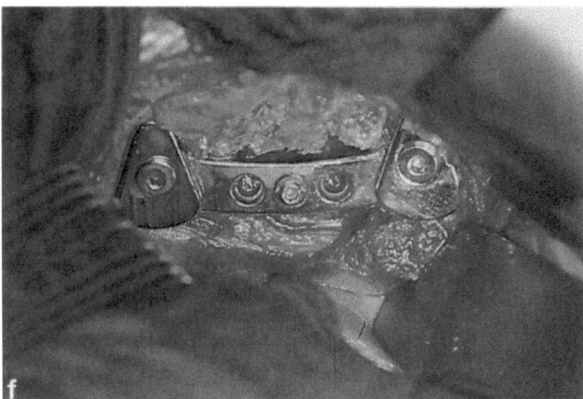

◁ **Abb. 3a–h.** Septische Osteolyse HWK 3–5 (**a,b**). Sequestrektomie und Refobacin-Palacos-Ketten-Einlage. Stabilisierung mit Halofixateur (**c**). Entfernung der Ketten und Aufbau mit Knochenspan und Halswirbelsäulenfixateur (**d,e**). Zustand nach Metallentfernung. Sicherer Durchbau ohne Osteolysezeichen (**f**) und der Patient (**g,h**)

△
Abb. 4a–h. Keilförmige Deformierung des 12. BWK mit Spinalkanaleinengung um ca. 1/3, schmerzhafte Instabilität (**a,b**). Ventraler Druckplattenfixateur (Firma Litos, Hamburg) (**c,d**). Intraoperatives Bild der Spondylodese mit kortikospongiösem Block und ventralem Druckplattenfixateur (**e,f**). Postoperatives Röntgenbild und Patient nach der Operation (**g,h**, s. S. 178)

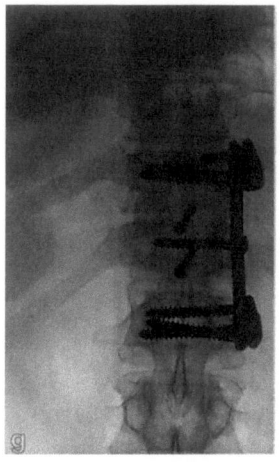 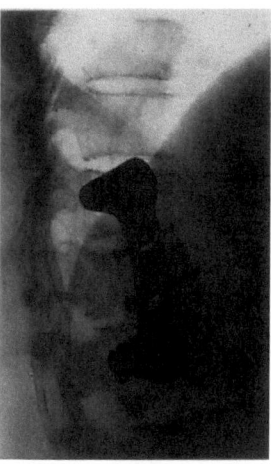 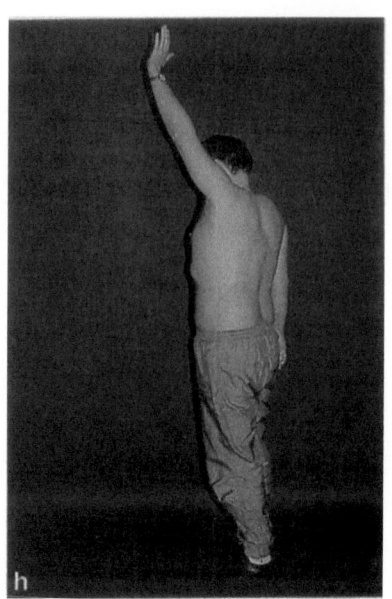

Abb. 4g, h. Legende s. S. 177

Mechanische Schwachpunkte bei der Plattenosteosynthese sind die fehlende winkelstabile Verbindung sowie nach unseren Untersuchungen die zu geringe Dimensionierung der 4,5-mm-Kortikalisschrauben [19].

Als einer der ersten hat Weber aus biologischen Erwägungen Konsequenzen gezogen und eine sog. Wellenplatte zur Überbrückung von Frakturen angegeben [2, 20]. Sie beeinträchtigt die Vaskularisation des Knochens weniger als herkömmliche Plattenosteosynthesen. Ein weiterer Fortschritt stellt die Reduzierung der Kontaktfläche zwischen Platte und Knochen dar, um so eine Osteoporose unter der Platte zu vermeiden sowie eine Winkelstabilität zwischen Schraube und Platte [1, 12, 15, 16, 18] zu erzielen. Basierend auf diesen Gesichtspunkten entwickelten wir einen Druckplattenfixateur für den Oberschenkel. Entsprechend dem von Weber angegebenen Prinzip der Wellenplatte wurde die Grundplatte des Fixateurs im mittleren Teil vom Knochen abgehoben. Als Schrauben werden Kortikalisschrauben mit einem Durchmesser von 5,5 mm verwendet. Die Schraubenköpfe werden durch Druckplatten winkelstabil fixiert. Bei 10 Patienten wurde dieser Druckplattenfixateur für den Femur bisher eingesetzt. Es handelt sich überwiegend um Patienten mit Pseudarthrosen, bei denen vorausgegangene operative Eingriffe mit herkömmlichen Osteosyntheseverfahren nicht zum Erfolg geführt haben. Bei allen Patienten kam es bisher zu einem regelrechten und ungestörten knöchernen Durchbau.

Klinische Beispiele

Fall 1: 51jährige Patientin, vor 10 Jahren Plattenosteosynthese nach Femurfraktur mit nachfolgendem Plattenbruch. Anschließend Reosteosynthese mit Platte und Ausbildung einer Pseudarthrose. Danach Marknagelung mit resultierender atropher Pseudarthrose. Die Patientin ist seit 10 Jahren auf Gehstöcke angewiesen. Entfernung des Marknagels. Osteosynthese mit Druckplattenfixateur. Spongiosaplastik und Einlegen einer Refobacin-Palacos-Kette. Knöcherner Durchbau innerhalb von 4 Monaten. Volle Belastbarkeit der operierten Extremität (Abb. 5).

Fall 2: 59jähriger Patient. Polytrauma mit Mehretagenverletzung im Oberschenkelbereich links und Instabilität des Kniegelenkes nach komplexer Bandzerreißung. Osteosynthese der pertrochantären Fraktur mit dynamischer Hüftschraube sowie Plattenosteosynthese der Femurfraktur. Plattenbruch im Bereich der distalen Osteosynthese. Der intraoperative Abstrich ergab das Vorliegen einer Infektion mit Staphylococcus epidermidis. Reosteosynthese mit Platte und spongiösem Block. Proximaler Schraubenbruch und Instabilität. Nicht heilende Femurfraktur. Erneute Revision. Einsetzen eines Druckplattenfixateurs mit Spongiosaplastik und Refobacin-Palacos-Ketteneinlage. Postoperativ kam es zu einem vollständigen Durchbau ohne Infektionszeichen (Abb. 6).

Diskussion

Die winkelstabile Verbindung hat bei externen Fixationssystemen ihre Leistungsfähigkeit bewiesen. Zunehmend wird dieses Prinzip auch bei internen Fixationssystemen angewendet. Die technische Lö-

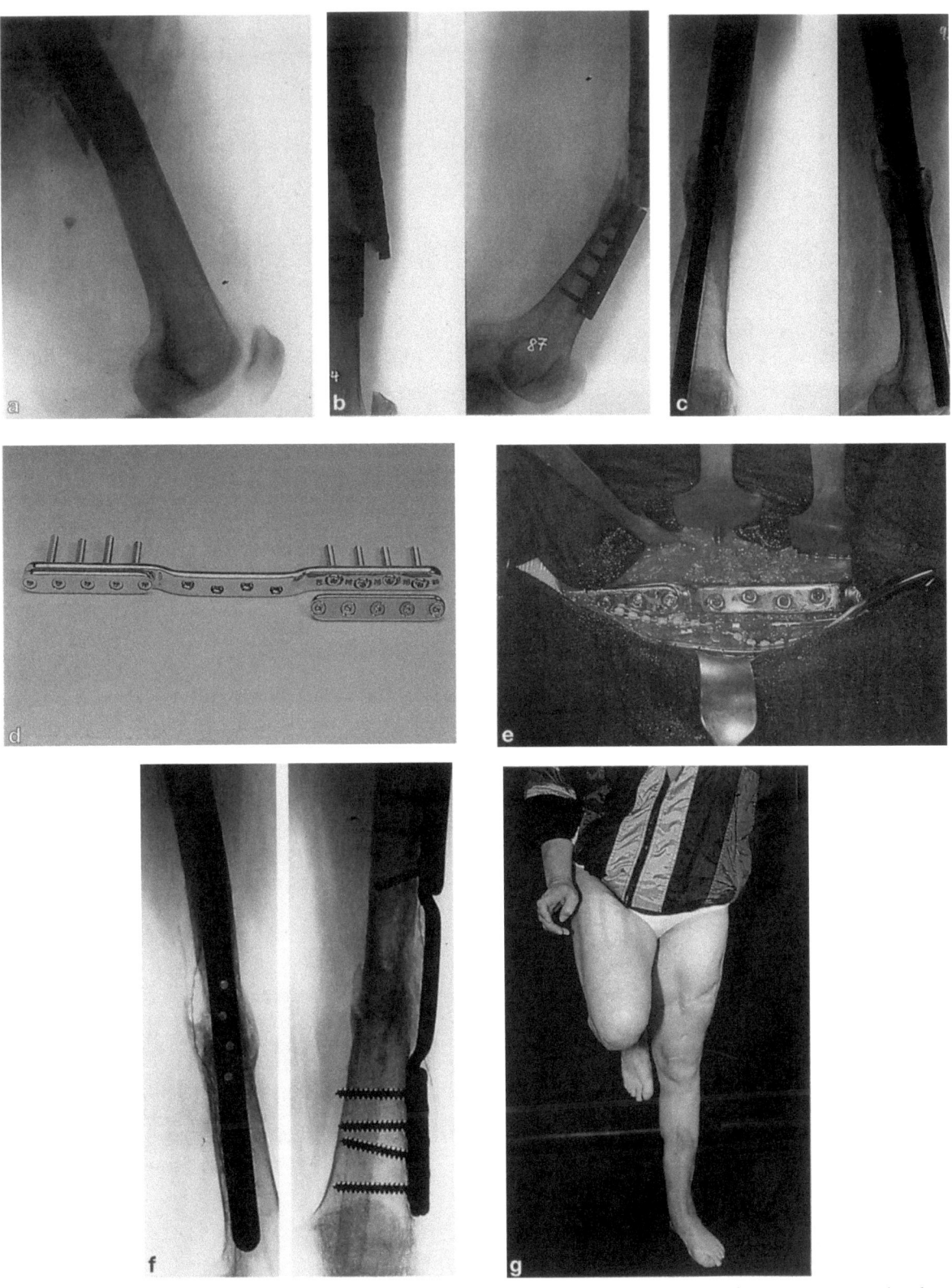

Abb. 5 a–g. Zweimaliger Fehlschlag einer Plattenosteosynthese mit Implantatversagen nach Oberschenkelfraktur sowie Marknagelosteosynthese mit nachfolgender Pseudarthrose (**a–c**). Reosteosynthese mit Druckplattenfixateur (Firma Litos, Hamburg), Spongiosaplastik und Refobacin-Palacos-Kette, knöcherner Durchbau (**d–f**), Vollbelastung der Extremität (**g**)

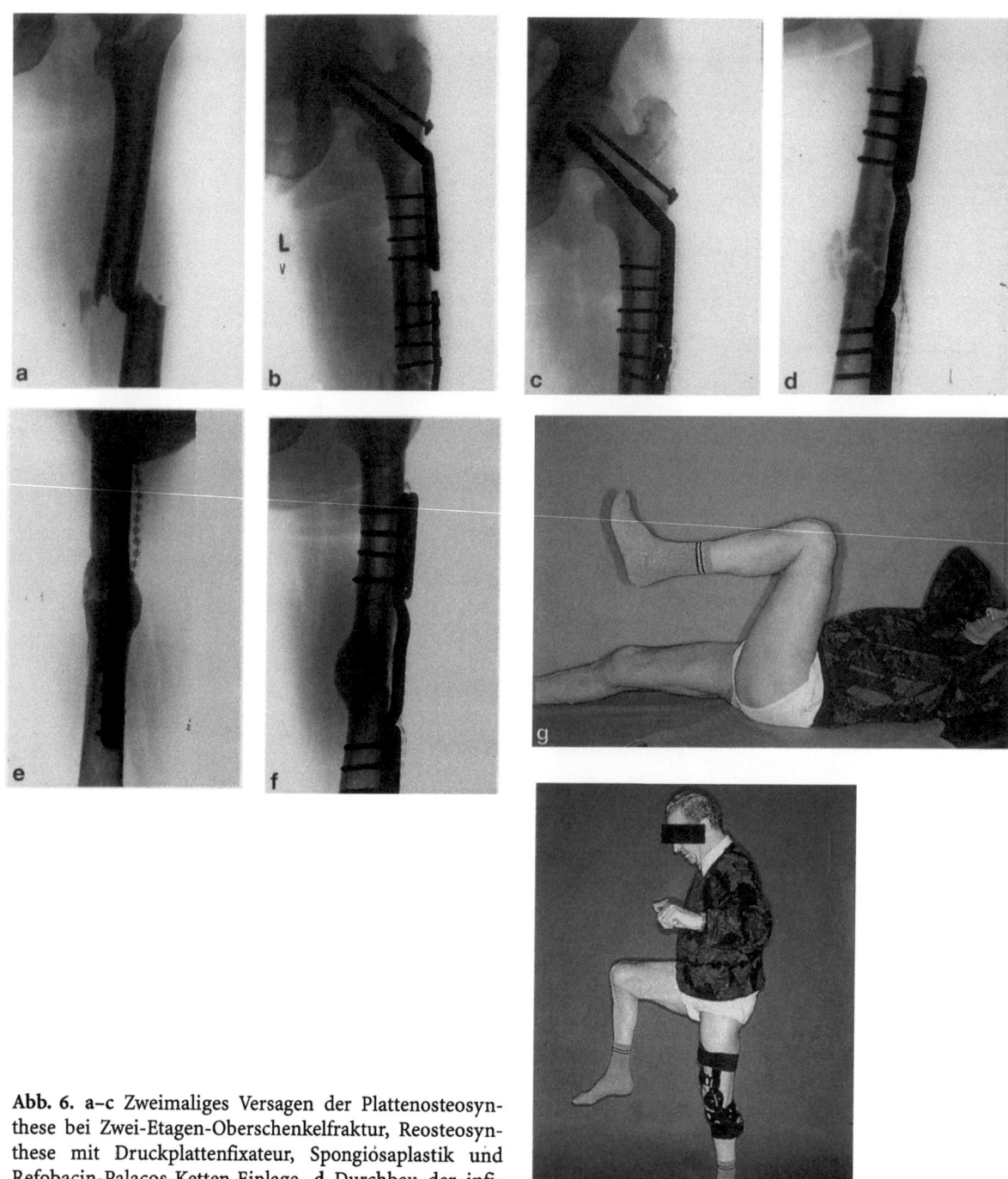

Abb. 6. a–c Zweimaliges Versagen der Plattenosteosynthese bei Zwei-Etagen-Oberschenkelfraktur, Reosteosynthese mit Druckplattenfixateur, Spongiosaplastik und Refobacin-Palacos-Ketten-Einlage. **d** Durchbau der infizierten Pseudarthrose, **e–h** volle Belastung

sung ist jedoch hier schwieriger, da weniger Platz zur Verfügung steht. Eine sichere Verbindung des Schraubenkopfes in der Platte selbst ist zwar herstellbar, sie muß jedoch häufig damit erkauft werden, daß der Freiheitsgrad der Schraubenpositionierung eingeschränkt wird [13]. Im Bereich der Halswirbelsäule decken sich unsere Erfahrungen mit denen von Morscher [13]. Gerade bei hohen Instabilitätssituationen der Halswirbelsäule weist der Fixateur wesentliche Vorteile gegenüber einer reinen Plattenosteosynthese auf. Wir sehen zudem einen Vorteil beim Druckplattenfixateur für die Halswirbelsäule darin, daß dieses System problemlos entfernt werden kann und daß eine hohe lokale Antibiotikumaktivität einen zusätzlichen Infektionsschutz darstellt.

Im Bereich der Brust- und Lendenwirbelsäule sind wesentlich höhere Kräfte durch das ventrale Fixationssystem zu kompensieren. Die Dimensionierung muß daher größer sein. Auch hier bietet das Fixateur-interne-Prinzip Vorteile. Besonders hervorzuheben ist die Vermeidung von sekundären Korrekturverlusten oder einer Dislokation von Implantatanteilen.

Erfahrungen von Weber [2, 20] und Untersuchungen über die Ursache der Osteoporose im Bereich des Plattenlagers haben uns veranlaßt, ein internes Fixationssystem mit winkelstabiler Verbindung zwischen Schraube und Platte für den Femur zu entwickeln.

Für die guten Resultate scheinen drei Faktoren von ausschlaggebender Bedeutung zu sein: die hohe Stabilität, die „biologische Osteosynthese" und die Spongiosaplastik, die nicht durch das Implantatmaterial beeinträchtigt wird.

Zusammenfassung

Um die Vorteile des Fixateurprinzips mit der Plattenosteosynthese zu verbinden, wurden für die ventrale Spondylodese der Hals-, Brust- und Lendenwirbelsäule sowie für das Femur interne Druckplattenfixationssysteme entwickelt. Der klinische Einsatz bei über 50 Patienten mit Instabilitäten der Halswirbelsäule, bei 2 Patienten mit Instabilitäten der Brust- und Lendenwirbelsäule sowie bei 10 Patienten mit Pseudarthrosen und Refrakturen des Femurs zeigt die Vorteile einer winkelstabilen Verbindung bei diesen Fixateur-interne-Systemen.

Literatur

1. Baumgaertel F, Gotzen L (1994) Die „biologische" Plattenosteosynthese bei Mehrfragmentfrakturen des gelenknahen Femurs. Unfallchirurg 97:78–84
2. Blatter G, Weber BG (1990) Wawe plate osteosynthesis as a salvage procedure. Arch Orthop Trauma Surg 109:330–333
3. Börner M (1983) Reosteosynthese aseptischer Pseudarthrosen nach vorausgegangener Osteosynthese am Oberschenkel mit dem Verriegelungsnagel. Hefte Unfallheilkd 161:89–97
4. Borm N (1991) Beiträge zur Untersuchung der mechanischen Eigenschaften von Osteosynthesen der menschlichen Wirbelsäule. Diplomarbeit, Fachhochschule Hamburg
5. Grob D, Magerl F (1987) Refrakturen. Unfallchirurg 90:51–58
6. Jürgens C, Wolter D, Queitsch C, Schultz JH (1994) Behandlungskonzepte und Ergebnisses bei nichtinfizierten posttraumatischen Pseudarthrosen an Femur und Tibia. Zentralbl Chir 119/10:706–713
7. Kessler SB, Deiler S, Schiffl-Deiler M, Uhthoff HK, Schweiberer L (1992) Refractures: A consequence of impaired local bone viability. Arch Orthop Trauma Surg 111:96—101
8. Kortmann HR (1995) Die dorsale Spondylodese bei thorakolumbalen Wirbelfrakturen – Experimentelle und klinische Untersuchungen. Springer, Berlin Heidelberg New York Tokyo (Hefte zur Zeitschrift Der Unfallchirurg, Bd 246)
9. Kortmann HR, Wolter D, Schultz JH (1992) Indikation und Technik der kombiniert dorsoventralen Stabilisierung an der Wirbelsäule. Langenbecks Arch Chir Suppl 297–303
10. Letsch R, Rosenthal E, Joka Th (1993) Lokale Antibiotika-Applikation in der Osteomyelitisbehandlung – Eine Vergleichsstudie mit zwei verschiedenen Trägersubstanzen. Akt Traumatol 23:324–329
11. Meeder PJ, Haase T, Wagner K (1993) Folgefrakturen des Femurschaftes – Einteilung, Ursachen und Behandlung – eine retrospektive Studie. Chirurg 64:918–925
12. Miclau T, Remiger A, Tepic S, Lindsey R, McIff T (1995) A mechanical comparison of the dynamic compression plate, limited contakt-dynamic compression plate, and point contact fixator. J Orthop Trauma 9/1:17–22
13. Morscher E, Moulin P, Stoll T (1992) Neue Aspekte bei der vorderen Plattenosteosynthese der Halswirbelsäulenverletzungen. Chirurg 63:875–883
14. Nieländer K-H, Wolter D (1993) Wer konstruierte den ersten Fixateur externe? Hefte z Unfallchir 232: 580–581
15. Ramotowski W, Granowski R (1991) Zespol – An original method of stable osteosynthesis. Clin Orthop. Relat Res 272:67–75

16. Remiger AR, Predieri M, Frankle M, Tepic S, Perren SM (1994) Long-term results of fracture treatment with the contact fixator – an in vivo study on sheep. 40th Annual Meeting, Orthopaedic Research Society, February 21–24, New Orleans, Louisiana
17. Riedl J, Huber B, Benedetto KP, Stockinger C (1993) Komplikationen der Plattenosteosynthese von Oberschenkelfrakturen. Unfallchirurgie 19:89–97
18. Seibold R, Betz A, Eitel F (1990) Anwendung des Fixateur interne an Femur und Tibia. Unfallchirurg 93:251–256
19. Seide K, Zierold W, Wolter D, Kortmann H-R (1990) Einfluß einer winkelstabilen Platten-Schrauben-Verbindung und unterschiedliche Schraubendicken auf die Statik der Plattenosteosynthese. Unfallchirurg 93:552–558
20. Weber BG, Brunner C (1992) Special techniques in internal fixation. Springer, Berlin Heidelberg New York
21. Wolter D (1989) Bone plate arrangement – US Pat.Nr. 4.794.918-3.1.89
22. Wolter D (1991) Der Plattenfixateur interne für lange Röhrenknochen. In: Wolter D, Zimmer W (Hrsg) Die Plattenosteosynthese und ihre Konkurrenzverfahren. Springer, Berlin Heidelberg New York Tokyo, S 339
23. Wolter D, Bürgel P (1991) Wer war C. Hansmann? In: Wolter D, Zimmer W (Hrsg) Die Plattenosteosynthese und ihre Konkurrenzverfahren. Springer, Berlin Heidelberg New York Tokyo, S 4–6
24. Wolter D, Kortmann H-R (1992) Transpediculäre Spondylodese der Brust- und Lendenwirbelsäulenverletzung. Chirurg 63:866–874
25. Wolter D, Eggers Ch, Hoser H, Krumbiegel A (1987) Wirbelsäulen- und Beckenfrakturen im Rahmen der Mehrfachverletzung. Chirurg 58:648–655

Sachverzeichnis

Achsenkorrekturen 157
„anatomical cross sections" 22
Angulator, selbsthemmender Schneckentrieb 78
Anschlußarthrose 162
A. nutricia 18
ARDS (adult respiratory distress syndrome) 122
Arthrodese des oberen Sprunggelenks 161
- Ergebnisse 161
- Indikation 161
- Komplikation 161
- Operationstechnik 161
Arthrose, Anschlußarthrose 162

Beckenfixateur 151 ff.
- biomechanische Testung 151
- Dreieckrohrkonstruktion 152
- - Dreieckrohrfixateur mit Vorspannung 153
- Schanz-Schrauben 151, 152
- - Anordnung 151
- - supraazetabuläre Lage 152
Beckenringinstabilität 147
- dorsale 147
- klaffende Symphyse 147
Beckenringverletzung / -fraktur 121, 146, 151 ff.
- Blutungen 146
- Fixateur externe 154
- Indikation zur Behandlung 154
- instabile 151
- interne Osteosynthese 155
- Notfallalgorithmus 146
Beckentrauma 146 ff.
Beckenzwinge 146 ff.
- Applikation 148
- Effektivität 149
- Indikation 147
- Komplikationen 149
- Kontraindikation 147
- Liegedauer 149
Beck-Index, Spondylodese, dorsale 166, 168
Beinlängendifferenz, idiopathische 66

Beinverkürzung, Poliomyelitis 66
„bending, four Point" 47
biologische Osteosynthese 7
Bohrlochsequester 25
Bohrosteoklasie, tangentiale 67
Bohrvorgang 25
Borkenkäferkompaktotomie 67
Brückenheilung 140

„callotasis" 47
„cross-leg"-Verfahren 69
„cross sections, anatomical" 22

Daumenrekonstruktion 101
Débridement, primäres 54
Defektfrakturen 57, 58
- Infekt 58
Deltaphalanx 104
Distraktionsepiphyseolyse 19
Distraktionsgeschwindigkeit 52, 78
Distraktionsosteosynthese 18
Distraktionsregenerat 19
„Docking" 157
„Docking-side", Spongiosaanlagerung 61
Drahtdurchmesser 14
Drahtspannung 14
Druckplattenfixateur (DPF) 165 ff., 173 ff.
- interne 174
- - BWS 181
- - Femur 174
- - HWS 173
- - LWS 181
- - Oberschenkel 179, 180
- thorakolumbaler Übergang 165
- ventraler 173
Dynamisierung 14, 109
Dysplasie, fibröse 67

Extremitätenverlängerung 70 ff.

Fehlstellungen, multiplanere 61
femur, „safe zones" 22
Femurkopfnekorse, aseptische 19
Femurschaftfrakturen 143 ff.
fibröse Dysplasie 67
Fibulaaplasie 67

Fibulahypoplasie 67
Fingersyndaktilie 19
Finite-Element-Methode 26
Fixateur
- Beckenfixateur (siehe auch dort) 151
- Druckplattenfixateur (DPF) 165
- externe
- - Abnahmezeitpunkt 112
- - und Arthrodese 159 ff.
- - Beckenringverletzung (siehe auch dort) 154
- - Ermüdungsverhalten 13
- - Festigkeit 12, 13
- - Frakturheilungsverlauf, gestörter 114
- - infektionsprophylaktische Eigenschaft 9
- - Konfiguration 12
- - kontrollierte Instabilität 9
- - Methoden- / Verfahrenswechsel 119 ff., 127 ff.
- - Nachteile 140
- - „Pinless" 136
- - „Point contact Fixator" 14
- - polytraumatisierte (siehe auch Polytrauma) 11, 53, 121 ff.
- - Primärstabilisierung 127
- - Stabilität 10
- - Steifigkeit 10, 12, 13
- - Verankerung 12, 15
- - Vorteile 140
- - Zeitpunkt der knöchernen Konsolidierung 108
- - Zespol-System 14
- Ilisarow-Fixateur (siehe auch dort) 99, 103
- interne 163 ff.
- - Spondylodese, dorsale 165
- Ringfixateur (siehe dort) 37, 99
- unilateraler (siehe dort) 112
- Zangenfixateur externe 136
„four Point bending" 47
Fraktometer 107, 112

Frakturen
- Beckenringfraktur, instabile 151

Frakturen (Forts.)
- Defektfrakturen 57, 58
- Femurschaftfrakturen 143 ff.
- frische, Ringfixateur 53
- Fußwurzelfrakturen 57
- infizierte / Infektfrakturen 55, 58
- Mittelhandknochen, Regeneratfraktur 105
- Schaftfrakturen, kindliche 115 ff.
- Spaltbreite 110
- thorakolumbale, instabile 166
- Trümmerfrakturen 54
Fußsohle, Weichteilrekonstruktion 94
Fußwurzelfrakturen 57

Gefäßsystem, medulläres 50
Gewebedistraktion 45 ff.
Gewinde
- Geometrie (siehe Gewindegeometrie)
- für kortikale Knochen 25
- für spongiöse Knochen 25
- Vergleichsspannung, Gewindegang 30
Gewindegeometrie 31, 32
- Ausreißkraft 32
- Flankenwinkel 31
- Gangunterschied 32
- Kerbspannung im Gewindegrund 32
Gurlt, E.J. 3

Hansmann, C. 3
Hautweichteilschaden 57
„healing index" 66, 70
Heidelberg-external-Fixationssystem 74
Heilungskurvenverlauf 113
Hochgeschwindigkeitstrauma 54
Hüftdysplasie, Verlängerung 67
Hüftgelenkdach, Neubildung 20
Hüftluxation, hohe 89 ff.
- Endoprothetik 89 ff.

Ilisarow, G.A. 18
Ilisarow-Fixateur/Ilisarow-Methode 18 ff., 99, 103
- Handinstrumentarium 99
- Miniapparat, dorsaler 99
- Mittelhandrahmen 103
- Möglichkeiten und Grenzen 66 ff.
- Unterarminstrumentarium 103
Infekt-Defekt-Pseudarthrosen 157
Infektabwehr, örtliche 9
Infektfrakturen 58
Infektion
- „Pin / Pin-tract"-Infektionen 34, 55

- Prophylaxe 9 ff.
- Schanz-Schrauben (siehe auch dort) 34
- Verfahrenswechsel, Infektionsrate 10

Kallusdistraktion 50 ff., 99 ff., 156 ff.
- Fußskelett 99 ff.
- Handskelett 99 ff.
- Indikation 156 ff.
- Komplikationen 156 ff.
- Methode 82
- Zugsysteme, zentrale (siehe auch dort) 84
Kallusmaturation 14
Klammersystem, Malgaigne 139
Klumpfuß, erworbener 66
Kniegelenksarthrose 159
- Behandlungsergebnis 160
- Indikation 159
- Operationstechnik 159
Knochenbruchbehandlung, minimalinvasive operative, Methodenwechsel 8
Knochendefekt 45 ff.
Knochenneubildung 50
- Kortikotomie 50
- Osteotomie 50
- Weichteilmantel 52
Knochenschrauben 25
- ISO-Gewinde 25
Knochensubstanzdefekt 54
Knochentransplantation, sekundäre 112 ff.
Kompressionsosteosynthese 18
Konsolidierungszeit 157
- Ringfixateur 157
- Spongiosaanlagerung 61
- unilaterale Systeme 157
Kortikotomie 50

Lähmungsverkürzungen 69
Langenbeck, B. v. 3
Ligamentotaxis 14
„limbs, anatomical aspects of transfixation" 22 ff.
Luxationsgelenk, endoprothetische Versorgung 89

Malgaigne, Klammersystem 139
Marknagelung, Polytrauma 123, 124, 127
Mediatormobilisierung 11
Methodenwechsel (siehe Verfahrenswechsel)
Minderwuchs 66, 69
- dysproportionierter 69

minimalinvasive operative Knochenbruchbehandlung 8
Mittelfußverlängerung (siehe auch Verlängerung) 104
Mittelhandknochen, Regeneratfraktur 105
MOF (Multiorganversagen) 122
M. Ollier 67
Multiorganversagen (MOF) 122
Muskelspannung 42

„neogenetic bone, stiffness" 47 ff.

Oberschenkelverlängerung (siehe auch Verlängerung) 73
Olivendrähte, Plazierung 58
Ollier-Krankheit 67
Osteitis, Infekt 58
Osteogenese 18
osteomyelitische Höhle 20
„osteoneogenesis, distraction" 47
Osteosynthese 7, 19, 53
- biologische 7, 53
- polilokale 19
Osteotomie 50
Overheadextension 115

„Pin / Pin-tract"
- Infektionen 34, 55
- Pflege 55
„Pinless"-Klammer 136 ff.
- Indikationen 137
- Kombination mit dem unaufgebohrten Marknagel 138
- Kontraindikation 138
Plattenfixateur, ventraler, Spondylodese 000
„Point contact Fixator" 14
Polytrauma 11, 53, 121 ff.
- Beckenringverletzung 121
- Fixateur externe 11
- Ilisarow-Ringfixateur (siehe auch Ringfixateur) 53
- Immunantwort 121
- Management 121
- Marknagelung 123, 124, 127
- Mediatoreinschwemmung 121
- Multiorganversagen (MOF) 122
- pathophysiologische Abläufe 121
- Versorgung von sog. großen Schaftfrakturen 127
Pseudarthrose 19, 58, 157
- Infekt 58
- Infekt-Defekt- 157

Rahn, Sequenzmarkierung 34
Repositionstrauma 9
Ringdurchmesser 58

Sachverzeichnis

Ringfixateur 53 ff., 99 ff., 157
- Distraktion 57
- Fixation 57
- frische Frakturen 53
- Handinstrumentarium 99
- Indikationsbereich 53, 54, 57
- Konsolidierungszeit 157
- Kunststoffringe, kohlefaserverstärkte 100
- Lastverteilung 37
- Miniapparat, dorsaler 99
- Reposition 57
- sprunggelenkübergreifende Montage 62
- Wiederherstellungschirurgie 57 ff.

„safe zone, thight" 22
Schaftfrakturen, kindliche 115 ff.
Schanz-Schrauben 13, 25 ff., 34 ff., 116
- Abstand 13
- Beckenringfraktur 151
- Belastungsmuster 29
- Durchmesser 13
- Infektionsvorgänge 34
- bei kleinen Kindern 116
- Lockerung 34
- Nekrosezone, aseptische 35
- Resorptionsvorgänge 35
- Umbauvorgänge 34
- Zahl der Schrauben 13
- zirkuläre Sequester 35
Schewtzow, W.I. 21
Schrauben
- axialsymmetrisches FE-Modell, kortikale Schraubenverbindung 27
- Dimensionierung 25
- Gewinde (*siehe auch dort*) 25
- Gewindegeometrie 25
- Gewindeprofil 25
- Knochenschrauben (*siehe auch dort*) 25
- konische 15
- Lockerungsursachen 36
- Schanz-Schrauben (*siehe auch dort*) 13, 25 ff., 34 ff.
- selbstaufweitende 13
- Verankerung 25
- Zugschrauben 107
Segmentanschluß 157
Segmenttransport 61
Sequenzmarkierung nach *Rahn* 34
SIRS (systemic inflammatory response syndrome) 122
Spondylodese

- dorsale 165, 166
- - *Beck*-Index 166, 168
- - Fixateur interne 165
- - Grenzen 167
- - Grunddeckplattenwinkel 166
- - monosegmentale Fusion 165
- - Rotationssteifigkeit 165
- - sekundäre Verluste nach Stabilisierung 166
- - Spinalkanalweite 166
- - thorakolumbale Frakturen, instabile 166
- ventrale 174
- - BWS 174
- - LWS 174
- - Plattenfixateur, ventraler 174
- - ventralseitige Instrumentation 171 ff.
- - Brustwirbelsäule 171
- - Ergebnisse 172
- - Indikationen 171
- - Lendenwirbelsäule 171
- - Technik 172
- - Verletzungsschema 171
Spongioplastik, Entschluß 113
Spongiosametall 92
sprunggelenkübergreifende Montage, Ringfixateur 62
Supinationsspitzfuß 62

thorakolumbaler Übergang, Druckplattenfixateurstabilisierung 165
Tibiaaplasie 67
Tibiahypoplasie 67
Titandrähte 54
transendoprothetische Zirkulation 93
Transportkortikotomie 156
- Fixation 156
- Komplikation 156
- Technik 156
Trauma 53
- Beckentrauma 146
- Hochgeschwindigkeitstrauma 54
- operative zusätzliche 53
- Polytrauma (*siehe dort*) 11, 53, 121 ff.
- Repositionstrauma 9
Trümmerfrakturen 54

Umstellungsgeschwindigkeit 78
unilaterale Systeme / unilateraler Fixateur 73, 76 ff., 112, 157
- Achskorrekturen 76
- Drehfehler 79
- Indikationsstellung 112
- Konsolidierungszeit 157

- Translationskorrektur 80
Unterschenkelverlängerung 74, 75

Verfahrens- / Methodenwechsel 8, 10, 11, 107, 124, 127 ff., 140
- Abstrich 141
- antibiotische Prophylaxe 130, 140, 144
- Bedingungen 129, 140
- einzeitiger 140, 143
- Fixateur externe 119 ff.
- vom Fixateur externe zur intramedullären Stabilisierung 127 ff.
- frühzeitiger 128
- Infektion / Infektionsrate 10, 11, 128, 131, 132, 142
- - Inokulation mit krankenhausspezifischen Keimen 11
- - sekundärer 11
- Komplikation 128
- Kontamination / Kontaminationsrate 131, 133
- Marknagel 141
- minimalinvasive operative Knochenbruchbehandlung 8
- Operationsmethode 130
- Plattenosteosynthese 141
- Schienen-Hülsen-Apparat 141
- später 129
- Verriegelungsnagelung 143
- Voraussetzungen 143
- zweizeitiger 130, 140, 143
Vergleichsspannung, Gewindegang 30
Verlängerung 19, 50, 73 ff., 99, 102 ff., 156
- Daumen 99, 102
- Hüftdysplasie 67
- Indikation 156
- Komplikationen 70, 71
- Langfinger 103
- Langfingerstrahlen 99
- Mittelfuß 104
- Oberschenkel 73
- unilaterales System 73
- Unterarm 103
Verlängerungsstrecke 70

Weber-Bock 115
Weichteile
- Defekt / -schaden 45 ff., 53, 128
- Hautweichteilschaden 57
- Rekonstruktion 94, 158
- - Fußsohle 94
- stabilisierende Funktion 37

Weichteilmanschette 42
- E-Modul 42
- Stabilisierungseffekt 42
Wirtschaden (*siehe auch* Infektion) 9

Wutzer, C.W. 4
- Wutzer-Schraubenapparat 4

Zangenfixateur externe 136
Zespol-System 14

Zugschrauben 107
Zugsysteme, zentrale 82 ff.
- Segmentverschiebung 84

Springer-Verlag und Umwelt

Als internationaler wissenschaftlicher Verlag sind wir uns unserer besonderen Verpflichtung der Umwelt gegenüber bewußt und beziehen umweltorientierte Grundsätze in Unternehmensentscheidungen mit ein.

Von unseren Geschäftspartnern (Druckereien, Papierfabriken, Verpackungsherstellern usw.) verlangen wir, daß sie sowohl beim Herstellungsprozeß selbst als auch beim Einsatz der zur Verwendung kommenden Materialien ökologische Gesichtspunkte berücksichtigen.

Das für dieses Buch verwendete Papier ist aus chlorfrei bzw. chlorarm hergestelltem Zellstoff gefertigt und im pH-Wert neutral.

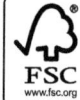

If you have any concerns about our products,
you can contact us on
ProductSafety@springernature.com

In case Publisher is established outside the EU,
the EU authorized representative is:
Springer Nature Customer Service Center GmbH
Europaplatz 3, 69115 Heidelberg, Germany

Printed by Libri Plureos GmbH
in Hamburg, Germany